# 中西医结合
# 口腔颌面肿瘤学

Integrated Chinese and Western Medicine in
Oral and Maxillofacial Oncology

韩尽斌　任振虎◎主编

上海交通大学出版社
SHANGHAI JIAO TONG UNIVERSITY PRESS

## 内容提要

本书全面介绍了口腔颌面部常见肿瘤的诊断与治疗,包括唇癌、舌癌、牙龈癌、口咽癌等。书中结合西医学与中医学的治疗优势,详细阐述了口腔颌面肿瘤的病因、病理特征、影像学检查、手术治疗及术后康复。重点探讨了中西医结合在口腔颌面肿瘤治疗与管理中的应用,如中西医结合在术后并发症控制、免疫调节及恢复中的作用。本书为口腔颌面肿瘤的临床诊疗提供了系统指导,旨在为临床医师和研究者提供实用参考,推动中西医结合治疗在该领域的应用与发展。

## 图书在版编目(CIP)数据

中西医结合口腔颌面肿瘤学/韩尽斌,任振虎主编.

上海:上海交通大学出版社,2025.7. —ISBN 978 - 7

- 313 - 32454 - 2

Ⅰ. R739.8

中国国家版本馆 CIP 数据核字第 2025L6S412 号

# 中西医结合口腔颌面肿瘤学
**ZHONGXIYI JIEHE KOUQIANG HEMIAN ZHONGLIU XUE**

主 　编:韩尽斌 　任振虎

出版发行:上海交通大学出版社 　　　　　　　地 　址:上海市番禺路 951 号

邮政编码:200030 　　　　　　　　　　　　　电 　话:021 - 64071208

印 　　制:上海文浩包装科技有限公司 　　　　经 　销:全国新华书店

开 　　本:787mm×1092mm 1/16 　　　　　　印 　张:13.75

字 　　数:307 千字

版 　　次:2025 年 7 月第 1 版 　　　　　　　印 　次:2025 年 7 月第 1 次印刷

书 　　号:ISBN 978 - 7 - 313 - 32454 - 2

定 　　价:79.00 元

# 编 委 会

## 主编简介

**韩尽斌** （1975— ），山东广饶人。

南京中医药大学博士学位，复旦大学附属肿瘤医院博士后。上海交通大学医学院附属第九人民医院中医科，副主任医师，硕士研究生导师。

主要研究方向为抗肿瘤金属配合物的发现与临床应用。

临床以多学科综合治疗为主旨，致力于恶性肿瘤，特别是头颈颌面肿瘤的中西医结合诊治。

中国药学会中医肿瘤药物与临床研究专业委员会委员、中国医师协会中西医结合医师分会肿瘤专业委员会青年委员、上海市抗癌协会传统医学专业委员会青年委员会副主任委员、上海市中西医结合学会胰腺疾病专业委员会委员。

至今主持部局级临床课题 3 项，获中国博士后科学基金面上资助和特别资助，主持国家自然科学基金面上项目 1 项，获国家抗肿瘤新药发明专利 1 项，公开发表学术论文 26 篇。

**任振虎**　　（1986— ），河南开封人。

医学博士，上海交通大学医学院附属第九人民医院副主任医师，硕士研究生导师。

主要研究方向为口腔颌面肿瘤外科诊治、颌面头颈部淋巴外科诊治、头颈部肉瘤外科诊治。

国际首创"Ren anastomosis"血管吻合技术，率先提出股前外侧一蒂双岛皮瓣的分类方法，率先提出舌癌原发灶的临床分类及口腔癌解剖单位切除原则，率先开展头颈部（超显微）淋巴外科治疗头面部淋巴水肿和阿尔茨海默病（疏尔术），主编《口腔癌手术图谱》。

中国抗癌协会口腔颌面肿瘤整合医学青年委员会副主委、中国医师协会显微外科医师分会委员、上海市口腔医学会口腔中西医结合专业委员会委员、张志愿院士创新团队学术秘书。

目前主持国家自然科学基金、省部级科研项目 15 项；第一作者及通信作者发表论文 60 篇，其中 SCI 论文 35 篇，其中 Q1 区 15 篇，累计 IF 超过 200。

# 前　言

　　口腔颌面部肿瘤是头颈部常见的肿瘤类型之一,包括唇癌、舌癌、牙龈癌、口咽癌、唾液腺肿瘤、颌骨肿瘤等。这些肿瘤不仅涉及患者的生命安全,还严重影响患者的口腔功能、面部外貌和生活质量,因此早期诊断和治疗显得尤为重要。

　　口腔颌面部肿瘤的发生受到多种因素的影响,涉及长期吸烟、饮酒、口腔卫生不良、遗传等因素。随着医学技术的不断发展,口腔颌面部肿瘤的早期诊断率逐步提高。现代医学尤其是外科手术技术的进步,使得大部分肿瘤可以通过手术获得较好的治疗效果,但术后复发率和并发症等问题亟须解决。

　　在临床中,除手术治疗外,中医药治疗也得到了越来越多的关注和应用。中医治疗口腔颌面肿瘤具有独特的优势,特别是在术前准备、术后恢复和并发症防治方面,通过调节机体免疫功能、增强抗肿瘤能力,可显著提高患者的生活质量,减少复发和转移的风险。

　　本书旨在全面探讨中西医结合在口腔颌面肿瘤治疗中的应用,西医学与中医学的优势相结合,为口腔颌面肿瘤的临床治疗提供理论依据和实践指导。书中不仅详细介绍了口腔颌面肿瘤的病理特征、临床表现及影像学诊断方法,还深入探讨了手术治疗的最新进展,并重点讨论了中医药治疗在这一领域中的实际应用,尤其是在术前、术后及复发性肿瘤治疗中的重要作用。

　　关于肿瘤的分类、分期、诊断标准和治疗方案,书中也做了较为系统的梳理和分析。对于一些难治的肿瘤类型,书中也结合中医基础理论提出了中西医结合治疗方案,以期为临床医师提供有效的治疗思路。通过现代影像学和病理学的结合,中西医结合不仅能更精确地诊断肿瘤,还能为制订个体化治疗方案提供帮助。

　　本书的内容以大量临床经验和科研成果为基础,力求在理论和实践上提供有价值的指导。希望本书能帮助广大临床医师更好地理解口腔颌面肿瘤的诊治,特别是在中西医结合治疗方面,能够为临床医师提供更加全面、有效的治疗参考。

　　尽管编者力求准确、全面地介绍口腔颌面肿瘤的中西医结合治疗,但由于医学领域的快速发展和知识的不断更新,某些内容可能存在不足或偏颇之处,敬请读者在实践中灵活应用,并提出宝贵意见和建议。对于在编写过程中可能存在的错误或不当之处,恳请广大同仁予以批评指正。

编者

2025 年 5 月

# 目 录

## 总 论

# 各　　论

# 总　　论

## · 第一章 ·

# 概　述

　　口腔颌面部主要指口腔、颌部和面部三个解剖区域，包括口腔器官、面部软组织、颌面骨骼及唾液腺等结构。口腔器官包括牙齿、牙槽骨、唇、舌、颊、腭和咽等。面部软组织范围从发际线到下颌骨下缘，两侧延伸至耳屏前部。颌面骨骼包括额骨、上颌骨、颧骨和下颌骨等被面部软组织所覆盖的骨骼。

　　口腔颌面肿瘤是指发生在口腔颌面部的肿瘤性病变，包括各种良性肿瘤、恶性肿瘤、囊肿、血管瘤和淋巴管瘤等。颌面部良性肿瘤的发生率比恶性肿瘤高，包括腮腺混合瘤和神经鞘瘤等；恶性肿瘤主要包括舌癌、唇癌、颊癌、颌骨中心性癌等。这些肿瘤通常表现为舌部、唇部及颊部的溃疡性凹陷或外突性肿块，并根据其临床表现可分为溃疡型、浸润型和外生型。病理上大多数是鳞状细胞癌，其次是腺源性上皮癌，此外还有基底细胞癌、未分化癌和淋巴上皮癌等。

　　口腔颌面肿瘤在中医文献中早有记载，如"茧唇""舌岩""舌菌""岩""失荣"等，这些名称分别对应着现代医学所描述的唇癌、舌癌、牙龈癌、腮腺癌和淋巴瘤等。

　　在两千多年的发展历程中，中医学体系日益完善，与口腔颌面疾病诊疗相关的医学教育体系也不断成熟。作为世界上最早建立的医学教育机构，唐代太医署设置医科，医科中又分为体疗（内科）、疮肿（外科）、少小（儿科）、耳目口齿（五官科）、角法（理疗）5个分科，其中耳目口齿科的建立表明当时十分重视口腔颌面疾病诊疗相关学科建设。及至元代，口齿科逐渐成为独立的学科，明代出现了现存最早的口腔专著《口齿类要》，这时口腔学从生理解剖、预防保健、病因病机到内外科治疗、修复及颌面外科手术治疗等方面均已形成较为完整的学科体系。

　　清朝末年至民国时期，国内医学体系逐渐受到西方医学的影响，开始建立起具有现代医学特征的口腔医学体系。口腔医学曾被称为口齿科学、耳目口齿科学、口齿咽喉科学、牙科学。中华人民共和国成立后，政府和人民群众开始对健康提出更高的要求，口腔医学顺势进入新的发展时期。20世纪70年代，中医口腔学作为一门独立的课程，已在中医药高等院校中开设。1998年，相关专家编写了第一部中医口腔学教材，对中医口腔学的教学和学科发展起到了重要的推动作用。

　　近年来，随着国家政策的制定及实施，中西医结合越来越受到重视，其在口腔颌面肿瘤学领域的应用也得到了充分的体现,在西医领域也出现了中西医结合发展的要求和趋势。正是中医与西医的相互融合,逐渐发展形成了中西医结合口腔颌面肿瘤学这一临床亚专科。经过数十年的发展,该领域的内容日益丰富。

中西医结合口腔颌面肿瘤学的发展,为患者提供了更加全面和个性化的治疗方案。中医和西医在治疗口腔颌面肿瘤方面各有优势,中医注重整体调理,强调治疗的个体化和针对性;而西医则注重手术、放疗和化疗等现代治疗手段。中西医结合的治疗方法,不仅可以提高肿瘤治疗效果,还能减少不良反应和并发症。因此,研究和发展中西医结合口腔颌面肿瘤学,对于提高肿瘤患者的治疗效果、改善其生活质量具有重要意义。

中西医结合口腔颌面肿瘤学的研究和发展也促进了中西医之间的交流和合作。中医和西医在治疗口腔颌面肿瘤方面的深度合作,不仅可以互相借鉴和吸收对方的优点,还可以共同探索新的治疗方法和手段,为患者提供更加优质的医疗服务。中西医结合口腔颌面肿瘤学的研究和发展,是中西医合作的重要领域,也是推动整个医疗行业发展的重要方向之一。

随着人民群众对健康的需求日益增长,中西医结合口腔颌面肿瘤学的发展前景也必将越来越广阔。未来,医疗技术将不断创新,中西医结合口腔颌面肿瘤学也势必会在治疗方案、药物研发、诊断技术等方面取得更加重大的突破。中西医结合口腔颌面肿瘤学的发展需要各级专业人才的支持和帮助,也需要各级医疗机构和教育机构之间加强合作。中西医结合口腔颌面肿瘤学的发展还需要相关政策的支持和鼓励,政府部门应加大投入力度,提供资金和政策支持。加强国际交流合作,积极与其他国家和地区的专家学者共同展开深入研究也非常重要。

中西医结合口腔颌面肿瘤学的发展,对于推动我国整个医疗行业的进步和提升肿瘤患者的治疗效果具有重要意义。作为中西医结合的学习者和研究者,应该不断加强相关领域的研究和合作,持续完善中西医结合口腔颌面肿瘤学体系,为人民群众健康事业做出更大的贡献。

## 第一节 │ 口腔颌面肿瘤的临床流行病学

口腔颌面肿瘤属于头颈部恶性肿瘤的范畴,是指发生在口腔、咽喉、颌面等部位的肿瘤,包括舌癌、口底癌、颊癌、牙龈癌、腭癌等。根据 1995 年发布的国际疾病分类(international classification of diseases,ICD)的具体分类标准,唇癌、口咽癌等也被纳入口腔颌面肿瘤。在美国,每年确诊的头颈部恶性肿瘤新发病例超过 50 000 例,涉及口腔、喉、咽、鼻咽、鼻旁窦、鼻、大小唾液腺、颌骨和颈部等多个解剖部位。其中,鳞状细胞癌是最常见的病理类型,占成人病例总数的 90%～95%。与成人不同,小儿头颈部恶性肿瘤具有其独特的组织学病理类型分布。

## 一、流行特征

最新的全球数据显示,头颈部恶性肿瘤的发病率依然较高,位居全身恶性肿瘤的前列,每年新发病例超过 60 万。美国国家癌症研究所(National Cancer Institute,NCI)的调查显示,头颈部恶性肿瘤的年发病率为 22/10 万,其中口腔癌为 5/10 万。

口腔颌面肿瘤的发病率因地区、性别、年龄、种族等因素而异。世界卫生组织(World Health Organization,WHO)最新数据显示,全球每年约有 700 000 人被诊断患有口腔颌面肿瘤,其中亚洲地区的患病率最高,占全球总患病人数的 45％以上。在中国,国家癌症中心的最新数据显示,口腔颌面肿瘤已成为我国男性恶性肿瘤死亡的第三大病因,而在女性中则排名第五。口腔颌面肿瘤的发病率与年龄和性别密切相关。研究表明,男性患者的发病率明显高于女性患者,男女比例约为 2.5∶1。年龄方面,口腔颌面肿瘤的发病人群以 50 岁以上的中老年人为主,但近年来青少年和年轻人群体的发病率也在逐渐上升。不同人种之间的发病率差异依然存在。美国癌症协会(American Cancer Society,ACS)的最新数据显示,白种人口腔颌面肿瘤发病率相对较低,而黑人和拉丁裔人群的发病率较高。黑人男性的患病率最高,是白人男性的 2.5 倍;而拉丁裔女性的患病率也较高,约为白人女性的 2.5 倍。

口腔颌面肿瘤的发病率还与生活习惯、环境污染等因素密切相关。吸烟、饮酒、嚼食槟榔等不良生活习惯会显著增加口腔颌面肿瘤的患病风险;长期暴露在化学物质、放射线等有害环境中也会增加其患病的可能性。

## 二、病因与危险因素

口腔颌面肿瘤的发生与多种因素密切相关,如吸烟、饮酒、嚼食槟榔、口腔卫生不良和异物刺激、环境因素及免疫和营养缺陷等。其中,吸烟和饮酒的风险尤为显著。尽管口腔颌面肿瘤的一些特征已通过流行病学研究得到描述,但其分子生物学机制仍未完全揭示。

### 1. 吸烟

吸烟是导致口腔颌面肿瘤的主要危险因素之一,可导致口腔癌、喉癌和下咽癌等多种类型的癌症。烟草中含有大量致癌物质,如多环芳烃、亚硝胺和苯并芘等,这些物质会直接损伤口腔黏膜细胞,引发基因突变,进而导致肿瘤的发生。全球每年因吸烟引起口腔颌面肿瘤的死亡人数高达 30 万,其中,中国的死亡人数占近三分之一。在我国,吸烟是导致口腔颌面肿瘤发病率上升的主要原因之一,每年新发肿瘤患者数量也在逐年增加。此外,吸烟对患者的生存率和治疗效果有显著影响,吸烟者的治疗成功率比非吸烟者低 30％,且复发率更高。吸烟还会抑制免疫系统功能,降低机体清除癌细胞的能力,从而增加患口腔颌面肿瘤的风险。

### 2. 饮酒

饮酒是导致口腔颌面肿瘤的重要危险因素之一。长期过量饮酒会损伤口腔黏膜,增加肿瘤发病风险。酒精作为致癌物质,能直接引起细胞基因突变,最终导致肿瘤发生。研究表明,饮酒量与肿瘤发病率密切相关,尤其是长期大量饮酒者,风险更高。《英国医学杂志》的一项研究指出,每天饮用超过 3 杯酒精饮料的人,患肿瘤的风险增加 2.5 倍。不同酒精饮品对肿瘤的影响不同,啤酒中的亚硝胺等致癌物质可能增加风险,而葡萄酒中的抗氧化剂则有一定预防作用。

需要注意的是,口腔颌面肿瘤的主要风险因素存在地域差异。在西方国家,饮酒是主要危险因素,而在中国南方部分地区,吸烟更为显著。然而,在中国,饮酒仍是重要的危险因素。国家癌症中心数据显示,我国近 80% 的口腔颌面肿瘤患者有饮酒史。当饮酒与吸烟同时存在时,发病风险更高。

### 3. 嚼食槟榔

嚼食槟榔是在亚洲部分地区流行的生活习惯。根据世界卫生组织的数据,全球有超过 1.2 亿人嗜好嚼食槟榔,其中大多数集中在亚洲。越来越多的研究证实,嚼食槟榔与口腔颌面肿瘤的发病密切相关。槟榔中的槟榔碱是导致口腔颌面肿瘤的主要因素之一。此外,嚼食槟榔还会引发其他危险因素,如慢性炎症、口腔溃疡和口腔黏膜下纤维化等。

槟榔碱是导致口腔颌面肿瘤的关键物质,它会刺激口腔黏膜,造成黏膜损伤和炎症,长期刺激可能导致黏膜细胞癌变。槟榔还含有多种其他化学物质,如多环芳香烃和亚硝酸盐,对人体健康有负面影响。嚼食槟榔还会影响口腔微生物群落,改变微生物的种类和数量,导致微生物群落失衡,增加龋齿、牙周病和口腔溃疡等疾病的风险。值得注意的是,嚼食槟榔对口腔颌面肿瘤的影响不仅限于长期嚼食者。越来越多的证据显示,即使偶尔嚼食槟榔,也会增加患病风险。

### 4. 口腔卫生不良和异物刺激

口腔卫生不良是指口腔内存在大量细菌、食物残渣和牙菌斑等,并且未能及时清洁和处理的状况。长期不清洁口腔会导致细菌数量增加,形成牙菌斑,最终可能引发龋齿、牙周炎等口腔疾病,这些疾病可能会增加口腔颌面肿瘤的发病风险。口腔卫生不洁还会刺激和损伤口腔黏膜,长期刺激下,口腔黏膜可能发生癌变。

牙齿残根、残冠及不良修复体可能导致口腔内细菌数量增加,影响口腔卫生,进而提高口腔颌面肿瘤的发病风险。这些因素还可能对口腔黏膜造成长期不良刺激和损伤,最终引发癌变。它们也会扰乱口腔内微生物群落的平衡,导致微生物失衡,增加口腔颌面肿瘤的发生风险。

### 5. 环境因素

环境因素是指人类生活和工作环境中可能引发疾病的因素,包括空气、水、食物、化学物质和放射性物质等。这些因素与口腔颌面肿瘤的发生有一定关联。空气污染是其中一个重要的致病因素,长期吸入空气中的污染物可能导致口腔颌面肿瘤。空气污染物如二氧化硫、二氧化氮、臭氧和 PM2.5 等,会刺激和损伤口腔黏膜,增加肿瘤风险。饮用水中的化学物质也可能提高口腔颌面部疾病的发生率,过量氟元素会导致氟斑牙,长期饮用含亚硝酸盐的水会增加患肿瘤的风险。食物中的化学物质同样可能影响肿瘤的发生,含亚硝酸盐的食物和高温烤制的肉类等都可能增加发病风险。放射性物质也是导致口腔颌面肿瘤的重要因素,长期接触 X 射线和紫外线等放射性物质,会损伤口腔黏膜,增加肿瘤风险。

### 6. 免疫和营养缺陷

接受器官移植的患者通常需要长期服用免疫抑制剂。这些药物有效抑制了自身免疫系统的功能,但也可能显著增加感染和肿瘤的风险。长期使用免疫抑制剂会使患者更易感染人乳头瘤病毒(human papilloma virus,HPV)和 EB 病毒(Epstein-Barr virus,EBV),这两种病毒与口腔颌面肿瘤的发生有密切关联。此外,免疫抑制剂的持续使用常使口腔颌面部的组织处于慢性炎症状态,从而进一步增加肿瘤的风险。患者因食欲不振和消化不良可能出现营养不良,影响口腔颌面部组织的正常功能,进而加重肿瘤发生的可能性。

维生素的缺乏也与口腔颌面肿瘤的发生密切相关。维生素 A 和(或)维生素 D 的缺乏可能导致组织的异常增生与角化,而维生素 C 和(或)维生素 E 缺乏则可能引起氧化损伤,这些因素都能增加肿瘤的发生风险。同时,缺铁不仅影响免疫功能和细胞增殖,还可能导致口腔黏膜干燥与溃疡,从而提高肿瘤的发生率。口腔颌面肿瘤本身也可能导致贫血,加重缺铁的症状。因此,在治疗过程中,及时纠正缺铁状态对改善治疗效果和预后具有重要作用。

### 7. 微生物因素

微生物如病毒、细菌和真菌被认为是口腔颌面肿瘤的潜在致病因素。HPV 是一种常见的 DNA 病毒,与多种恶性肿瘤相关,尤其是口腔颌面肿瘤。研究表明,HPV 感染增加了口腔颌面肿瘤的风险,特别是口咽癌。HPV16 和 HPV18 是最常见的亚型,通常通过性接触传播,但也可能通过口腔接触传播。EBV 也与口腔颌面肿瘤的发病密切相关,尤其是在非洲和南亚地区的鼻咽癌患者中检测到大量 EBV 的 DNA。病毒感染通过改变宿主细胞的基因表达,导致细胞异常增殖和恶性转化。HPV 感染引起 E6 和 E7 蛋白过度表达,抑制细胞凋亡并影响细胞周期调控,促进细胞异常增殖和恶性转化。

### 8. 遗传因素

遗传因素与口腔颌面肿瘤的发病密切相关。研究表明,遗传因素在口腔颌面肿瘤的发生机制中扮演着重要角色,某些基因突变或遗传缺陷可能增加患病风险。*BRCA1* 和 *BRCA2* 基因突变不仅与乳腺癌密切相关,还与口腔颌面肿瘤有关。此外,某些遗传性疾病,如范科尼综合征和利-弗劳梅尼综合征,也与此类肿瘤的发生有关。另有研究指出,口腔颌面肿瘤的发生可能与特定的人类白细胞抗原(human leucocyte antigen,HLA)基因型有关,如 *HLA - A2* 和 *HLA - DRB1 * 13*。微小 RNA(micro RNA,miRNA)在肿瘤发生中也起着重要作用。miRNA 是一类长度约 22 个核苷酸的非编码 RNA 分子,通过调节基因表达影响细胞增殖、凋亡和转移等生物过程。研究发现,口腔颌面肿瘤患者中某些 miRNA 的表达异常,可能导致细胞异常增殖并转化为恶性肿瘤。

口腔颌面肿瘤的发生与多种因素密切相关,包括年龄、性别和种族等。通常,这类肿瘤在中老年人中更为常见,男性的发病率显著高于女性。这些差异可能与遗传、环境和生活方式等因素有关。总体而言,口腔颌面肿瘤的发生是一个复杂的过程,涉及多种因素的相互作用,其中遗传因素、环境因素、微生物感染、营养不良和免疫功能低下等都可能直接影响其发生。深入研究和掌握这些危险因素有助于更有效地预防和治疗口腔颌面肿瘤。

## 第二节 │ 中医防治口腔颌面肿瘤概况

中医对肿瘤的认识可以追溯到殷商时期。早在殷墟出土的甲骨文中就有"瘤"这一病名的记载,公元前 12 世纪的《周礼》中也提到了"肿"字。当时,医师被分为"疾医""疡医""食医""兽医",其中"疡医"负责治疗肿疡、溃疡、金疡、折疡等疾病。中医文献中描述的"肿疡"后来被史学家考证为包括肿瘤。在《黄帝内经》等古籍中也有关于肿瘤的记载,这为中医肿瘤学的形成奠定了坚实的基础。

### 一、历代文献中关于口腔颌面肿瘤的论述

中医认为口腔颌面部肿瘤多与体内湿气、瘀血、热毒等有关,常采用清热解毒、活血化瘀、祛湿化痰等治法。

古代中医文献中记载有大量口腔颌面部恶性肿瘤相关论述,如"茧唇""舌岩""舌菌""岩""腮痈""失荣"等,这与现代临床所见的唇癌、舌癌、牙龈癌、腮腺癌、恶性淋巴瘤等恶性肿瘤的临床表现极为相似。《外台秘要》曾记载一种疾病,症状包括口腔黏膜肿胀、疼痛、溃烂等,与现代医学中口腔颌面部肿瘤的临床表现相似,如颊癌、唇癌、舌癌等。

《疮疡经验全书》记载:"茧唇者,此证生于嘴唇,也有其形似蚕茧……始起一小瘤如豆大,或再生之,渐渐肿大,合而为一,约有寸厚,或翻花如杨梅,如疙瘩,如灵芝,如菌,形状不一。"《医宗金鉴》指出:"茧唇脾胃积火成,初如豆粒渐蚕形,痛硬溃若反花逆,久变三消定主凶。"这些描述都反映了唇癌的一些主要临床表现,尤其是翻花如杨梅状,这与唇癌晚期的菜花状溃疡型肿块颇为相似。

《医宗金鉴》记载名为"上腭痈"的一种疾病,其症状主要包括颌面部肿胀、疼痛、口腔溃疡等,与口腔颌面部肿瘤的表现也极为相似,如腮腺癌、口腔癌等。

中医文献中也有不少近似于舌癌的记载,如《薛已医案》中曾提到:"咽喉口舌生疮,甚则生红黑菌,害人甚速"。《疡科心得集》中叙述更为详细,将此病列入"辨舌疳牙岩舌疔论"一节,云:"舌疳者,由心脾毒火所致。盖舌本属心,舌边属脾,因心绪烦扰则生火,思虑伤脾则气郁,郁甚而成斯疾,其证最恶。初如豆,后如菌,头大蒂小,又名舌菌,疼痛红烂无皮,朝轻暮重,……若失于调治,以致焮肿,突如泛莲,或状如鸡冠,舌本短缩,不能伸舒言语,时漏臭涎,再因怒气上冲,忽然崩裂,血出不止,久久烂延牙龈,即名牙岩。甚则颌肿结核,坚硬时痛,皮色如常,顶软一点,色黯不红,破后时流臭水,腐如软绵,其证虽破,坚硬仍前不退,此为绵溃,甚至透舌穿腮,汤水漏出,是以又名翻花岩也。"《图注喉科指掌》谓:"舌疳之症恶非常,心脾火毒积中央,初如豆大渐如菌,暮重朝轻饮食妨,怒则崩破透腮舌,串延项颌核滋昌,名为瘰疬风难治,百人患此百消亡。"这些记载不仅描述了舌癌的初始表现,也论述舌癌的发展、转移及预后。

而"失荣"则类似于恶性淋巴瘤、腮腺癌、鼻咽癌和其他头颈肿瘤的颈部转移等。《疡科心得集》曰:"失荣者,犹树木之失于荣华,枝枯皮焦,故名也"。"生于耳前后及项间,初

起形如栗子……按之石硬无情,推之不肯移动,如钉着肌肉是也。不寒热,不觉痛,渐渐加大,后遂隐隐疼痛,痛着肌肉,渐渐溃破,但流血水无脓,渐渐口大内腐,形似湖石,凹进凸出,斯时痛甚彻心,胸痛烦躁。"《医宗金鉴》谓:"其证初起,形如痰核……皮色如常,日渐长大……日久难愈,形气渐衰,肌肉瘦削,愈溃愈硬,色现紫斑,腐烂浸淫,渗流血水,疮口开大,努肉高突,形似翻花瘤症,古今虽有治法,终属败症,但不可弃而不治。"因此中医将失荣与乳岩、肾岩(阴茎癌)、茧唇舌菌一起,称为"外科四大绝症",可见古代医家很早就认识到此类疾病为恶性病。

对于口腔颌面肿瘤的治疗,自宋朝起就开始应用手术的方法。如《严氏济生方》中就曾记载了一种口腔癌手术治疗方法,名为"勾刀决断",即使用勾刀切除癌肿:"初发如莲花痔,根蒂小,而下垂反大。治法以勾刀决断其根,烧铁器令七八分赤烙之以止血;次以雄黄、轻粉、粉霜、香白芷、白蔹为散,敷其上,令病人侧卧,以槐枝作枕,支其牙颊间,毋使口合。一两时许,疮瘢定,令病者自便。"而在药物治疗方面,《千金要方》中关于僵蚕、全蝎、蜈蚣、蝉蜕等虫类药物的应用的记载,也为后人治疗恶性肿瘤提供了宝贵借鉴经验。

## 二、中医防治恶性肿瘤的主要成就

### 1. 中药研究

中药含有多种化合物成分,某些天然化合物具有抗肿瘤活性。黄芩中的黄芩苷等成分能够有效抑制肿瘤细胞的增殖和转移,川芎中的川芎嗪则可以诱导肿瘤细胞凋亡。华蟾素是一种从中华大蟾蜍中提取的化合物,研究表明其能够通过调节细胞周期和凋亡相关蛋白的表达,显著抑制口腔鳞癌细胞的生长和侵袭。三氧化二砷是中药砒霜中的活性成分,临床研究显示其口服后可以显著缩小口腔颌面鳞癌患者的肿瘤大小,并通过调节肿瘤细胞凋亡的周期来抑制肿瘤的增殖和转移。

中药具有调节人体免疫系统功能、增强机体免疫力的效用。人参中的人参皂苷能够增强巨噬细胞的吞噬功能,并促进抗体的产生。研究中药的免疫调节作用,有助于提高口腔颌面肿瘤患者的免疫力,减少肿瘤的发生和转移。在口腔颌面肿瘤的辅助治疗中,中药也发挥着重要作用。红花、丹参等中药可以活血化瘀,缓解肿瘤患者的疼痛和不适;枸杞、山楂等中药有助于降脂、降压,预防心血管疾病的发生。中药的配伍规律是中药学的重要内容之一,不同中药的组合可以产生不同的药效,深入研究这些规律有助于找到更有效的中药组合,提高口腔颌面肿瘤的防治效果。

### 2. 理论研究

正虚致癌是中医学中的一个重要概念,指的是人体正气不足,导致机体失去抵抗力,从而容易发生癌症。在中医理论中,正气是指人体自身的免疫力和抵抗力,是维持身体健康的重要因素。正虚则是指正气不足、机体虚弱。正虚患者机体内部环境失衡,导致正气不足,邪气盛行,进而促进体内癌细胞的生长和扩散,这种状态可能与营养不良、长期慢性疾病、精神压力、环境污染等因素有关。

癌毒理论是现代中医学提出的关于肿瘤发病的一个理论,认为癌症的发生与体内的毒素有关,这些毒素可能来自环境污染、不良饮食习惯、长期接触有害物质等因素,它们会对机体脏腑产生损伤,导致气血不畅、阴阳失调,从而最终形成肿瘤。因此,"解毒"可以成为中医治疗癌症的一种重要方法,以期清除体内毒素,促进身体康复。与之相呼应的则是"以毒攻毒"的抗癌治法,主要是指利用一些具有毒性的物质来刺激机体产生免疫反应,从而达到治疗癌症的目的。这种治疗方法在现代医学中也有应用,例如使用化学药物来杀死肿瘤细胞,但同时也会对机体正常细胞产生一定的毒性作用。

针对正虚致癌理论和癌毒理论,现代中医学研究者又提出了"癌气"的概念,认为人体自身存在与肿瘤发病相关的致病因素,就是"癌气"。清代医家尤在泾在其所著《金匮要略心典》中曾指出:"毒者,邪气蕴蓄不解之谓",可见癌毒的背后可能存在着某种与癌相关的邪气。上海交通大学医学院附属第九人民医院(后称"上海九院")中医肿瘤研究学者立足杂气病因学并结合现代医学中恶性肿瘤基因学发病机制认为,与癌毒产生相关的邪气应是人体内部的一种杂气,即癌气。

在恶性肿瘤的治疗中,除依癌毒理论提出的以毒攻毒之外,"扶正抑癌"也显示了一定的疗效。同时,如人参、当归、淫羊藿等补益药的提取物在体外实验中也显示出了抑制肿瘤细胞生长的作用,而被证明有治疗恶性肿瘤的功效,这类临床现象难以通过癌毒理论进行解释,如果引入癌气的概念,则可以进行合理解释。癌气是人体正气中的杂气,且受正气制约,那么补益正气就可以提高人体制约包括癌气在内的杂气的能力,从而抑制癌气变逆,进而阻止肿瘤的生长、侵犯与转移。扶正之所以能够抑制肿瘤和癌毒,可能是因为补益药物提高了正气制约癌气的能力,从而抑制了癌毒的产生;"以毒攻毒"和"扶正抑癌"在临床的逐步有效应用形成了支持癌气概念的临床依据。

### 三、口腔颌面肿瘤中医临床研究进展

上海九院自 20 世纪 70 年代起,便开始探索口腔颌面肿瘤治疗的现代中医临床研究。邱蔚六等学者提出了"扶正培本"的原则,认为"气虚"是晚期口腔颌面恶性肿瘤的主要病因。20 世纪 90 年代后,他们进一步提出"肾气虚"的病因基础,并采用参阳方辅助治疗术后患者,显著提高了患者的免疫力和生存率,强调了中医药在综合治疗中的重要性。

洪声等研究人员在此基础上,制定了气阴两虚、气血亏虚、脾虚痰湿、气滞血瘀、热毒壅阻、无症状型 6 类口腔恶性肿瘤术后中医辨证分型的诊断标准。通过对 116 例患者的分析,发现气阴两虚型最为常见,占 50.86%,其次为脾虚痰湿型等。他们认为"气阴虚"是重要的病因学基础,而"湿""痰"是中医辨证的病理因素,建议临床治疗遵循健脾益气、燥湿涤痰的原则。

中医学者认为临床分期是肿瘤预后的重要因素之一。分析显示,Ⅰ、Ⅱ期以脾虚痰湿型为主,Ⅲ、Ⅳ期则以气阴两虚型为主。无症状型患者约占 11.11%,其病灶局限,伴随症状不明显。研究表明,口腔颌面恶性肿瘤的辨证分型与 TNM 分期密切相关,证型随分期增加呈现出"脾虚痰湿型→气滞血瘀型或热毒壅阻型→气血亏虚型→气阴两虚型"的演变趋势。治疗过程中,初期应以健脾化痰为主,中期结合活血行气、清热消结、补益气血,晚期则以益气养阴为主。临床应用时也应顺应"痰湿—血瘀—热毒—阴虚"的临床特点,掌握不同时期的病理机制,治则应各有侧重。

## 第三节 ｜ 中西医结合口腔颌面肿瘤学的现状与展望

中华人民共和国成立后,政府和社会对口腔医学和中医学的重视日益增加。尤其是进入 21 世纪以来,中西医结合逐渐成为学科发展的趋势。在以上海九院团队为代表的医学专家的努力下,口腔颌面肿瘤学作为一个独立学科,其内容不断丰富。同时,中医学与西医学的融合在口腔颌面肿瘤学领域中发挥着越来越重要的作用,为中西医结合口腔颌面肿瘤学的提出和建立奠定了坚实的基础。

### 一、序贯治疗理念指导下的中西医结合

外科手术仍是当前治疗口腔颌面肿瘤的主要方法,患者的 5 年生存率为 50%～55%,其中约 50% 的患者在漫长的治疗过程中最终不幸去世,这给家庭和社会造成了沉重的负担。研究表明,单一的治疗模式在清除晚期头颈恶性肿瘤、减少并发症和提高生存质量方面效果不佳,而包括手术、放疗、化疗和中医药治疗在内的多学科协作治疗模式在延长口腔颌面肿瘤患者的整体生存期、提高生活质量和改善预后方面发挥着重要作用。

序贯治疗的概念起源于 20 世纪后期对唇腭裂患者的治疗。对于肿瘤的多种治疗方法,其应用顺序和组合应有所不同,这可能会影响预后。上海九院的终身教授、中国工程院院士邱蔚六,在总结长期临床实践的基础上,采用"术前新辅助化疗—手术—放疗—中医中药"这一模式治疗口腔颌面部鳞状细胞癌,取得了显著疗效。这充分说明,中医药是口腔颌面肿瘤术后患者的重要辅助治疗手段,对于促进术后康复及预防肿瘤复发或转移具有重要意义。

上海九院的口腔颌面-头颈肿瘤科是由中国工程院院士邱蔚六和张志愿领衔的国家级重点专科,在国内外口腔颌面肿瘤治疗领域处于领先地位。在两位院士的指导下,该科室自 20 世纪 90 年代起,开展了长达 30 余年的中西医结合治疗口腔癌的临床研究,中西医结合门诊至今已运行 30 余年。在对口腔鳞癌的临床研究中,发现术后患者常因瘤毒久侵,损伤人体阳气,手术伤筋损肉,加之失血,表现出舌质淡、苔白、脉细弱等阳虚症状。为此,团队根据中医理论拟定了参阳方,用于辅助支持治疗口腔颌面肿瘤术后患者。参阳方的药物组成包括党参、黄芪、丹参、锁阳、女贞子等。其中,党参和黄芪益气养血、生肌长肉,丹参活血化瘀、清除术后余邪,锁阳和女贞子平补肝肾之阴阳。党参、黄芪、锁阳三药性温,而丹参、女贞子性凉,温凉共用,相制相成,全方共奏益气补阳、化腐生肌之功效,并具有培补人体真元、防止肿瘤复发的作用。

1989 年 9 月—1993 年 6 月,上海九院联合美国麻省总医院、哈佛大学公共卫生学院、俄勒冈健康与科学大学等国内外多家机构,在上海市卫生局和美国洛克菲勒基金会的资助下,开展了一项关于参阳方(复方参阳冲剂)是否能够延长口腔鳞癌患者生存期的临床随机对照研究。研究共纳入 238 名患者,所有参与者均严格按照要求进行服药、登记和随访。研究结果显示,参阳方组患者的 3 年生存率为 74.6%,显著高于对照组的 67.9%。进

一步分析发现,服用复方参阳冲剂 3.6 个月后,参阳方组患者的二硝基氯苯皮试阳性率较对照组显著提高。通过 Logrank 法对数据进行统计分析后发现,参阳方组患者的 3 年、5 年、8 年和 10 年生存率分别较对照组提高了 8.46%、9.26%、9.04% 和 8.57%。此项研究表明,参阳方能够显著提高口腔鳞癌患者的生存率,其作用机制可能是通过增强患者的免疫功能。进一步研究表明,参阳方是一种免疫调节剂,而非直接的肿瘤抑制剂。参阳方能够显著提高机体内 $CD4^+/CD8^+$ 比值及 NK 细胞数量,增加 IL-2、TNF-$\alpha$ 等细胞因子的浓度,并逆转 Th1 向 Th2 的漂移。这些研究结果表明,参阳方通过调节和增强机体免疫功能,达到抗癌和延长患者生存期的效果。参阳方的成功应用推动了中医药在口腔癌治疗领域的国际化发展。相关研究成果《中药参阳方综合治疗口腔鳞癌效果及对免疫功能影响的前瞻性研究》荣获 1997 年上海市卫生局科技进步二等奖。

### 二、基于肿瘤分期的临床辨证

近年来,上海九院中医科研究团队通过对口腔癌术后患者的临床观察研究发现,尽管大多数口腔癌术后患者以虚证为主,采用参阳方进行调治通常能够取得显著疗效,但也存在其他证型的患者使用参阳方效果不佳的情况。在"同病异治"理念的指导下,研究团队逐步认识到,口腔癌患者的基本病机为脾虚痰湿,术后表现为由脾虚痰湿向气阴两虚转化的趋势。在不同的病程阶段,患者可能出现多种变证和兼证。研究团队根据《中医证候规范》和《上海市中医病证诊疗常规》,对 116 例口腔颌面恶性肿瘤术后患者进行了系统分析,将其分为气阴两虚型、气血亏虚型、脾虚痰湿型、气滞血瘀型、热毒壅阻型及其他证型,并在此基础上实施辨证论治,取得了良好的临床效果。

### 三、中医药治疗肿瘤临床并发症

口干是肿瘤放疗后患者的主要症状之一。自 2003 年起,复旦大学附属肿瘤医院联合美国 MD 安德森肿瘤中心共同开展了针刺预防头颈部肿瘤患者放疗后口干症状的研究项目。在长达 8 年的随机对照试验中,共完成 86 例针刺预防头颈部肿瘤放疗后口干症状的样本对照研究。研究结果显示,接受针刺治疗的患者在放疗结束后,其唾液分泌量显著高于未接受治疗的患者,且差异具有统计学意义。该研究经第三方对临床数据进行统计分析后,进一步证实了针刺治疗的确切疗效。研究成果被《肿瘤》杂志收录,并获得美国国立卫生研究院超过 200 万美元的资金支持。

针灸与中药虽有外治、内治之分,但二者同源,其治疗理念一脉相承,均以中医学理论体系为指导,从整体观念出发,通过调和阴阳气血、祛邪扶正,达到治愈疾病的目的。针药并用、内外合治,可相辅相成,相得益彰。早在唐代,孙思邈在《千金方》中就指出:"若针而灸,灸不针,皆非良医也。针灸而药,药不针灸,尤非良医也……知针知药,固是良医。"临床实践中,若能充分利用针、灸、药三种治疗手段,对于适宜针药并用的患者,通过针、灸、药兼施,将针灸与中药有机结合,因病施治,才能最大化发挥其临床疗效。

中医药在肿瘤防治领域具有独特优势。针对口腔颌面肿瘤的治疗,在众多中西医专家的共同努力下,结合现代临床治疗技术,初步形成了具有中西医融合特征的中国式口腔颌面肿瘤防治模式。中医药不仅可用于辅助手术及放化疗,还在早期筛查、预防及康复护理方面发挥重要作用。在一些地区,当地医生结合民族医药学,制订符合实际情况的治疗方案,也受到患者的广泛欢迎。随着中西医学术交流与合作的不断深入,以及多学科协作机制的日益完善,特别是在口腔颌面肿瘤的早期筛查和社区预防领域,中西医结合必将发挥更大的作用。

# 第二章

# 口腔颌面肿瘤的发病与诊断

口腔颌面肿瘤的发生与发展是一个复杂、多因素交织的综合过程。其中,长期吸烟和大量饮酒是最主要的危险因素。这两种不良生活习惯会导致口腔黏膜上皮细胞的 DNA 受损,从而引发细胞突变,最终导致癌变。此外,病毒感染也是口腔颌面肿瘤的重要致病因素之一。例如,HPV 感染已被证实与口腔癌的发病密切相关。营养不良及长期接触化学物质、放射线等有害因子同样可能显著增加口腔颌面肿瘤的发生风险。口腔颌面肿瘤的发病还受到年龄、性别和地域等因素的影响。研究显示,男性和老年人群患口腔颌面肿瘤的风险更高,亚洲地区的发病率较其他地区略低。需要注意的是,口腔颌面肿瘤的早期症状通常不明显,往往在肿瘤较大时才会表现出疼痛、肿胀、溃疡、牙齿松动等明显的临床症状。深入了解口腔颌面肿瘤的危险因素和发病机制,对于推动其早期诊断和防治工作具有重要意义。通过针对高危人群进行健康教育和早期筛查,结合科学的预防和治疗策略,有望显著降低口腔颌面肿瘤的发病率并改善患者的预后。

## 第一节 | 口腔颌面肿瘤的发病机制

肿瘤的发病机制是指引发肿瘤形成的原因及其过程,涵盖致病因素、病理生理变化等多个方面。肿瘤的发生与发展是一个极其复杂的过程,涉及遗传、环境、生活方式及免疫状态等多种因素的相互作用。不同类型的肿瘤具有各自独特的发病机制。深入了解和掌握肿瘤的发病机制,不仅对于肿瘤的预防、诊断和治疗具有重要意义,还能帮助医生制订更为有效的预防策略,实现肿瘤的早期发现与精准治疗。

### 一、口腔颌面肿瘤的高危因素

#### 1. 化学因素

亚硝胺类化合物是一种常见的致癌物质,可能诱发口腔颌面部肿瘤的发生。其主要来源包括含有亚硝酸盐的食品,如腌制食品、烟熏食品等。这些食品在储存、加工和烹饪过程中会产生亚硝酸盐,而亚硝酸盐与食品中的氨基酸反应后可生成亚硝胺类化合物。

研究表明,长期摄入此类食品可能显著增加口腔颌面部肿瘤的发病风险。这是因为亚硝胺类化合物可通过多种机制促进肿瘤的发生与发展,例如:①直接损伤细胞 DNA,导致基因突变和染色体异常。②诱导细胞异常增殖、抑制细胞凋亡。③干扰细胞信号通路或激活炎症反应等。

多环芳烃是另一类广泛存在于自然界中的化学物质,主要来源于有机物质燃烧和热解过程。多环芳烃因其高度毒性和致癌性,被认为是口腔颌面肿瘤的重要致病因素之一。其进入人体的途径包括吸入、食入及皮肤接触,其中吸入是最主要方式。在口腔颌面部,多环芳烃可通过吸烟、饮食等途径积累于口腔黏膜及喉、咽部组织。其致癌作用主要通过损伤细胞 DNA、诱导细胞异常增殖、抑制细胞凋亡及诱发炎症反应等机制增加肿瘤发病风险。此外,镉暴露,接触苯并芘,长期使用含酚类物质的化妆品、染发剂和清洁用品,饮用高浓度酒精或使用某些化学药物等,也可能增加口腔颌面部肿瘤的患病风险。

### 2. 物理因素

电离辐射是常见的致癌因素之一,包括医疗放射、核事故、工业放射及自然辐射等,长期接触电离辐射会显著增加口腔颌面部肿瘤的发病风险。电离辐射可直接或间接损伤细胞 DNA,导致基因突变并最终引发细胞恶性转化。尽管放射治疗是治疗口腔颌面部及其他头颈部恶性肿瘤的常见手段,但其对正常组织的损伤也可能增加患肿瘤的风险。

紫外线长期暴露同样会增加口腔颌面部肿瘤的发病风险。紫外线可直接或间接损伤细胞 DNA 并引发基因突变,最终导致细胞恶性转化。尤其是长期从事户外工作或活动的人群(如农民、建筑工人、运动员等)更易受到紫外线的影响,从而罹患口腔颌面部肿瘤。此外,紫外线暴露可能削弱机体免疫系统,降低对癌细胞的抵抗力,进一步增加肿瘤风险。

### 3. 微生物因素

牙周病相关细菌可能与口腔颌面部肿瘤的发生密切相关。牙周病是一种由牙周细菌感染引发的炎症性疾病,若不及时治疗,可能增加肿瘤的发生风险。放线菌、链球菌等口腔细菌也被认为与肿瘤的发生有关。一项 2018 年的研究发现,牙龈卟啉单胞菌在口腔颌面肿瘤患者中的检出率显著高于健康人群;而另一项 2020 年的研究则发现,中间普雷沃菌在肿瘤患者中的检出率也显著升高。尽管口腔细菌与肿瘤的关系尚未完全明确,但已有研究表明,某些细菌可能通过引发慢性炎症、损伤 DNA 等机制促进肿瘤发生。

除细菌外,某些病毒也可能与口腔颌面部肿瘤的发生相关。一项 2019 年的研究发现,HPV 在肿瘤患者中的检出率显著高于健康人群。此外,EB 病毒也被认为与肿瘤的发生密切相关。研究表明,具核梭形杆菌、牙龈卟啉单胞菌、中间普雷沃菌等细菌,以及 HPV 和 EB 病毒,是目前已知与口腔颌面肿瘤关系最密切的微生物。

### 4. 其他致癌因素

营养不良,如长期缺乏维生素和矿物质,可能增加口腔颌面肿瘤的风险。不良口腔卫生习惯导致的细菌和病毒繁殖,也会增加发病风险。此外,慢性基础疾病,如免疫系统疾病、糖尿病等,同样可能提高患病风险。年龄和性别也是重要的影响因素,随着年龄增长,口腔颌面肿瘤的发病率逐渐升高,而男性的发病风险通常高于女性。

## 二、内在致病机制

### 1. 癌基因和抑癌基因

癌基因是指能够促进机体细胞癌变的基因,其主要功能包括激活细胞异常增殖、抑制细胞凋亡以及促进血管生成。当这些基因异常表达时,细胞的增殖可能失控并发生异常分化,最终形成肿瘤。与之相对,抑癌基因是指具有抑制细胞癌变功能的基因,其作用包括抑制细胞异常增殖、促进细胞凋亡及修复 DNA 损伤等。当抑癌基因发生突变或失活时,细胞可能出现异常增殖和分化,从而显著增加罹患癌症的风险。例如,*TP53* 是一种广泛研究的抑癌基因,它能够有效抑制细胞的异常增殖并促进细胞的正常凋亡。然而,当 *TP53* 发生突变时,其抑制功能将丧失,导致细胞凋亡障碍和增殖失控,从而增加多种癌症的患病风险。同样,*BRCA1* 和 *BRCA2* 也是重要的抑癌基因,它们通过修复 DNA 损伤来抑制细胞癌变。但当这些基因失活时,细胞的 DNA 修复功能将受损,进而导致细胞增殖失控,显著增加乳腺癌、卵巢癌等恶性肿瘤的风险。

在口腔鳞状细胞癌中,*TP53* 的突变率较高,这种突变能够促进口腔癌细胞的增殖和侵袭,并与肿瘤预后不良密切相关。另一个常见的抑癌基因是 *CDKN2A*,该基因能够调控细胞周期,抑制异常的细胞周期进程。然而,在口腔鳞状细胞癌中,*CDKN2A* 的缺失或突变也较为常见,可能导致细胞周期紊乱及癌细胞的快速增殖。*EGFR*(表皮生长因子受体基因)在口腔鳞状细胞癌中通常表现为高水平表达,*EGFR* 的过度表达能够显著增强口腔癌细胞的增殖、侵袭和转移能力。

### 2. 免疫系统损伤

免疫系统损伤是指其在发挥免疫功能时出现异常,包括免疫系统的过度激活和免疫缺陷等情况。免疫系统的异常可能导致机体对自身正常组织产生攻击,从而引发自身免疫性疾病,而免疫功能的缺陷则会削弱机体对外界病原体的防御能力。免疫系统损伤的原因多种多样,主要包括遗传、环境、感染、药物等因素。免疫系统损伤与口腔颌面肿瘤的发生关系较为复杂。一方面,免疫系统异常(如免疫缺陷病、自身免疫性疾病等)可能会增加患者患口腔颌面肿瘤的风险;另一方面,某些口腔颌面肿瘤本身也可能干扰免疫系统的正常功能,导致机体的免疫状态发生异常改变。研究表明,某些自身免疫性疾病(如类风湿关节炎、系统性红斑狼疮等)与口腔颌面部恶性肿瘤的发生存在一定关联,而免疫缺陷病患者则更容易罹患口腔癌等恶性肿瘤。这是因为免疫系统功能失调会削弱宿主对感染和损伤的防御能力,从而增加患口腔颌面肿瘤的风险。此外,口腔颌面肿瘤本身也可能通过多种机制影响宿主的免疫状态。例如,某些肿瘤细胞能够逃避人体免疫系统的攻击,干扰 T 细胞、NK 细胞等免疫细胞的正常活动,从而抵抗机体的免疫反应。同时,口腔颌面肿瘤治疗过程中常用的放疗、化疗等手段也可能对患者的免疫系统产生不良影响。在治疗口腔颌面肿瘤时,需要综合考虑患者的免疫状态以及治疗手段对免疫系统的潜在影响,以制订最佳的个体化治疗方案。

### 3. DNA 损伤

DNA 损伤是指 DNA 分子中的化学结构或序列发生改变,主要包括氧化损伤、烷基化损伤及病毒感染等多种类型。这些损伤既可能由外部因素(如辐射、化学物质、病毒等)引起,也可能源于内部因素(如代谢产物、自由基等)。DNA 损伤是口腔颌面肿瘤发病的重要因素之一。其发生会破坏 DNA 的完整性和稳定性,从而影响细胞的正常功能与存活,最终推动口腔颌面肿瘤的发生与发展。

### 4. 其他因素

除免疫系统问题、遗传因素、DNA 损伤外,一些其他因素也可能对口腔颌面肿瘤的发病产生影响。如随着年龄的增长,个体的免疫功能逐渐减退,同时口腔黏膜组织也会出现老化现象,这些变化可能增加人体患口腔颌面肿瘤的风险。此外,男性患者的发病率通常高于女性。牙周炎、龋齿、牙髓炎等口腔疾病均可导致口腔颌面部黏膜长期受到不良刺激与损伤,从而增加罹患口腔颌面肿瘤的风险。在口腔颌面部,慢性 HPV 感染也可能会引起癌前病变或恶性肿瘤的发生。

总之,口腔颌面肿瘤的发病与多种因素相关,包括多种内外部因素和自身因素。预防口腔颌面肿瘤需从多个方面入手,保持健康的生活方式和定期接受口腔检查是减少口腔颌面肿瘤发生的有效手段。

# 第二节 ｜ 口腔颌面肿瘤的侵袭与转移

## 一、基本概念

肿瘤的侵袭是指肿瘤细胞从原发病灶向周围组织扩展和浸润,破坏周围正常组织结构与功能的生物学过程。肿瘤的转移则是指肿瘤细胞通过穿越管壁进入血管或淋巴管,并经血流或淋巴循环播散至体内其他部位,在新的微环境中重新增殖和定植,形成继发性肿瘤。肿瘤的侵袭与转移是恶性肿瘤的重要生物学特征之一,也是肿瘤治疗中最具挑战性和危险性的方面。肿瘤的侵袭和转移显著增加了治疗难度,严重影响患者的预后并显著提升死亡风险。肿瘤侵袭的机制包括肿瘤细胞通过多种途径,如逃避免疫监视、破坏基底膜及分泌多种酶类降解细胞外基质等。而肿瘤转移通常依赖于淋巴系统和血液循环的传播,肿瘤细胞通过侵袭血管壁和淋巴管壁进入血管或淋巴管,进而播散至淋巴结或远端器官,并形成转移性肿瘤。

肿瘤侵袭与转移是恶性肿瘤治疗中的核心难题之一。在临床实践中,需根据肿瘤的部位、分期及患者具体情况制订个体化治疗策略,同时注重减轻患者的生理和心理负担,以全面提升其生活质量。在肿瘤侵袭与转移过程中,肿瘤细胞需经历多个复杂的阶段,包括原发灶的增殖与生长,侵袭周围组织,进入血管或淋巴管,通过血流或淋巴循环迁移至远端器官,与目标器官的微环境相互作用并成功存活,最终在新部位重新增殖形成转移性病灶。在这一过程中,每一个步骤均需肿瘤细胞克服一系列微环境障碍,最终形成转移瘤。

## 二、口腔颌面肿瘤的转移特点

恶性肿瘤细胞能够从原发部位经淋巴管、血管等途径转移至机体其他组织部位并继续生长。转移不仅是恶性肿瘤的基本特征，还是导致治疗失败的主要原因。原发肿瘤在生长和增大的过程中，会侵袭周围组织并穿入淋巴管和血管，继而在淋巴管和血管内形成瘤栓。瘤栓随淋巴液或血液运行，在远处器官的淋巴管或血管壁处停留，并穿出停留处的管壁，进一步侵袭周围组织。最终，肿瘤细胞在新部位增殖、生长，形成转移灶。

口腔颌面肿瘤的转移途径主要通过淋巴系统和血液系统实现。其中，淋巴系统转移常见于颈部淋巴结区域，而血液系统转移则可波及身体远处其他解剖部位。口腔颌面肿瘤的转移时间通常较短，有些肿瘤在原发灶形成后不久即发生转移。因此，及早发现并治疗口腔颌面肿瘤尤为重要。口腔颌面肿瘤的转移方式多种多样，可能表现为单向或双向转移，也可能呈现局限性或广泛性。除了通过淋巴系统和血液系统转移外，还可能通过直接浸润周围器官和组织、种植性转移等途径扩散。口腔颌面肿瘤的转移靶器官种类相对较少，常见的包括肺、肝、骨骼、脑等。然而，由于口腔颌面肿瘤的复杂性及其特殊的解剖位置，其转移病变的位置与范围往往较为复杂。

不同部位的口腔颌面肿瘤，其转移概率存在显著差异。例如，口底癌、舌癌等肿瘤易发生淋巴及血行转移，而唇癌等浅表肿瘤则多局限于原发部位。此外，肿瘤体积越大，发生转移的风险越高。老年患者由于机体功能衰退、免疫力下降，更容易发生转移。而同时患有其他基础疾病（如糖尿病、肺部疾病等）的口腔颌面肿瘤患者，因身体状况较差，也更容易出现转移。

## 三、肿瘤的"种子-土壤"学说

肿瘤的"种子-土壤"学说是一种关于肿瘤发生和转移的假说，提出肿瘤的形成和扩散由两部分组成："种子"和"土壤"。其中，"种子"是指恶性肿瘤细胞或癌前病变细胞，而"土壤"则是指周围组织或器官为这些细胞提供生存和繁殖条件的环境。根据这一学说，只有在适合生长和繁殖的"土壤"中，肿瘤细胞才能存活并最终形成新的肿瘤。同样的肿瘤细胞在不同的"土壤"环境下，其生长和转移能力也会有所不同。因此，"土壤"因素对肿瘤的发生、生长和转移起到了至关重要的作用。"种子-土壤"学说的关键意义在于强调了肿瘤微环境对肿瘤生成和致命性的影响，即认为由非肿瘤细胞构成的组织微环境可以对肿瘤的发生及发展产生巨大影响。这种影响包括养分、血管分布、免疫系统和其他支持细胞的角色等多个方面。基于此，目前研究的热点之一是如何通过调节肿瘤周围的微环境来抑制肿瘤的发生、发展和转移。针对免疫系统"土壤"的治疗方法包括采用癌症疫苗或免疫治疗药物来增强人体的自然免疫反应；而针对营养、血管和细胞生长因素"土壤"的治疗方法则更具针对性，常包括手术、放疗、化疗等。"种子-土壤"学说的提出无疑为深入了解肿瘤的生成、生长和转移提供了新的思路和理论基础，并对开发新型治疗方法具有重要意义。

肿瘤的"种子-土壤"学说在口腔颌面肿瘤领域的研究现状非常活跃，当前相关研究主要集中在以下几个方面：①微环境对肿瘤生长和转移的影响。口腔颌面肿瘤的微环境包括肿瘤细胞周围的血管、免疫细胞、成纤维细胞等多种因素。探索这些因素对肿瘤生长和转移的影响，并研究通过调节微环境来抑制肿瘤生长和转移的方法。②细胞及分子水平的研究。研究口腔颌面肿瘤细胞的生物学特性，如细胞增殖、凋亡、侵袭和转移等机制。同时，还在研究与肿瘤发生和转移相关的分子标志物，如基因突变、蛋白质表达变化等。③个体化治疗策略。近年来，越来越多的研究关注个体化治疗策略，以提高口腔颌面肿瘤患者的治疗效果和生存质量。这些策略包括针对不同分子标志物的靶向治疗、免疫治疗等。④预后评估。研究人员正在探索口腔颌面肿瘤预后评估的方法，以便根据患者的个体情况制订更加有效的个性化治疗方案，同时也为预测肿瘤转移风险提供更加准确的预测指标。值得说明的是，肿瘤的"种子-土壤"学说在口腔颌面肿瘤领域的研究虽然还处于早期阶段，但已经得到了广泛的关注和重视。相信随着相关科学技术水平的不断提高，这一领域势必将会取得更多进展和突破。

# 第三节 ｜ 口腔颌面肿瘤诊断技术

## 一、基本概念

### 1. 肿瘤的定义

肿瘤是指机体组织中原本正常的细胞因某种原因失去正常生长调控机制，从而不受机体自身生理活动调节，出现过度增殖并形成的异常新生物。肿瘤可以来源于人体各个器官和组织，分为良性和恶性两种类型。良性肿瘤生长缓慢、局部侵袭性较小，一般不会扩散到身体其他部位，也不会对人体造成严重威胁。常见的良性肿瘤有脂肪瘤、纤维瘤等。而恶性肿瘤则具有侵袭性强、生长迅速、容易转移等特点，并且能够破坏周围正常组织和器官，进而对机体造成巨大危害。常见的恶性肿瘤有肺癌、乳腺癌、胃癌等。

口腔颌面肿瘤是指发生在口腔、颌面部诸骨和面部软组织的肿瘤，包括良性肿瘤和恶性肿瘤。口腔颌面肿瘤可以来源于口腔颌面部区域内的任何组织，包括口腔黏膜、唇、舌、颊黏膜、牙龈、牙槽骨等。常见的口腔颌面肿瘤有口腔黏膜下纤维瘤、牙源性肿瘤、各种口腔癌，其临床症状主要包括局部肿块、疼痛、出血、口腔异味等，有些恶性肿瘤还会出现颈部淋巴结肿大、面神经损伤等症状。

口腔颌面肿瘤的分类基于多种因素考虑，例如起源组织、形态特征、临床表现等，分别有不同的命名方式。根据起源组织不同，口腔颌面肿瘤可分为以下几类。

（1）上皮性肿瘤。来源于口腔黏膜或皮肤上皮细胞的肿瘤，如鳞状细胞癌、基底细胞癌、黑色素瘤等。

（2）非上皮性肿瘤。来源于口腔黏膜下结缔组织、腺体组织、神经组织、血管组织等非上皮性细胞的肿瘤，如纤维瘤、混合瘤、神经鞘瘤、血管内皮瘤等。

（3）肿瘤样病变。包括一些由炎症或组织增生引起的病变，表现为局部组织肥厚和增生,但与真正的肿瘤不同,其生长缓慢且不恶性转化,例如牙龈瘤、牙龈增生等。

**2. 肿瘤的发展阶段**

肿瘤的发展常分为四个阶段。

（1）癌前病变（precancerous lesion），指在一些非癌组织发生的异常形态和生理状态,这些状态可能会演变成恶性肿瘤。通常,在这个阶段,肿瘤细胞还没有开始侵入周围正常组织,并且肿瘤体积相对较小。癌前病变早期发现并及时治疗可以有效预防癌症的发生。

（2）上皮异型增生（epithelial dysplasia），指发生在上皮细胞内的异常增殖和分化,但尚未穿透基底膜并进入深层组织细胞的良性或低度恶性病变。这种病变可发生于任何部位的上皮细胞,但以口腔、食管、宫颈等部位最为常见。上皮异型增生的病理形态学表现为细胞核的异型性、核大小不均、核染色质增多、核仁增大等,其严重程度通常与病变的程度成正比。上皮异型增生可分为轻、中、重度三个级别的病变,其病理特征和预后亦随着病变程度的增加而加重。

（3）早期浸润癌（early invasive carcinoma），指癌细胞侵犯基底膜并进入周围正常组织的早期阶段,这个阶段有时也被称为微小浸润癌或原位浸润癌。相对于更为严重的肿瘤阶段,早期浸润癌通常体积较小,没有扩散到淋巴结或远处组织和器官。早期浸润癌通常没有明显的临床症状,但也有患者可能会出现一些非特异性的症状,如不适感、轻度疼痛或出血等。定期检查和肿瘤筛查相当重要,可以帮助患者早期发现癌症,并将病情控制在可治疗范围内。

（4）浸润性癌（invasive carcinoma）是最为严重的肿瘤阶段之一,它表示肿瘤细胞已经穿透基底膜并进入周围血管和淋巴管,并广泛扩散到人体其他部位。浸润性癌为高级别恶性肿瘤,完全切除难度较大,预后也较差。浸润性癌可以发生于身体的任何一个器官或组织,其不同病理类型、不同位置也会有不同的症状和表现。一般来说,不同于早期浸润癌,晚期浸润癌会出现明显的症状,如疼痛、肿块、出血、消瘦等。

**3. 肿瘤的分级和分期**

1）分级

肿瘤的分级（tumor grading）是根据肿瘤细胞形态和生长情况的不同,将其分为不同等级的过程。该等级不仅反映了肿瘤的恶性程度,还有助于预测其预后和选择最佳的治疗方案。目前,国际上应用比较广泛的肿瘤分级系统是病理学分级系统。

病理学分级系统通常将肿瘤分为四个等级,从一级到四级,具体如下:

一级:肿瘤细胞比较规则,与正常细胞相似,缺乏恶性特征,生长缓慢且少有转移。

二级:肿瘤细胞比较规则,但出现了一些异型性,增殖速度较快,有一定的侵袭性和转移倾向。

三级:肿瘤细胞异型性明显,失去了大部分正常细胞形态,生长迅速,并开始侵犯周围组织和器官。

四级:肿瘤细胞极度异型化,已经失去了正常细胞形态,生长速度极快,并广泛转移到其他部位。

肿瘤分级的结果是通过对肿瘤标本进行镜下观察和细胞学分析得出的。在实际医疗过程中,医生会将分级结果与其他临床指标综合考虑,以确定最佳的治疗方案并准确预测患者的预后。

2)分期

肿瘤的分期(tumor staging)是根据肿瘤在体内扩散的程度和深度,将其分为不同的阶段。肿瘤分期对选择合适的治疗方案、预测患者预后、确定随访策略等都非常重要。目前,在临床上应用最广泛的肿瘤分期系统是 TNM 分期系统。

TNM 分期系统包括三个部分:

(1) T 代表原发肿瘤的大小和浸润深度。

(2) N 代表淋巴结是否受累。

(3) M 代表是否存在远处转移(即是否存在转移至其他脏器或组织)。

每个字母后面还有数字来进一步描述病情的严重程度,具体如下:

T:原发肿瘤的大小和浸润深度。①$T_X$:原发肿瘤无法评估。②$T_0$:没有原发肿瘤。③$T_{is}$:原位癌,也称为癌前病变。④$T_1$、$T_2$、$T_3$、$T_4$:表示肿瘤的大小和对周围组织的侵犯程度,数字越大表示肿瘤越大或侵犯程度越高。

N:淋巴结是否受累。①$N_X$:淋巴结是否受累无法评估。②$N_0$:没有淋巴结转移。③$N_1$、$N_2$、$N_3$:表示淋巴结的受累情况,数字越大表示淋巴结受累越多或越广泛。

M:是否存在远处转移。①$M_X$:是否存在远处转移无法评估。②$M_0$:没有发现远处转移。③$M_1$:已经发现远处转移。

综合考虑 T、N、M 三个维度的信息后,可以将肿瘤分为不同的临床阶段。TNM 分期系统包括 0~Ⅳ五个阶段,其中 0 代表癌前病变,Ⅰ~Ⅲ代表局部早期到晚期肿瘤,而Ⅳ则代表已经发生远处转移或有全身多处器官受累。具体的分期结果会因肿瘤类型和部位不同而异,需要由肿瘤专业的医生根据临床检查和检验结果来综合确定。

**4. 肿瘤的侵袭与转移**

肿瘤的侵袭与转移是指肿瘤细胞从原发灶开始向周围组织和远处器官不断生长、穿透和扩散的过程,主要包括以下两个方面:

(1) 肿瘤的侵袭。指肿瘤细胞从原发灶向周围正常组织生长、扩散和浸润的过程,这个过程通常仅针对肿瘤周围局部组织和器官。肿瘤细胞可通过不同途径穿过正常组织的基底膜,并浸润侵入周围正常组织或器官中,最终形成越来越大的肿瘤。肿瘤侵袭的机制非常复杂,研究表明,这个过程涉及多种细胞因子、基质分子和信号通路的调控,主要包括细胞外基质降解、上皮-间充质转化等。这些调控可以促进肿瘤细胞与周围组织紧密联系,同时也可以使癌细胞突破正常组织壁垒,进而渗入正常组织中。肿瘤侵袭是癌症恶化和扩散的关键步骤之一。尽管目前已有很多抗癌药物及治疗手段出现,但是肿瘤治疗难度仍然很大。因此,研究肿瘤侵袭的机制及如何抑制它的发生对于癌症治疗具有非常重要的意义。

(2) 肿瘤的转移。指肿瘤细胞从原发灶分离出来,进入血管或淋巴管,并随着血液或淋巴液循环到机体其他部位,最终侵入新的组织和器官并定植的过程。这个过程通常是针对远处组织和器官,而晚期肿瘤的扩散转移能力较强。肿瘤细胞扩散的机制也十分复杂,涉及许多细胞因子、基质分子和信号通路的调控,主要包括血管生成、细胞轮廓变化、上皮-间充质转化等过程。这些调控因素可以使肿瘤细胞脱离原发灶,进入周围正常组织或血液、淋巴液中,从而最终到达远处组织、器官并形成转移瘤。肿瘤转移扩散是导致癌症恶化和治疗失败的重要原因。

## 二、肿瘤的病理学诊断

肿瘤的病理学诊断是指通过对组织或细胞进行形态学、免疫组化、分子生物学等方面的检查,来最终确定肿瘤的类型、分级、分期以及判断肿瘤预后等信息的过程。这是诊断肿瘤的重要手段之一,能够为临床医生制订合理治疗方案提供依据。在进行肿瘤病理学诊断时,常需进行组织学检查和免疫组化检查。组织学检查是指对肿瘤组织进行显微镜下的观察和分析,包括肿瘤的形态学特征、组织结构、细胞形态、分化程度等方面的评估。免疫组化检查则是通过检测肿瘤细胞表面或内部的不同种类蛋白质表达情况,以确定肿瘤的类型和分子特征。病理学诊断在肿瘤学中的应用非常广泛,借助于病理学检查,肿瘤专科医生不但可以确定肿瘤的类型、分级、分期和转移情况等信息,还可以在一定程度上辅助判断肿瘤的预后和治疗效果等信息,对临床医师制订并及时调整个体化的治疗方案非常重要。

### 1. 细胞病理学诊断

细胞病理学诊断一般指的是脱落细胞病理学检测,用于检测和分析体液中脱落的细胞,以实现对肿瘤的诊断。该检查通常主要应用于痰液、唾液、血液、尿液等样本中,通过显微镜观察细胞形态和结构来确定是否存在异常细胞或癌细胞等病变。而在口腔颌面肿瘤检测中,多收集患者的痰液或唾液送检。

### 2. 活组织病理学检查

活组织病理学检查是指通过直接取活体组织标本,通过冰冻切片或快速石蜡包埋等处理方法,进行染色和显微镜观察,以确定病变的类型、分化程度、分布范围和预后等信息的一种病理学检查手段。该技术通常应用于肿瘤、肝病、肾病、风湿免疫性病等疾病的诊断领域。具体来说,口腔颌面肿瘤活组织病理学检查是指通过取得口腔颌面部肿瘤病变组织标本,并经过处理后进行染色和显微镜观察,以确定肿瘤的病理类型、分化程度等信息。此项技术广泛应用于口腔颌面肿瘤的诊断领域。在口腔颌面肿瘤活组织病理学检查中,临床通常是通过穿刺、手术切除或切取等方式来采集获取患者的肿瘤组织标本。然后将标本进行处理、固定和染色等操作,以使病变组织结构便于得到清晰和准确的镜下显示和观察。病理医生通常借助显微镜来观察肿瘤组织的形态、大小、细胞分化程度、细胞核形态和细胞排列方式等生物学特征,并与正常组织进行对比。根据这些形态学特征并结合其他临床信息,最终可以确定和预测肿瘤病变性质、类型、分化程度及预后等信息。口腔颌面肿瘤活组织病理学检查是一种准确性高、诊断能力强的病理学检查方法,能够为口腔颌面肿瘤的诊断和治疗提供重要参考。在进行口腔颌面肿瘤活组织病理学检查时,病理医生还可以通过免疫组织化学、分子生物学等先进技术进一步明确肿瘤病理类型并预测其预后信息等,以指导临床医生制订更加精准的个体化治疗方案。

### 3. 基因检测

一般针对的是与肿瘤相关的癌基因和抑癌基因的检测,这是一种通过检测细胞内基因突变及表达水平等信息,是对肿瘤进行诊断、分型、治疗和预后评估的辅助检测手段。在癌基因和抑癌基因检测中,医生会通过采集患者的组织或血液样本,然后从中提取细胞内 DNA 或 RNA 等分子,经过聚合酶链反应(polymerase chain reaction, PCR)、扩增、杂交、分离、测序等处理后进行分析。最终通过分析细胞内的基因突变及表达水平等信息,可以确定肿瘤的类型、分级、分期和转移情况,据此制订个体化的靶向治疗方案。癌基因和抑癌基因检测已经成为当代肿瘤诊疗的重要手段之一,并被广泛应用于肿瘤的临床治疗、预后评估和新药研发等领域。

## 三、肿瘤的影像学诊断

肿瘤的影像学诊断是一种通过使用各种医学影像技术,如 X 线、CT、MRI、PET - CT 等,来检测人体异常组织或肿块的位置、大小、形态、分布和内部结构等,从而帮助医生顺利完成对肿瘤诊断和治疗的技术手段。在对肿瘤进行的影像学诊断过程中,医生通常会根据患者的临床特征和病史情况而采用不同的影像学技术进行检查。通过对肿瘤的形态、大小、分布和周围组织的关系等特征进行观察和分析,最终可以确定肿瘤的类型、位置、范围和转移情况等,并制订相应的治疗方案。肿瘤的影像学诊断已经成为现代肿瘤诊疗的重要辅助手段之一,被广泛应用于肿瘤的早期检测、诊断、评估和治疗等领域。在口腔颌面肿瘤诊治过程中,影像学检查不仅可以帮助医生确定肿瘤的位置和大小、评估治疗效果和预后情况等,还可以指导肿瘤手术、放射治疗、化疗等治疗方案的选择和实施。

### 1. X 线检查

X 线检查是一种常用的影像学检查方法,可以用于检测口腔颌面肿瘤的位置、大小、形态及与周围组织的关系等。在口腔颌面肿瘤 X 线检查过程中,医生通常使用常规 X 线拍摄技术对患者进行检查。通过观察分析口腔颌面部的 X 线图像,可以确定肿瘤的位置、大小、形态及周围正常组织的受累情况。X 线检查已经成为现代口腔颌面肿瘤诊疗的重要辅助手段之一,被广泛应用于早期筛查、诊断和评估等领域。

### 2. CT 检查

CT 检查是一种基于 X 线技术和计算机图像重建技术的影像学检查方法,广泛应用于检测口腔颌面部肿瘤的位置、大小、形态、分布和内部结构等。在口腔颌面肿瘤 CT 检查过程中,通过 CT 机器向患者身体部位发射多个方向的 X 线,并使用计算机将这些 X 线生成图像。通过观察分析这些图像,医生最终可以确定肿瘤的位置、大小、形态、分布和内部结构。CT 检查已经成为现代口腔颌面肿瘤诊疗的重要辅助手段之一,广泛应用于其早期筛查、诊断和评估等领域。在口腔颌面肿瘤诊疗过程,CT 检查可以帮助专科医生确定肿瘤的位置和大小,并辅助评估其治疗效果和预后情况等。CT 检查还可以指导口腔颌面肿瘤手术、放射治疗、化疗等治疗方案的选择和实施。

增强 CT 检查是一种基于普通 CT 技术的影像学检查方法,通过使用造影剂来增强口腔颌面肿瘤对 X 线吸收的能力,以便更准确地观察肿瘤的位置、大小、形态和内部结构等。

在对口腔颌面肿瘤进行增强 CT 检查前,医生会向患者静脉注射一定量的造影剂,然后再进行常规 CT 扫描。造影剂进入人体血管后可以被肿瘤等组织吸收,从而使这些组织在 CT 图像上呈现出不同程度的变化。通过对比增强前后的 CT 图像,医生便可以更准确地判断出肿瘤的范围、大小和边界。

需要注意的是,CT 检查对人体组织有一定的辐射作用,在重复检查次数增加时会对身体造成一定程度的伤害。因此,在进行口腔颌面部肿瘤 CT 检查前,医师应该充分了解其优缺点。为减少辐射对患者可能造成的不良影响,临床医生应选择适当的 CT 曝光剂量,并尽量选择低剂量的影像学检查方法。

### 3. MRI 检查

MRI 是利用磁共振原理进行影像学检查的一种技术手段,它能够生成高分辨率、高对比度的图像,以便观察人体内部的软组织、骨骼和血管等结构。

在进行 MRI 检查之前,患者需要脱去随身金属物品,躺入磁共振仪中;磁共振仪会产生一个强磁场,使得人体内的原子核(通常是氢原子核)在一定条件下发生共振。同时,磁共振仪还会向人体内部发射一系列特定频率的无线电波,用于激发共振信号并接收其反馈信号,从而生成图像。在 MRI 检查过程中,医生可以观察到口腔颌面部肿瘤的详细结构和位置,并确定其与周围正常组织的关系。这种检查手段可以提供高分辨率、高对比度的图像,有助于医生制订更加合理的治疗方案。

MRI 检查也可以使用造影剂来增强图像对比度,从而帮助临床医师更准确地确定肿瘤的位置、大小和形态等。造影剂可以进入肿瘤组织内部,使得肿瘤组织与周围正常组织之间的对比度更加明显。需要注意的是,某些患者可能对注射造影剂有过敏反应。在 MRI 检查过程中,患者需要全程保持静止,以免影响图像的最终成像质量。检查时间通常在 15 分钟到 1 小时之间,具体时间长度取决于检查的部位和目的。

### 4. 核医学影像诊断

核医学影像诊断是一种通过放射性同位素的放射性衰变过程来产生影像以诊断疾病的方法。核医学影像诊断可用于检查多种疾病,如肿瘤、心血管疾病、骨骼疾病等。核医学影像诊断主要包括:①放射性同位素显像。使用放射性同位素注射到人体内部,然后通过其放射性衰变过程产生的 γ 射线来成像。这种方法可以用于检查肿瘤、心血管疾病、骨骼疾病等。②单光子发射计算机断层扫描。使用放射性同位素注射到人体内部,并通过 γ 射线探测器来测量放射性同位素的分布情况,然后利用计算机重建成三维图像。这种方法可以用于检查心血管疾病、肺部疾病、骨骼疾病等。③PET。使用放射性同位素注射到人体内部,然后通过正电子发射来成像。这种方法可以用于检查肿瘤、心血管疾病、神经系统疾病等。

PET - CT 是一种结合了正电子发射计算机断层扫描和 X 线计算机断层扫描的影像诊断技术,可用于口腔颌面肿瘤诊治领域。PET - CT 检查可以提供高灵敏度和高分辨率的图像,有助于早期发现肿瘤并评估其严重程度。在口腔颌面肿瘤 PET - CT 诊断过程中,患者需要注射放射性同位素,并通过 PET 成像来检测代谢活跃的组织,如肿瘤组织。同时,通过 CT 成像来获得患者口腔颌面部的解剖结构等信息。最后,将 PET 和 CT 图像进行配准,从而形成一个完整的图像。PET-CT可以用于检查诊断多种口腔颌面部肿瘤,如口腔癌、颌骨肿瘤、颈部肿瘤等。该检查的主要优点包括:①高灵敏度。PET可以检测代谢活跃的肿瘤组织,因此可以更早地发现肿瘤。②高分辨率。CT可以提供高分辨率的图像,有助于评估肿瘤的大小和位置。③综合评估。PET-CT可以同时提供代谢和解剖结构信息,从而更全面地评估肿瘤的严重程度并预测其预后情况。

### 5. 超声检查

超声检查是一种无创的医学影像检查技术,通过利用超声波在人体组织中的传播和反射原理,来观察人体内部结构和器官的情况。它可用于检查人体多种部位的疾病,如肝脏、胆囊、肾脏、心脏、乳房、甲状腺、血管等。超声探头会发出高频声波,这些声波穿过人体组织并被不同的组织和器官反射回来,反射波被探头接收并转换成图像,从而形成一个二维或三维的图像。超声检查具有无创、安全、实时和易于操作等优点,适用于各级医疗机构,可用于检查多种口腔颌面部肿瘤,如口腔癌、腮腺肿瘤、颌骨肿瘤等。需要注意的是,超声检查对于某些组织和器官的观察具有局限性,如骨骼和肺部等,而且肥胖和气体积聚的部位也可能干扰其图像质量。

### 6. 口腔内镜

口腔内镜是一种用于口腔内部检查的医疗器械,它由一个细长的光纤导管和一个小型摄像头组成,检查时将光纤导管伸入患者口腔,通过摄像头观察口腔内部的情况。它可以直接观察到口腔内部情况,比传统的口腔检查更加准确和全面。口腔内镜可以用于检查口腔内部各种疾病,如牙龈炎、牙周炎、颌骨骨折、口腔癌等。口腔内镜还可以进行一些治疗性操作,如取出口腔内异物、拍摄口腔内部的照片或视频等。需要强调的是,口腔内镜检查需要在无菌条件下进行,以避免感染的发生。同时,由于插入口腔内镜可能会引起患者各种不适或疼痛,因此医师需要在检查前做好相应的准备和麻醉措施。相比其他口腔颌面肿瘤检查方法,如CT、MRI等,内镜检查具有高精度、可视化等优点。

## 四、肿瘤标志物

肿瘤标志物是指在肿瘤患者的血液、尿液或其他体液中检测到的一些特定分子或物质,它们可以作为肿瘤的诊断、评估和监测指标。不同的肿瘤可能会产生不同的肿瘤标志物,如糖类抗原125(carbohydrate antigen 125,CA125)多指示卵巢癌,前列腺特异性抗原(prostate-specific antigen,PSA)是前列腺癌的标志物,癌胚抗原(carcinoembryonic antigen,CEA)是结直肠癌、胃癌等消化系统肿瘤的标志物,甲胎蛋白(alpha fetoprotein,AFP)是肝癌和睾丸癌的标志物,糖类抗原19-9(carbohydrate antigen 19-9,CA19-9)则多指示胰腺癌,而CA15-3异常增高则多指示乳腺癌。

鳞癌相关抗原(squamous cancinoma-associated antigen,SCC)含量在多种鳞状细胞癌中会升高,包括口腔颌面肿瘤中的鳞状细胞癌。因此,SCC可以作为口腔颌面肿瘤的辅助诊断指标之一。β2微球蛋白(β2-microglo bulin,β2-MG)是一种分子量为11 800的小分子蛋白质,在人体内广泛存在于细胞膜表面和体液中,主要与类别为MHCⅠ类分子的组织相容性抗原结合,参与免疫调节和抗原呈递过程,也是一种肿瘤标志物,可以用于肿瘤的诊断、治疗和预后评估。根据目前已有的研究显示,虽然肿瘤标志物可以作为肿瘤的辅助诊断和监测指标,但需要注意的是,并非所有肿瘤都能产生肿瘤标志物,某些非肿瘤疾病也可能导致肿瘤标志物升高。肿瘤标志物检测需要与其他临床检查相结合,才能准确判断肿瘤的存在和病情的变化。

・第三章・

# 口腔颌面肿瘤的西医治疗

西医治疗口腔颌面肿瘤采用包括手术、放射治疗(放疗)、化学治疗(化疗)和靶向治疗在内的多种现代医学手段。外科手术是目前治疗口腔颌面肿瘤的主要方法,通过切除肿瘤及其周围的正常组织达到治疗目的,占据主导地位。手术方式通常根据肿瘤的类型、大小、位置等因素选择,常见的外科手术方法包括扩大切除术、保留神经的手术和再造手术等。放疗通过射线杀灭肿瘤细胞,阻止其生长和扩散,常用于手术后或不适合手术的患者,也可与手术联合使用以增强治疗效果。化疗通过药物杀死癌细胞,阻止其生长和扩散,除常规临床应用外,还可用于晚期口腔颌面肿瘤的治疗,或与手术和放疗联合使用以提高疗效。靶向治疗是一种针对癌细胞特定分子的精准治疗方法,通过抑制这些分子的作用杀死癌细胞,属于生物治疗技术的范畴,可应用于肿瘤的各个阶段,并与手术、放疗或化疗联合使用以增强治疗效果。西医治疗口腔颌面肿瘤需根据患者的具体情况和病情程度制订最佳治疗方案。当代临床研究者提出了序贯治疗的理念,旨在通过多种治疗方式的合理组合实现最佳治疗效果。

## 第一节 | 外科手术治疗

口腔颌面部肿瘤的手术治疗经历了从小范围切除到大范围切除,再到扩大根治性切除的演变历程。自20世纪60年代以来,破坏性扩大根治术逐渐向保守方向发展,并衍生出多种不影响肿瘤根治效果的改良术式,其主要目的是在确保治疗效果的同时,最大限度地保留口腔颌面部的功能。随着修复性外科和保存性外科研究的不断深入,对于肿瘤切除后大块组织缺损的处理取得了显著进展。近年来,保存性功能性外科和修复性功能性外科领域取得了长足进步,同时综合治疗理念逐渐确立,使得肿瘤治疗不再局限于单纯的外科手术。

### 一、术前评估

口腔颌面肿瘤的术前评估是了解患者的病情及相关因素,制订出更加科学合理的治疗方案,减少了手术风险,提高了手术成功率。

（1）病史询问。包括既往病史、用药史、手术史等内容,同时关注家族史和个人生活习惯等信息。

（2）体格检查。重点检查口腔和颌面部,观察肿瘤的大小、形态、位置及表面特征,同时评估是否存在淋巴结转移。

（3）影像学检查。通过 X 线片、CT、MRI 等影像学手段,明确肿瘤的大小、位置、侵犯范围及淋巴结转移情况。

（4）实验室检查。包括血液学检查和生化指标检查,用于评估患者的身体状况及手术风险。

（5）心电图检查。针对年龄较大或有心脏疾病的患者,需进行心电图检查以评估手术相关风险。

（6）麻醉评估。术前需进行麻醉评估,以确定最适合患者的麻醉方式,并评估麻醉风险。

（7）术前心理评估。由于治疗过程可能对患者心理造成一定影响,需了解患者的心理状态并提供相应的心理支持。

## 二、手术适应证

手术适应证包括恶性肿瘤和良性肿瘤两种情况。恶性肿瘤是口腔颌面部肿瘤手术的主要适应证,如口腔癌(舌癌、颊黏膜癌、唇癌等)、口咽癌、喉癌及涎腺恶性肿瘤等。这些恶性肿瘤常常需要进行根治手术,以去除肿瘤并防止其扩散。如果肿瘤较大或已经扩散到周围组织和淋巴结,可能需要采用放疗、化疗等治疗手段辅助手术治疗。而对于口腔颌面部的良性肿瘤,如口腔颌面部血管瘤、神经纤维瘤、腺瘤等,虽然这类肿瘤大多不会扩散,但可能压迫周围组织和器官,导致疼痛和功能障碍,需要手术切除。在确定手术方案和手术范围的过程中,要进行全面的术前评估,包括影像学检查和生物组织学检查等。手术过程需注意保护周围正常组织结构和功能,避免术后并发症。对于先前经过手术治疗但肿瘤复发的患者,可能需进行再次手术切除,而在一些情况下,手术不足以彻底清除肿瘤,或者存在高风险因素导致肿瘤复发和转移的风险,则需采用手术辅助治疗手段,如放疗、化疗等。某些急性危重病例(如口腔颌面部感染性疾病、出血等)需进行紧急手术治疗。

## 三、根治性手术

肿瘤根治性手术的目标是彻底清除体内肿瘤组织,防止其复发和转移。术前需进行详尽的评估和规划,以明确手术范围和方式,同时在手术中尽量保留周围正常组织的结构和功能。这一手术在肿瘤的治疗中均占据重要地位。

根治性手术是处理口腔颌面肿瘤的关键手段,适用于恶性、良性、复发性肿瘤及急性危重病例等多种情况。术前的全面评估和规划至关重要,手术中需注重保护正常组织,以提升成功率和患者的生存质量。术后,患者需要接受密切的观察和康复护理,以巩固治疗效果并改善生活质量。尽管手术存在一定风险，但随着医学技术的进步，其安全性和效果已显著提高。

口腔颌面肿瘤的颈淋巴转移率较高，控制颈部转移灶是根治性手术的重要环节。针对已明确发生淋巴转移的口腔颌面部鳞癌，传统的根治性颈淋巴清扫术仍为常用方法。然而，该术式会切除颈部大量功能性结构，可能导致严重并发症和功能障碍，进而影响患者生活质量。在确保肿瘤彻底清除的基础上，采用保留颈外静脉和颈神经丛深支的改良术式，弥补了传统清扫术的不足，未来有望成为主流术式。

## 四、姑息性手术

姑息性手术是一种针对无法进行根治性治疗的患者，通过缓解病情、减轻痛苦并提升生活质量的外科干预手段。该手术主要适用于晚期肿瘤或其他严重疾病的患者。对于晚期肿瘤患者而言，肿瘤可能引发剧烈疼痛或严重功能障碍，姑息性手术通过减轻肿瘤压迫、缓解疼痛、恢复功能及控制出血等方式，可显著改善患者的生活质量。

口腔颌面部肿瘤姑息性手术的核心目标在于有效缓解症状并提升患者生命质量。此类手术通常适用于肿瘤已显著增大或扩散至周围组织和淋巴结，或患者因体质较弱无法耐受大范围的根治性手术的情况。通过改善患者的临床症状，该手术旨在尽可能延长生存期并提高生活质量。

口腔颌面肿瘤姑息性手术的实施过程因患者个体病情差异而有所不同，通常包括以下关键步骤：

（1）术前准备。医生需进行全面的体格检查、影像学评估及组织学检查，以明确病情并制订手术方案，同时评估手术风险及术后康复的可能性。

（2）麻醉管理。根据手术需求选择全身或局部麻醉，以确保患者在手术过程中无痛且舒适。

（3）手术操作。根据患者的具体情况，采取切除肿瘤、减压、止血或引流等措施，同时尽可能保护周围正常组织结构，降低术后并发症的发生风险。

（4）术后处理。手术完成后，需密切监测患者的状态，及时预防和处理术后可能出现的并发症，并提供必要的康复护理和指导，帮助患者尽快恢复。

在姑息性手术的实施过程中，医疗团队需根据患者的具体病情制订个性化的治疗方案，选择最适宜的手术方式。其核心目标是最大限度地缓解患者症状、改善生活质量，并通过完善的术后管理与康复支持，提升患者的生活水平和生存体验。

## 五、重建手术

口腔颌面肿瘤重建手术是指在根治性手术后，通过各种方法修复口腔颌面部缺损的外科手术。这种手术旨在恢复患者的口腔颌面功能和外貌，可显著提高其生活质量。重建手术可以采用多种方法，包括：

（1）自体组织移植。将患者自身的皮肤、骨骼、肌肉等组织移植到缺损部位进行修复。

（2）人工材料重建。使用人工材料如金属板、义齿等进行重建。

（3）组织工程学技术。利用干细胞、生物材料等进行组织工程学修复。

（4）其他方法。如皮瓣移植、游离骨移植等。

口腔颌面肿瘤重建手术通常需要进行全面的术前评估和规划，以明确重建手术的范围和方式。在手术过程中，需特别注意保护周围正常结构和功能，尽量减少术后并发症和患者的不适感。通过移植自体或异体的组织，或使用材料或假体修复等方法，能够有效恢复口腔和面部的自然形态与功能，例如说话、咀嚼食物、呼吸、发声等。

在重建手术实施过程中需要小心谨慎，以确保周围正常组织结构和功能不受到损伤或影响。这不仅需要外科医生具备深厚的解剖学知识，还需要丰富的手术经验。重建手术的最终目标是让患者尽可能地回归正常生活和工作。因此，制订治疗方案时，应充分考虑患者的个体情况，包括其职业、社会角色及心理需求等，选择最适合的综合治疗方案。通过科学的术前规划和精准的手术实施，口腔颌面肿瘤重建手术能够在功能和外貌方面为患者提供显著改善，为其创造更好的康复和社会回归条件。

# 第二节 | 化学药物治疗

肿瘤化疗是通过使用化学药物杀灭癌细胞的治疗方法，通常用于癌症的治疗。化疗药物可以通过口服、注射、静脉输液等方式给予患者。这些药物种类繁多，常见的有单药化疗和联合化疗。单药化疗是指使用一种化疗药物进行治疗，而联合化疗则是使用两种或以上的化疗药物联合治疗。联合化疗能够提高治疗效果，但也可能增加不良反应的风险。化疗药物的作用机制主要是针对癌细胞的快速增殖和分裂，通过破坏其 DNA 或 RNA 等生物分子的正常结构和功能，阻止其进一步生长和扩散。然而，由于化疗药物并不能选择性地作用于癌细胞，也会对正常细胞造成损害，因此可能引发一系列不良反应，如恶心、呕吐、脱发、免疫功能下降等。

多数口腔颌面部良性肿瘤不需要药物治疗，而恶性肿瘤则可以采用化学药物治疗。目前常用的化疗药物包括平阳霉素、紫杉醇、顺铂、环磷酰胺、5-氟尿嘧啶等。近年来，随着医学技术的不断进步，口腔颌面肿瘤化疗的治疗效果和安全性得到了显著提高。针对口腔颌面肿瘤的化疗药物不断更新与改进，新型化疗药物的出现使临床治疗效果更加显著。同时，化疗、放疗和手术联合的综合治疗方案得到了广泛应用，能够提高治疗成功率，减少复发率和转移率。此外，个体化治疗在口腔颌面肿瘤化疗中也得到了充分体现。通过基因检测、分子水平检测等手段，可以制订个体化治疗方案，从而提高治疗效果并降低不良反应。

## 一、化疗药物

### （一）分类

化疗药物是一类能够杀死癌细胞的药物，也被称为抗癌药物。这些药物通过不同的方式杀死或抑制癌细胞的生长与扩散,帮助患者控制或缓解症状。然而,由于化疗药物对正常细胞也具有一定的毒性,在使用时需要密切监测患者的身体状况和反应,并根据患者的具体情况制订化疗方案。

### 1. 烷化剂

烷化剂是一类常用于化疗的药物,其化学结构中包含有烷基(碳氢链)官能团。这些药物通常通过干扰癌细胞的 DNA 合成和复制来抑制癌症的生长与扩散。烷化剂类化疗药物适用于多种口腔颌面部恶性肿瘤的治疗,如恶性淋巴瘤、软组织肉瘤、骨肉瘤、转移性涎腺恶性肿瘤及黏膜恶性黑色素瘤等。

氮芥类药物是最早应用于临床的烷化剂,也是常用的化疗药物,广泛应用于肿瘤治疗中,主要包括环磷酰胺、异环磷酰胺等。这些药物具有较强的细胞毒性,在抑制癌细胞增殖的同时也会对正常细胞造成一定损伤。它们通过作用于 DNA 分子,干扰癌细胞 DNA 的合成、修复和复制,从而导致癌细胞死亡或无法生长分裂。

### 2. 抗代谢类

抗代谢类化疗药物通过干扰癌细胞的 DNA、RNA 或蛋白质合成来抑制癌细胞的生长与扩散,可用于治疗多种类型的癌症,如结肠癌、胃癌、乳腺癌、卵巢癌及肺癌等。

(1)叶酸抗代谢物。叶酸抗代谢物化疗药物是一类广泛应用于肿瘤治疗的化学药物,主要通过干扰 DNA 和 RNA 的合成及代谢过程来影响癌细胞的生长与分裂,从而达到抗癌的作用。叶酸抗代谢物化疗药物包括甲氨蝶呤等。这些药物主要靶向代谢途径,与癌细胞内的叶酸代谢相关酶结合,干扰其功能,使癌细胞无法正常合成 DNA 和 RNA,最终导致癌细胞死亡或无法生长分裂。

(2)嘧啶抗代谢物。嘧啶抗代谢物化疗药物是一类广泛应用于肿瘤治疗的化学药物,主要通过干扰 DNA 和 RNA 的合成及代谢过程来影响癌细胞的生长与分裂,从而达到抗癌的作用。嘧啶抗代谢物化疗药物包括 5-氟尿嘧啶、卡培他滨等。这些药物靶向癌细胞内的 DNA 和 RNA 合成途径,干扰其功能,使癌细胞无法正常合成 DNA 和 RNA,最终导致癌细胞死亡或无法生长分裂。

(3)门冬酰胺酶。门冬酰胺酶是一类常用于治疗恶性肿瘤的化学药物,主要通过抑制癌细胞 DNA 的合成与复制来杀灭癌细胞。其代表药物包括左旋门冬酰胺酶,主要用于 NK/T 细胞淋巴瘤的治疗。

### 3. 抗癌抗生素

抗癌抗生素是一类用于治疗恶性肿瘤的抗生素,主要通过干扰癌细胞 DNA 或 RNA 的合成与修复等过程来杀灭癌细胞。目前广泛应用于肿瘤治疗的抗癌抗生素包括多西环素、米托蒽醌、阿霉素等。这些药物主要作用于癌细胞的 DNA 和 RNA 分子,导致双链断裂和交联,使癌细胞无法正常生长与分裂,最终达到杀死癌细胞的效果。

### 4. 植物来源类

植物来源化疗药物是指从植物中提取的化学成分或制备的化合物,用于治疗癌症的一类药物。这些药物通过不同的作用机制,干扰癌细胞的生长、分裂和扩散,从而达到抑制肿瘤发展的效果。常见的植物来源化疗药物包括长春新碱、紫杉醇、多柔比星等。其中,紫杉醇是一种广泛应用于癌症治疗的化合物,主要通过抑制微管蛋白聚合来阻止癌细胞分裂;多柔比星则是一种具有 DNA 交联活性的药物,可抑制 DNA 复制和 RNA 合成,从而导致癌细胞死亡;长春新碱是一种可抑制癌细胞生长并调节免疫功能的天然生物碱。植物来源化疗药物相较于其他化疗药物的优势在于其天然来源、相对较少的不良反应,以及由于其不同于化学合成药物所产生的生物活性多样性,在新药研发领域备受关注。

（1）长春碱类。长春碱类化疗药物属于紫杉醇类似物,代表药物包括长春碱和长春新碱等。此类药物可影响微管的结构和功能,从而阻止癌细胞分裂和增殖。主要用于治疗口腔颌面部恶性淋巴瘤、软组织肉瘤及黏膜恶性黑色素瘤等。

（2）紫杉类。紫杉类化疗药物能够阻断肿瘤细胞的有丝分裂过程,从而抑制肿瘤细胞的增殖和扩散。代表性药物包括紫杉醇、白蛋白结合型紫杉醇和多西他赛。紫杉醇是一种从紫杉树中提取的天然物质;白蛋白结合型紫杉醇是一种新型紫杉醇制剂,利用人血清白蛋白将疏水性的紫杉醇分子包裹在纳米颗粒中;多西他赛则是从欧洲鼠尾草中提取的半合成化合物。紫杉类化疗药物是一类广谱抗肿瘤药物,主要用于治疗晚期口腔颌面部鳞癌,以及作为二线化疗药物治疗黏膜恶性黑色素瘤。

（3）鬼臼毒类。鬼臼毒类化疗药物通过抑制肿瘤细胞的 DNA 合成和有丝分裂过程,从而阻止癌细胞的增殖和扩散。目前临床上常用的鬼臼毒类化疗药物为鬼臼毒素等。鬼臼毒素具有很强的抗肿瘤作用,主要通过干扰肿瘤细胞的 DNA 复制和细胞分裂,抑制癌细胞的增殖和生长。此外,它还可以促进肿瘤细胞凋亡,并抑制肿瘤血管生成。

（4）喜树碱类。喜树碱类植物药主要来源于喜树科植物,如喜树、黄柏等。喜树碱具有抗肿瘤、抗菌、抗病毒等作用,能够对多种恶性肿瘤细胞产生杀伤作用。目前临床上常用的喜树碱类化疗药物包括喜树碱等。

### 5. 激素类

激素类药物通过干扰体内激素代谢和作用,对肿瘤细胞产生杀伤作用,主要适用于激素依赖性肿瘤的治疗,如乳腺癌、前列腺癌、子宫内膜癌等。常见的激素类抗肿瘤药物包括雌激素拮抗剂、孕激素拮抗剂、糖皮质激素等。这类药物通过抑制激素受体的结合和下游信号传导,阻止肿瘤细胞的增殖和扩散,在治疗激素依赖性肿瘤方面具有显著疗效。但其不良反应也较为明显,主要包括骨质疏松、水肿、月经紊乱等。

### 6. 其他类

临床常用的化疗药物还包括含金属类及甲基化类等。含金属类化疗药物是指含有金属元素的化学药物,这些金属元素能够与肿瘤细胞结合并对其产生杀伤作用。常见的含金属化疗药物包括铂类药物、锑类药物、铁类药物等。铂类药物是一类广泛应用于临床的含金属化疗药物,如顺铂、卡铂、奥沙利铂等。这些药物通过与 DNA 结合,阻止 DNA 的复制和修复,从而导致肿瘤细胞死亡。铂类药物广泛用于口腔颌面部各类恶性肿瘤,是基石性化疗药物。

此外,根据细胞增殖动力学,还可将抗肿瘤药物分为以下四类:

（1）细胞周期非特异性药物（cell cycle non-specific drugs）。此类药物不受细胞周期的影响,可以在细胞的任何阶段发挥作用。如氮芥、长春碱等。

（2）细胞周期特异性药物（cell cycle specific drugs）。此类药物只在细胞特定的周期阶段发挥作用。如 5 -氟尿嘧啶、环磷酰胺等。

（3）S 期特异性药物（S-phase specific drugs）。此类药物主要在 DNA 合成期（S 期）发挥作用。如顺铂、卡铂等。

（4）M 期特异性药物（M-phase specific drugs）。此类药物主要在有丝分裂期（M 期）发挥作用。如紫杉醇、多柔比星等。

抗癌药物的分类方法有助于我们了解不同抗癌药物的作用机制和应用范围，从而更好地指导临床用药。但这些分类方法并非绝对，某些药物可能同时具有不同的作用方式，因此在使用时需根据具体情况进行综合考虑。

## （二）化疗药物的代谢动力学

化疗药物的代谢动力学是指药物在体内的吸收、分布、代谢和排泄过程。这些过程会影响药物在体内的浓度和作用时间，从而影响药物的疗效和不良反应。化疗药物的代谢动力学是一个复杂的过程，受到多种因素的影响。掌握这些因素有助于更好地理解药物的作用机制和不良反应，并指导临床用药。

### 1. 给药途径与吸收

（1）口服给药。口服是化疗药物最常见的给药途径之一。药物通过口腔、食管、胃肠道等途径进入体内，经过消化和吸收后进入血液循环。药物的吸收速度和程度受到多种因素的影响，如药物的溶解度、胃肠道的消化和吸收能力、饮食等。

（2）静脉注射。静脉注射是将药物直接注入静脉，使其迅速进入血液循环。这种给药方式可以快速提高体内药物浓度，但也容易引发药物的不良反应和毒性。静脉注射的药物吸收速度和程度较快，因此通常需要监测药物在体内的浓度。

（3）动脉给药。动脉给药是通过动脉插管将化疗药物直接注入患者体内，以达到快速、高浓度的治疗效果。与其他给药方式相比，动脉给药可以减少药物对身体其他部位的损伤，提高局部疗效。但动脉给药存在一定风险，可能发生如动脉穿孔、感染等并发症。

（4）腔内给药。腔内给药是指通过穿刺将化疗药物直接注入体内腔隙（如胸腔、腹腔），以进行治疗。该方式常用于胸腔积液、胸膜转移瘤、腹水、腹膜转移瘤等情况。与其他给药方式相比，腔内给药能使药物直接作用于病变部位，提高局部疗效，同时减少对身体其他部位的影响。但腔内给药也存在易发生感染、出血等并发症的风险。

（5）瘤内注射。瘤内注射是将化疗药物直接注射到肿瘤组织中，以杀灭癌细胞。与其他给药方式相比，瘤内注射能够使药物直接作用于肿瘤组织，提高局部疗效，同时减少对身体其他部位的影响。此方式适用于肿瘤直径较小、位置明确、手术难度大或无法手术的患者，如头颈部、乳腺、肝脏、肾脏、胰腺等部位的肿瘤。

（6）外用。外用化疗药物是将药物直接涂抹或敷贴在皮肤、黏膜等部位，以治疗癌症。此方式适用于某些表浅性癌症、早期癌症或癌前病变的治疗。与其他给药方式相比，外用药物可减少对身体其他部位的影响，同时提高局部疗效。但外用药物可能引发皮肤过敏、感染等并发症。

### 2. 化疗药物的代谢

化疗药物的代谢过程涉及药物的化学性质、人体的生理状态和代谢能力等多个因素，主要通过肝脏和肾脏完成。在肝脏中，药物经过代谢酶的作用被转化为代谢产物，这些代谢产物可能具有更强的药效或更高的毒性。在肾脏中，药物通过肾小球滤过或被肾小管分泌、再吸收，最终排出体外。

化疗药物的代谢还受到多种因素的影响，如年龄、性别、体重、肝功能、肾功能、遗传因素及其他药物的使用等。其中，肝功能和肾功能是最重要的影响因素。如果肝脏或肾脏功能受损，化疗药物的代谢和排泄会受到影响，从而导致药物在体内的浓度异常升高或降低，增加药物的不良反应或降低药物的疗效。

概括来说，化疗药物在体内经历吸收、分布、代谢和排泄四个阶段。其中，代谢是药物在肝脏等器官中被转化为代谢产物的过程，随后通过肝脏、肾脏和肠道等途径排出体外。需要注意的是，每个人的药物代谢能力不同，因此相同的化疗药物对不同患者可能表现出不同的药效和不良反应。

## 二、化疗药物的临床应用

### （一）化疗原则

化疗原则主要包括个体化治疗、综合治疗、周期化治疗、联合用药、不良反应管理、定期监测、药物选择、治疗目标、预防并发症和治疗策略等方面，旨在为患者制订个性化的治疗方案，以提高治疗效果，减轻不良反应，改善生存质量并延长生存期。具体到口腔颌面肿瘤，其内容包括：

（1）个体化治疗。根据患者的具体情况，如年龄、身体状况、病理类型、分期等因素，制订个性化的治疗方案。

（2）综合治疗。口腔颌面肿瘤通常需要结合手术、放疗等多种治疗方法，化疗可与这些方法联合使用，形成综合治疗方案，以达到最佳治疗效果。

（3）周期化治疗。化疗通常采用周期化治疗方式，即每隔一段时间给药一次，让患者有足够的时间恢复身体机能，减轻化疗引起的不良反应。

（4）联合用药。口腔颌面肿瘤的化疗通常采用多种药物联合使用，以增强疗效并降低耐药性的发生率。

（5）不良反应管理。化疗药物可能引发一系列不良反应，如恶心、呕吐、脱发等，需要采取有效措施进行管理，以减轻患者的不适感。

（6）定期监测。化疗过程中需定期监测患者的身体状况和治疗效果，并根据监测结果及时调整治疗方案。

（7）药物选择。根据肿瘤的类型及患者的身体状况，选择最适合的化疗药物，以确保治疗的有效性和安全性。

（8）治疗目标。化疗的主要目标是消灭或控制肿瘤细胞的生长与扩散，减轻患者的症状，同时提高生存质量并延长生存期。

（9）预防并发症。化疗可能导致免疫系统抑制，从而增加感染等并发症的风险，因此需采取相应的预防措施，如注射白细胞生长因子等。

（10）治疗策略。化疗的治疗策略包括一线治疗、辅助治疗和姑息治疗等，需要根据患者的具体情况进行选择，以实现最佳治疗效果。

### （二）联合化疗方案

联合化疗是指将两种或两种以上的化疗药物同时应用于患者，以达到更好的治疗效果。联合化疗可以增强药物的疗效，减少肿瘤对单一药物的耐药性，提高治疗成功率。联合化疗需要根据患者的具体情况和肿瘤类型选择合适的方案，并在治疗过程中注意监测患者的身体状况和不良反应，及时调整治疗方案。

#### 1. 序贯化疗

序贯化疗是指在肿瘤治疗中，先行使用一种或几种化疗药物，待肿瘤对该药物产生耐药性后，再改用另一种或几种不同的化疗药物进行治疗。序贯化疗的目的是延缓肿瘤对化疗药物产生耐药性，提高化疗效果并延长患者生存期。序贯化疗需要综合考虑化疗药物的种类、剂量、方案等因素，以及患者的身体状况和肿瘤特征等。常用的序贯化疗方案包括：TPF（含多西他赛、顺铂和氟尿嘧啶）、CHOP（含长春新碱、阿霉素、环磷酰胺和泼尼松）等。序贯化疗在口腔颌面部恶性肿瘤的综合治疗中被广泛应用，如口腔癌、口咽部鳞癌及恶性淋巴瘤等。

#### 2. 同步化疗

同步化疗是指在肿瘤手术前或手术期间同时进行化疗，以达到缩小肿瘤体积、减少转移、提高手术切除率和改善预后的目的。同步化疗可以增强手术治疗的效果，防止癌细胞在手术后扩散和复发，同时也能提高放射治疗的疗效。同步化疗需要综合考虑药物的剂量、种类、方案等，以及患者的身体状况和肿瘤特征等。常用的同步化疗药物包括紫杉醇、顺铂、奥沙利铂、多柔比星等。同步化疗与手术和（或）放疗的联合治疗已被广泛应用于恶性肿瘤的综合治疗中。

### （三）化疗的形式

#### 1. 根治性化疗

根治性化疗是指通过化疗药物的应用，彻底消灭肿瘤细胞，以期达到完全治愈的效果。根治性化疗通常用于癌症的早期阶段或手术后，旨在清除肿瘤残留组织，预防癌症复发和转移。根治性化疗通常需要使用高剂量的化疗药物，疗程较长，可能持续数月甚至数年。

#### 2. 辅助性化疗

辅助性化疗是指在手术、放疗或其他治疗方式之后，为了预防癌症复发和转移而进行的化疗。辅助性化疗通常在手术后的几周或几个月内开始，目的是消灭潜在的肿瘤残留细胞，降低癌症再次出现的风险。辅助性化疗的疗程相对较短，一般持续几个月至一年不等，其目标是消灭微小残留的肿瘤细胞，防止复发和转移。

#### 3. 新辅助化疗

新辅助化疗是指在手术治疗之前，先进行化疗以缩小肿瘤体积或控制肿瘤细胞的增殖,从而使手术更加容易和成功。新辅助化疗也被称为"预先治疗"或"诱导治疗"。这种化疗通常用于较大的肿瘤或较早期的癌症,以减少手术难度和风险,同时提高手术后的治疗效果。新辅助化疗的疗程一般持续几个月至半年。

**4. 姑息性化疗**

姑息性化疗是一种在癌症晚期或无法治愈的情况下,采用化疗来缓解症状、延长生存时间或提高生活质量的治疗方法。与治愈性化疗不同,姑息性化疗通常应用于晚期癌症患者,旨在减轻疼痛和其他症状(如恶心、呕吐、乏力等),并提高患者的生活质量。药物选择和剂量通常根据患者的身体状况、癌症类型和症状进行调整,以达到最佳治疗效果。姑息性化疗可以帮助患者缓解症状、减轻疼痛、提高生活质量,并延长生存时间。

**5. 研究性化疗**

研究性化疗是指在临床试验或研究项目中使用的一种化疗方法,旨在评估新的治疗药物、治疗方案或治疗策略的安全性和有效性。研究性化疗可能涉及使用新的药物、药物组合或剂量,也可能将现有的化疗药物与其他治疗方法结合使用。研究性化疗通常需要经过严格的审查和监管,确保患者的安全和权益受到保护。参与研究性化疗的患者通常需要满足一定的标准,并签署知情同意书。尽管研究性化疗可能带来一些不确定性和风险,但它为患者提供了获得最新治疗方法和药物的机会。研究性化疗的目标是进一步了解癌症治疗方法和药物的作用机制,从而开发出更有效的治疗方案,提高癌症患者的生存率和生活质量。

**(四)化疗的适应证**

化疗可用于缓解症状、预防复发、术前治疗及辅助治疗。对于口腔颌面肿瘤,化疗的适应证包括但不限于以下几种情况:

(1)辅助治疗。在口腔颌面肿瘤手术后,化疗可用于消灭可能残留的癌细胞,从而降低复发风险。

(2)术前治疗。对于体积较大或已侵入深部组织的口腔颌面肿瘤患者,术前化疗有助于缩小肿瘤体积,为手术创造更有利的条件。

(3)放疗增敏剂。在放疗过程中,化疗可以增强癌细胞对放射线的敏感性,从而提升治疗效果。

需要注意的是,化疗并非适用于所有类型的口腔颌面肿瘤或所有患者。是否选择化疗需综合评估患者的具体病情、年龄、身体状况及其他相关因素,以制订最优治疗方案。

**(五)化疗的注意事项**

化疗药物普遍具有较强的毒性,可能引发显著的不良反应及严重的并发症。以下是化疗的禁忌证和停药指征:

(1)禁忌证。①妊娠期或哺乳期。②严重心、肝、肾功能不全。③骨髓抑制或感染。④对化疗药物的过敏反应。

(2)停药指征。①严重的不良反应(如骨髓抑制、感染、肝肾功能损害等)。②患者身体状况无法承受化疗不良反应。③病情恶化或并发症增加。④化疗效果不佳或完全无效。

在化疗过程中,需密切监测患者的身体反应,及时调整治疗方案以保障安全性和有效性。

### (六) 化疗的效果评价

#### 1. 直接效果的评价

化疗的直接疗效通常通过观察肿瘤的缩小程度来衡量。实体瘤临床疗效评价标准(response evaluation criteria in solid tumor,RECIST)是常用的评估依据,将肿瘤分为目标病灶和非目标病灶两类,并根据目标病灶的变化将疗效分为以下四类:①完全缓解。所有目标病灶完全消失,且持续 4 周以上。②部分缓解。目标病灶直径缩小 30％以上,持续 4 周以上。③疾病稳定。目标病灶直径变化范围在－30％～＋20％。④疾病进展。目标病灶直径增加 20％以上,或出现新病灶。

需要指出的是,直接疗效评价只是初步指标,治疗效果的最终评价还需结合患者的生活质量、生存期延长及不良反应等综合因素进行分析。

#### 2. 生存时间及生活质量的评价

生存时间是衡量化疗效果的重要指标之一,通常通过统计分析比较不同治疗方案对生存期的影响。评价时需综合考虑肿瘤类型、分期、患者年龄及健康状况等因素。

生活质量评价则关注患者在接受化疗后的身心状态,包括身体、心理、社交及环境等多个方面的变化。化疗可能引发诸如恶心、呕吐、乏力、食欲下降等不良反应,都会对患者的生活质量产生不同程度的影响。

在制订化疗方案时,需要综合考虑生存时间和生活质量,制订个性化的治疗计划,以尽可能提高患者的整体生存和生活水平。

### 三、化疗的不良反应

作为一种常见的肿瘤治疗手段,化疗可能对多个系统造成损害。医生和患者需充分了解这些不良反应,并采取相应措施,从而优化治疗效果。

#### 1. 胃肠道反应

化疗药物对消化道黏膜细胞具有较强的破坏作用,可能导致恶心、呕吐、腹泻、便秘、腹痛、食管炎及口腔溃疡等症状。不同药物及患者个体对这些反应的敏感性有所差异。

#### 2. 骨髓抑制

化疗药物可能损伤骨髓造血细胞,引发白细胞减少、贫血及血小板减少等问题,增加感染、出血及贫血的风险,严重时甚至危及生命。因此,化疗期间需密切监测血常规变化,并采取必要的预防和治疗措施。

#### 3. 肺部损伤

某些化疗药物(如卡铂、依托泊苷、长春新碱、丝裂霉素等)可能引发肺纤维化、肺泡炎或肺水肿等问题。患者可能出现咳嗽、呼吸困难、胸痛等症状,严重时可能导致氧合功能障碍甚至危及生命。

#### 4. 心脏损伤

部分化疗药物(如多柔比星、阿霉素、表柔比星等)可能引起心肌细胞损伤、心律失常或心肌纤维化,表现为心悸、胸闷、气促等症状,严重时可能导致心力衰竭。

#### 5. 肝脏损伤

化疗药物经肝脏代谢,长期或过量使用可能损害肝细胞,导致肝功能异常,甚至引发肝炎、肝硬化等问题。在化疗过程中,应密切监测肝功能,避免使用肝毒性较高的药物,并适当使用护肝药物。

#### 6. 肾脏损伤

化疗药物通过肾脏代谢和排泄,可能对肾小球和肾小管造成损害,导致肾功能异常,甚至引发肾炎或肾衰竭。因此,需定期监测肾功能,避免使用肾毒性较高的药物,并采取必要的保护措施。

#### 7. 神经系统损伤

某些化疗药物(如紫杉醇、长春新碱、多柔比星等)可能损害神经系统,导致神经功能障碍,如感觉异常、麻木、头晕、肌无力等症状,严重时可能影响患者的日常生活。

#### 8. 其他不良反应

化疗还可能引起皮肤损伤和脱发。化疗药物会破坏快速分裂的细胞,患者可能出现皮肤干燥、瘙痒、红肿、脱皮等症状,同时还可能导致脱发,影响患者的外貌及心理状态。

## 第三节 放射治疗

放射治疗,简称放疗,是头颈颌面肿瘤常用的治疗手段之一。通常情况下,放疗可在手术后或化疗前后联合应用,也可单独作为一种治疗方案。放疗的原理是利用高能量的电磁波(如 X 线、γ 射线)或粒子束(如质子束、重离子束)等辐射,通过破坏癌细胞的 DNA 分子结构,抑制其分裂和增殖,从而实现灭活癌细胞或延缓其生长的目的。放疗的作用机制包括直接灭活癌细胞、通过间接效应损伤癌细胞、阻止癌细胞分裂增殖及激活机体免疫系统等。

### 一、放射源与放射治疗设备

#### (一)放射源分类

肿瘤放疗的放射源可以按照不同的分类方式进行归类。

(1)按照放射源类型。肿瘤放疗的放射源可以分为外部放射源和内部放射源。外部放射源是指从体外照射的放射源,包括线性加速器、放射性同位素等。内部放射源是指放置在体内的放射源。包括放射性粒子、放射性药物等。

(2)按照放射源能量。肿瘤放疗的放射源可以分为高能和低能两种类型。高能放射源通常用于深部肿瘤的治疗,如线性加速器等;低能放射源通常用于表浅肿瘤的治疗,如电子束治疗等。

（3）按照放射源位置。肿瘤放疗的放射源可以分为定位放射源和移动放射源。定位放射源是指放射源固定在一个位置进行治疗,如线性加速器等;移动放射源是指放射源可以在患者体内移动进行治疗,如高剂量率辐射治疗等。

（4）按照放射源剂量。肿瘤放疗的放射源可以分为高剂量和低剂量两种类型。高剂量放射源通常用于恶性肿瘤的治疗,如放射性同位素治疗等;低剂量放射源通常用于治疗良性肿瘤或缓解疼痛等症状,如低剂量放射线治疗等。

### （二）放射治疗设备及新技术

#### 1. X线治疗机

X线治疗机是一种用于肿瘤放射治疗的医疗设备,通过产生高能量的X线来灭活癌细胞,从而减少或消除肿瘤组织。常见的X线治疗机包括:

（1）直线加速器(linear accelerator)。直线加速器是一种能够产生高能电子束和X线束的设备,广泛应用于放射治疗领域。它可以根据不同的治疗需求,精确调整射束的能量、剂量和方向等参数,从而实现精准的肿瘤放射治疗。

（2）放射性同位素治疗机(radioisotope therapy machine)。放射性同位素治疗机通过注入放射性同位素,利用其放射性衰变过程中释放的γ射线灭活癌细胞。该设备适用于某些特定类型的肿瘤治疗,如甲状腺癌和淋巴瘤等。

（3）散射体治疗机(Scatterer therapy machine)。散射体治疗机利用X线的散射效应,将射线束散射成多个方向和角度,使较大的肿瘤组织能够受到充分的治疗。该设备适用于治疗较大的肿瘤或位于深部的肿瘤。

#### 2. 远距钴-60治疗机

远距钴-60治疗机是一种利用放射性同位素$^{60}$Co进行肿瘤放射治疗的设备。作为一种内源性放射性治疗机,其放射源固定于设备内部,通过释放高能γ射线来灭活肿瘤细胞。远距钴-60治疗机产生的γ射线能量较高,能够穿透深层组织,因此适用于治疗深部肿瘤及分布范围较广的肿瘤。相比线性加速器,远距钴-60治疗机具有使用寿命长、运营成本低的优势,但在治疗精度和灵活性方面相对不足。

#### 3. 医用加速器

医用加速器是一种用于肿瘤放射治疗的设备,通过产生高能量的电子束和X线束来灭活癌细胞。除了常见的直线加速器外,目前还包括以下几种类型:①微波加速器(microwave accelerator),该设备利用微波场加速电子,广泛用于肿瘤放射治疗,具有高能量和高效率的特点,能够产生高质量的电子束和X线束,实现精准的治疗效果。②同步加速器(synchrotron),是一种能够加速多种粒子(如质子、重离子等)的设备,常用于重离子放射治疗,可产生高能量、高强度的粒子束,对于某些难治性肿瘤具有显著的治疗效果。

#### 4. 立体定向放疗

立体定向放疗(stereotactic radiosurgery, SRS)是一种高精度的放射治疗技术,通过先进的影像技术和计算机辅助系统,将高剂量的辐射束精确地照射到肿瘤组织,以达到灭活肿瘤细胞的目的。立体定向放疗通常应用于小型、局部化的肿瘤治疗,如脑瘤、头颈肿瘤、肺癌等。与传统放疗方法相比,立体定向放疗具有以下优势:①高精度。采用三维立体定向技术,能够精确控制辐射束的方向、强度和剂量,最大程度减少对正常组织的损伤。②高效性。通常只需进行一次治疗即可达到理想的治疗效果。③无创性。无需手术切除肿瘤,避免了手术的风险和恢复期的不适。④短时间。治疗过程通常在数分钟内完成,患者能够迅速恢复并返回正常的生活和工作状态。

### 5. 调强放射治疗

调强放射治疗(intensity-modulated radiation therapy,IMRT)是一种高精度的放射治疗技术,通过计算机辅助系统和先进的加速器设备,精确调控辐射束的强度、方向和剂量,以实现最佳的治疗效果。IMRT 技术能够根据肿瘤的大小、形状和位置等因素,精细调整辐射剂量,最大程度减少对正常组织的损伤,同时提高对癌细胞的杀伤力。IMRT 技术通常用于头颈部、胸部、盆腔等区域的肿瘤治疗,如鼻咽癌、乳腺癌、前列腺癌等。IMRT 的主要优点包括:①高精度。能够精确控制辐射束的强度、方向和剂量,最小化对正常组织的损伤。②高效性。治疗通常能在较短时间内完成,减轻患者的不适和治疗负担。③个性化。根据患者的具体情况量身定制治疗方案,提升治疗效果。④安全性。能够减少对正常组织的损伤,降低治疗风险。

## 二、临床放射生物学

### (一) 放射线的生物学效应

放射线的生物学效应是指放射线对生物体内细胞和组织产生的各种影响。放射线可以通过直接作用和间接作用两种机制对生物体造成损害。直接作用是指放射线直接与生物体内的细胞和组织相互作用,引发化学和物理反应,如离子化、自由基生成、DNA 链断裂等,最终可能导致细胞死亡或基因突变。间接作用则是放射线与水分子等物质发生反应,生成自由基等活性物质,这些活性物质进一步损伤细胞和组织。放射线的生物学效应主要包括以下几种:

(1) 细胞死亡。射线通过损伤细胞核及细胞质,导致细胞死亡。

(2) 突变。放射线可引起 DNA 突变和染色体畸变,可能导致肿瘤的发生以及遗传性疾病。

(3) 放射性损伤。放射线能对组织和器官造成损害,如放射性皮炎和放射性脑病等。

(4) 生殖细胞损伤。放射线能损伤生殖细胞,导致不育或遗传性疾病。

(5) 放射免疫抑制。放射线会抑制免疫系统功能,从而增加感染和患癌症的风险。

### (二) 细胞对电离辐射的反应

细胞对电离辐射的反应通常分为直接效应和间接效应两种类型。直接效应指的是电离辐射直接与细胞内的 DNA、RNA、蛋白质等分子发生作用,导致这些分子的化学键断裂或发生氧化损伤,从而引起细胞死亡或突变。间接效应则是电离辐射与细胞外的水分子等物质相互作用,生成自由基等活性物质,这些活性物质进一步与细胞内分子反应,进而导致细胞的损伤、死亡或突变。细胞对电离辐射的反应可分为以下四个阶段：

（1）潜伏期。辐射后，细胞会经历一段潜伏期，期间细胞外观正常，未出现明显的生物学效应。

（2）生理效应期。在此阶段，细胞内的 DNA、RNA 和蛋白质等分子受到电离辐射的损伤，细胞开始出现生理反应，如 DNA 修复、细胞周期停滞等。

（3）生化效应期。细胞内的分子发生氧化损伤和 DNA 链断裂等化学变化，细胞表现出明显的生化效应。

（4）细胞死亡期。随着辐射损伤的积累，细胞无法修复这些损伤，最终导致细胞死亡或突变。

### （三）组织对辐射的反应

组织对辐射的反应主要分为急性反应和慢性反应。

急性反应是指组织在接受高剂量电离辐射后，通常在数小时内出现的反应。急性反应的严重程度取决于辐射剂量、剂量率和暴露时间。常见的急性反应包括以下几种。

（1）放射性皮炎。皮肤暴露于高剂量电离辐射后，可能出现皮肤炎症、水肿及红肿等症状。

（2）恶心、呕吐和腹泻。消化系统暴露于高剂量电离辐射后，可能会出现恶心、呕吐和腹泻等不适症状。

（3）神经系统损伤。中枢神经系统暴露于高剂量电离辐射后，可能出现头痛、昏迷等症状。

慢性反应是指组织在长期接受低剂量电离辐射后，通常在数年或数十年后才会表现出来。常见的慢性反应包括以下几种。

（1）癌症。长期暴露于低剂量电离辐射可能导致细胞突变，增加癌症发生的风险。

（2）遗传性疾病。长期接受低剂量电离辐射可能导致基因突变，进而引发遗传性疾病的发生。

### （四）器官对辐射的反应

器官对辐射的反应主要包括急性反应和慢性反应。

急性反应是指器官在接受高剂量电离辐射后，通常在数小时内发生的反应。急性反应的严重程度取决于辐射的剂量、剂量率和暴露时间。不同器官的急性反应表现形式也不同。

（1）血液系统。高剂量电离辐射可能导致白细胞减少、贫血等症状，影响免疫功能。

（2）眼睛。高剂量辐射可能引起眼睛的红肿、疼痛、视力模糊等症状。

（3）皮肤。高剂量电离辐射可能导致皮肤脱屑、水肿、红斑等症状。

慢性反应是指器官在长期接受低剂量电离辐射后，通常在数年或数十年后才会表现出来。

### （五）肿瘤对辐射的反应

肿瘤对辐射的反应是放射治疗的基础，肿瘤细胞通常比正常细胞更容易受到电离辐射的杀伤,因为它们的 DNA 修复机制和细胞周期控制机制受到了损伤,导致细胞死亡。然而,肿瘤对辐射的反应是复杂的,受多种因素的影响。

(1)肿瘤类型。不同类型的肿瘤对辐射的敏感性不同。例如,某些类型的肿瘤可能对辐射更加敏感,而其他则较为抗辐射。

(2)肿瘤大小。大肿瘤通常比小肿瘤对辐射的反应差,因为较大的肿瘤可能存在较多的缺氧区域,这些区域对辐射的敏感性较低。

(3)辐射剂量和剂量率。较高的辐射剂量和剂量率可能带来更好的治疗效果,但也会增加对正常组织的损伤。因此,需要精确控制剂量以确保治疗效果和减少不良反应。

(4)治疗时机。肿瘤在不同的生长周期对辐射的反应不同,因此选择合适的治疗时机可以提高治疗效果。

(5)肿瘤位置。对肿瘤所在的敏感器官周围的放疗需要更加谨慎,以避免对周围正常组织造成损伤。

根据对辐射的敏感性,肿瘤可以分为以下几类。

(1)高度放射敏感的肿瘤,如淋巴瘤、小细胞肺癌、骨髓瘤、甲状腺癌等。这些肿瘤对辐射的敏感性较高,通常使用较低的剂量即可获得良好的治疗效果。

(2)中度放射敏感的肿瘤,如大多数实体瘤(如肺癌、胃癌、结直肠癌等)。这些肿瘤对辐射的敏感性介于高度和低度之间,通常需要使用适当的剂量才能达到良好的治疗效果。

(3)低度放射敏感的肿瘤,如乳腺癌、前列腺癌等。这些肿瘤对辐射的敏感性较低,通常需要使用较高的剂量才能达到治疗效果。

(4)放疗不敏感或放疗抵抗性肿瘤,如某些实体瘤(如乳腺癌、前列腺癌等)及其他恶性肿瘤(如胃肠道肿瘤、肝癌等)。这些肿瘤在放疗后仍可能存活和增殖,导致治疗效果不佳。抵抗性可能与 DNA 修复机制异常、肿瘤微环境改变、肿瘤干细胞等因素有关。

肿瘤放疗的敏感性还受到其他因素的影响,包括患者的年龄、身体状况、放疗剂量、分次治疗方案及放疗技术等。在制订放疗方案时,综合考虑这些因素对于提高治疗效果和患者生存率至关重要。

### 三、放射治疗的临床应用

#### (一)放射治疗的原则

口腔颌面肿瘤放射治疗的原则包括个体化治疗、治疗范围、放疗技术、剂量分配、合理配合和定期随访。个体化治疗要根据患者的具体情况制订个性化治疗方案,治疗范围要确保覆盖肿瘤组织并最大程度地保护正常组织。放疗技术要选择适当的技术,以提高治疗效果并减少不良反应。剂量分配应根据肿瘤的敏感性和周围组织的耐受性进行合理调整。合理配合其他治疗方法,如手术、化疗等,可以进一步提高治疗效果。必须定期随访,以便及时发现和处理不良反应及肿瘤复发情况。

#### (二)放射治疗的形式

口腔颌面肿瘤放射治疗技术包括传统的三维适形放疗、调强适形放射治疗、电子束治疗、质子治疗和放射性同位素治疗等。临床应根据患者的具体情况选择最适合的治疗方式，以精准治疗肿瘤，同时保护周围正常组织，提高治疗效果并降低不良反应，其具体的应用形式包括：

**1. 根治性放疗**

根治性放疗是一种通过高能放射线照射肿瘤组织以杀死癌细胞的治疗方式。根治性放疗适用于口腔颌面部肿瘤早期或无法手术切除的患者，可以取得与手术相当的治疗效果，并避免手术创伤和并发症。同时，根治性放疗需注意保护周围正常组织，减少不良反应。

**2. 姑息性放疗**

姑息性放疗是一种针对晚期肿瘤的治疗方式，旨在缓解患者症状并提高生活质量。姑息性放疗通常无法完全杀死癌细胞，但可减轻疼痛、缩小肿瘤体积、减少出血等症状，从而帮助患者更好地应对疾病，提高生活质量。

**3. 预防性照射**

预防性照射是一种针对高风险人群的治疗方式，旨在预防某些类型的肿瘤发生，通常用于已患癌症的人群或存在癌前病变的人群。通过照射特定部位组织，可有效减少该部位肿瘤的发生率。然而，预防性照射也可能导致不良反应，如皮肤炎症、疲劳和恶心等。

**4. 综合治疗中放疗的几种形式**

放疗是肿瘤综合治疗的重要组成部分，其作用包括：①治疗肿瘤。放疗是常见的肿瘤治疗方式之一，可通过辐射杀死癌细胞，减少肿瘤体积和数量。放疗通常与化疗、手术等结合使用，以达到更好的治疗效果。②预防复发。对于某些高风险患者（如乳腺癌、前列腺癌等），放疗可用于预防肿瘤复发，这种方式被称为放疗预防性照射。③缓解症状。对于晚期癌症患者，放疗可缓解症状，如减轻疼痛和减少出血等。④治疗转移瘤。对于扩散至其他部位的癌症（如肺癌、乳腺癌等），放疗可治疗转移瘤，缓解症状，延长生存时间。⑤辅助治疗。手术后，放疗可辅助治疗，减少肿瘤复发风险。

具体到口腔颌面肿瘤，放疗可在手术前、手术中及手术后施行，以实现不同的治疗目的：

（1）术前放疗。术前放疗指在手术前对口腔颌面部肿瘤进行放射治疗，可缩小肿瘤体积，减少手术切除量，提高手术成功率，并降低术后并发症。术前放疗还可缓解术后疼痛和不适，加快患者康复。

（2）术中放疗。术中放疗指在手术过程中对肿瘤进行放射治疗，可直接杀死癌细胞，减少术后肿瘤残留和复发率，并提高手术成功率。术中放疗还可避免术中对周围正常组织的损伤，减少术后并发症。

（3）术后放疗。术后放疗指在手术后对残留或复发的肿瘤进行放射治疗，可杀灭残留癌细胞，减少复发率，提高生存率和治愈率。术后放疗还可缓解术后疼痛和不适，促进患者康复。

综合应用手术、放疗和化疗能够显著提高肿瘤的治疗效果。手术是治疗肿瘤的主要手段之一，通过直接切除肿瘤组织来减少肿瘤负荷，但在某些情况下，手术可能无法彻底清除肿瘤,或者由于肿瘤的位置、大小及病情限制,无法完全切除所有受累组织,甚至出现癌细胞扩散至其他部位的情况。此时,放疗和化疗可作为有效的辅助治疗手段。放疗通过高能射线破坏肿瘤细胞的 DNA 结构,抑制其分裂和生长,从而达到杀灭癌细胞的目的。化疗则通过药物作用直接杀死肿瘤细胞,特别是对某些对放疗不敏感的癌细胞,化疗能起到更好的治疗效果。此外,放疗还能够增强肿瘤细胞对化疗药物的敏感性,从而进一步提升化疗的疗效。

通过手术、放疗和化疗的联合应用,可以对肿瘤形成全面、系统的攻击模式。例如,术前放疗和化疗可以缩小肿瘤体积,提高手术切除的彻底性;术中放疗则可直接杀死手术区域残存的癌细胞,降低术后复发率;术后放疗与化疗相结合,可进一步清除残余癌细胞,防止远处转移。同时,这种多模式的协同治疗方式还能降低单一治疗模式可能引发的耐药性和不良反应,实现更高的治疗效果和更好的患者预后。通过合理制订和调整综合治疗方案,可以有效降低肿瘤复发的风险,延长患者生存时间,并最大限度地提高治愈率。

### (三) 放疗的照射模式

放疗是一种利用高能辐射杀死癌细胞的常见肿瘤治疗方法,其照射模式多样,包括三维适形放射治疗(three-dimensional conformal radiation therapy, 3DCRT)、IMRT、放射性粒子治疗及体表照射等。具体分割和技术选择根据肿瘤类型及患者情况制订,以优化治疗效果并保护正常组织。

#### 1. 常规分割

常规分割将治疗过程分为多个小剂量,每日照射一次或两次,每次持续数分钟到半小时。这种方式在保护正常组织的同时有效杀伤癌细胞,整个治疗周期通常为数周到数月,具体时间依肿瘤类型、大小及位置而定。

#### 2. 超分割

超分割模式将剂量进一步细化,每次照射极小剂量,以减少正常组织损伤并增强对癌细胞的杀伤效果。这种技术多采用 IMRT 或容积弧形调强放射治疗(volumetric intensity moelulated arc therapy, VMAT),借助计算机精确计算剂量和照射位置。治疗周期较短,一般为数天至数周。

#### 3. 加速分割

加速分割采用较大的单次剂量,以缩短治疗周期,减轻患者的不适感,同时增强治疗效率。这种模式多采用 IMRT 或 3DCRT 技术,适用于患者耐受性较高且需要快速治疗的情况。

#### 4. 低分割

低分割模式以较少的大剂量治疗为主,目标同样是缩短周期和减轻不适,通常适合特殊肿瘤类型的治疗需求。这种方法多采用 3DCRT 技术,治疗过程一般需数天至数周。

#### 5. 分段治疗

分段治疗将治疗过程分为多个较小剂量,类似于常规分割,但更注重分阶段进行。其治疗周期较长,通常为数周到数月,适用于需要缓慢推进的复杂病例。

### 6. 后程加速超分割放疗

此方法结合 IMRT 的优势,通过计算机控制的精确放射束,集中高剂量于肿瘤组织,减少对周围正常组织的损伤。IMRT 能够根据肿瘤形状和大小精确调整剂量,提升治疗效果并降低不良反应。此外,后程加速技术进一步缩短治疗时间,同时应用超分割技术细化照射区域,提供更精准的治疗。

放疗技术的不断进步使得个性化治疗成为可能,通过结合患者的具体情况选择合适的分割模式及照射技术,不仅可以提升肿瘤治疗的效果,还能最大限度地减少不良反应,改善患者的生活质量。

### (四) 放疗的适应证

放疗是一种广泛应用于癌症治疗的方法,适用于多种癌症类型,不仅可以治疗肿瘤,还可以预防复发、缓解症状、改善生存率,并且常作为其他治疗方法的辅助治疗。在口腔颌面肿瘤的治疗中,放射治疗有着重要的应用,具体适应证包括:

(1)非手术治疗。对于某些患者,手术可能不是最佳治疗选择,例如由于年龄、身体状况或肿瘤位置等。此时,放疗可以作为一种有效的非手术治疗方案,帮助控制肿瘤的发展。

(2)术后辅助治疗。对于接受手术切除的患者,放疗可以作为术后辅助治疗,用来降低肿瘤复发的风险,确保手术效果更加稳定,增强治愈的可能性。

(3)治疗晚期肿瘤。对于晚期口腔颌面肿瘤患者,放疗可用于缓解肿瘤引起的疼痛及其他症状,从而改善患者的生活质量,减轻病痛。

(4)与化疗联合使用。放疗也可以与化疗联合使用,这种联合治疗方式可以提高整体治疗效果,增强肿瘤细胞的杀伤力,并进一步提高患者的治愈率。

### (五) 放疗的禁忌证

放疗并非适用于所有患者。某些情况下,放疗可能会带来较大的风险,因此存在一些明确的禁忌证,特别是在口腔颌面肿瘤的治疗中。具体包括:

(1)孕期。放疗可能对胎儿造成严重的不良影响,因此孕期妇女不适合接受此类治疗。

(2)严重的心肺疾病。放疗可能对心肺功能造成损伤,因此有严重心肺疾病的患者应避免接受放疗。

(3)免疫系统功能低下。由于放疗会进一步削弱免疫功能,免疫系统功能低下的患者通常不适合进行此种治疗。

(4)骨髓抑制。放疗可能对骨髓造成损伤,导致血小板、红细胞和白细胞等血液细胞减少,因此骨髓抑制患者不宜接受放疗。

(5)口腔炎症。口腔颌面肿瘤的放疗可能会加重已有的口腔炎症状,从而影响治疗效果,因此有严重口腔炎症的患者不适合进行放疗。

(6)面部肿胀。面部肿胀可能干扰放疗的定位和剂量分布,进而影响治疗的准确性和有效性,因此这类患者应避免接受放疗。

### (六) 放疗的实施步骤

#### 1. 治疗前准备

口腔颌面肿瘤的放疗可能对口腔和颌面部位造成损伤,个别患者在治疗后可能出现如放射性骨髓炎等严重并发症。因此,认真细致的前期准备对提高放疗效果、减少并发症具有重要意义。具体包括以下步骤:

(1) 诊断和评估。在治疗前需对患者进行全面诊断,确定肿瘤的类型、大小、位置、分期,以及患者的整体身体状况和既往治疗史。

(2) 定位和测量。通过 CT、MRI 等影像技术精确定位肿瘤位置,并进行细致测量,为治疗计划提供数据支持。

(3) 制订治疗计划。根据诊断和评估结果,制订个性化的放射治疗方案,明确剂量、时间、次数和具体治疗方式。

(4) 口腔清洁。患者需保持口腔卫生,以预防治疗期间可能出现的感染。建议使用漱口水或软毛牙刷进行清洁。

(5) 营养调理。放疗可能影响患者的食欲和消化功能,因此需调整饮食结构,增加蛋白质和维生素摄入,维持良好的身体状况。

(6) 心理准备。放疗周期较长,可能对患者的身心造成压力。通过心理疏导和支持,帮助患者积极面对治疗过程。

#### 2. 决定治疗方式及选择放射源

决定口腔颌面肿瘤放疗方式和选择放射源时,需要综合考虑以下因素:

(1) 肿瘤的类型、大小、位置和分期。不同肿瘤在类型、大小、位置和分期上差异显著,这直接影响放疗的响应效果,因此需根据具体情况量身制订治疗方案。

(2) 患者的身体状况和治疗史。患者的健康状况及既往治疗史会影响放疗的选择与效果,需全面评估以确保安全和有效性。

(3) 放射治疗的目的和预期效果。根据治疗目标(如根治、缓解症状或控制肿瘤),结合预期效果,选择适宜的治疗方式。

(4) 放射源的选择。放射源包括线性加速器和放射性同位素等多种类型,需根据肿瘤特征及治疗要求选择最合适的放射源。

#### 3. 设计放疗方案

设计口腔颌面肿瘤放疗方案需根据患者具体情况综合考虑以下方面:

(1) 选择放疗方式。根据肿瘤的大小、位置和分期,可选择传统放疗或 IMRT。对于较大或无法手术切除的肿瘤,可考虑放射性同位素治疗。

(2) 确定治疗剂量和分次。治疗剂量和分次需结合肿瘤特性及患者身体状况个性化制订。通常每日放疗 1 次,每周 5 天,连续 4~6 周,总剂量一般为 50~70 Gy。

(3) 选择放射源。根据肿瘤的深度、位置及治疗安全性选择放射源。传统放疗与调强放疗常用线性加速器或伽马刀;放射性同位素治疗可选择碘-131 等放射源。

(4) 联合其他治疗方式。放疗可与手术或化疗联合,提高综合治疗效果。

（5）监测治疗效果和不良反应。治疗过程中需定期评估肿瘤缩小情况和患者的身体状况，必要时调整方案。同时关注口干、咽喉疼痛、恶心等不良反应，并提供相应支持治疗。

### 4. 模拟定位

口腔颌面肿瘤放射治疗模拟定位是放疗前至关重要的环节，通过影像学检查明确肿瘤情况及周围健康组织的分布，为制订精准的个性化放疗方案提供基础。具体步骤如下：

（1）患者需接受 CT、MRI 等影像学检查，以获取头颈部三维影像数据，清晰展示肿瘤的位置、大小、形态及周围健康组织的解剖结构。

（2）依据影像结果，临床团队对肿瘤及健康组织进行详细评估，规划放射治疗区域和剂量分布，初步制订个性化治疗方案。

（3）在计算机辅助下，进行治疗计划设计，包括明确照射区域、剂量分布和射线方向等，以保证治疗的精准性和安全性。

（4）对于传统放疗及 IMRT，患者需进行模拟定位。此过程模拟正式治疗，通过标定照射区域、确定最佳射线角度及剂量分布，确保治疗准确无误。模拟时，会在患者体表标记照射点并进行设备测试。

（5）若采用放射性同位素治疗，还需进行核素显像，以明确放射性物质分布及预计治疗剂量，为治疗方案提供精确数据支持。

（6）完成模拟定位后，临床依据计划方案利用放疗设备实施正式治疗，实时监测治疗过程以提高疗效并减少对健康组织的损伤。

通过上述模拟定位流程，不仅可以显著提高放疗的靶向性和有效性，还能够有效降低治疗相关并发症的发生率，为患者提供更优质的治疗保障。

### 5. 执行计划

口腔颌面肿瘤放疗执行计划是根据预定的放疗方案，具体操作和实施放射治疗的步骤。以下是口腔颌面肿瘤放射治疗执行计划的主要内容：

（1）患者的基本信息。包括患者的姓名、性别、年龄、联系方式、病历号等，以确保治疗方案与患者信息的准确匹配。

（2）放疗方案。包括照射部位、剂量、照射次数、照射方向和照射时间等。该方案依据肿瘤类型、分期及患者的身体状况进行设计。

（3）放疗设备。明确使用的放疗机种类、型号、技术参数等，以保证治疗设备的功能符合治疗需求。

（4）放疗前准备工作。包括患者的口腔清洁、饮食调整等准备工作。患者应在治疗前保持口腔清洁，避免细菌感染，同时，临床会根据治疗需要对患者的饮食进行指导，避免刺激性食物的摄入。

（5）模拟定位。放疗前，临床会在患者身上标记照射区域，并使用放疗设备进行模拟照射，以确保治疗过程中放射线的准确定位和照射角度。

（6）放疗过程中的操作步骤。包括患者的呼吸控制、头部固定等操作。通过精确的头部固定和呼吸控制，确保治疗过程中的照射准确性和安全性。患者需要配合保持特定体位,避免不必要的移动。

(7)放疗过程中的注意事项。患者在治疗过程中需要尽量保持静止,避免移动,以免干扰照射区域的准确性。同时,患者应密切关注自身身体状况,如口干、咽喉疼痛、恶心等症状,并及时反馈,以便采取相应的处理措施。

(8)放疗结束后的注意事项。治疗结束后,患者需定期进行随访检查,评估治疗效果并监测潜在的不良反应。此阶段的监控可以及时发现并处理治疗中的不良反应,确保患者的恢复和生活质量。

通过这一系列的步骤,口腔颌面肿瘤的放射治疗能够在确保疗效的同时最大限度地减少并发症的发生,保障患者的健康。

### 6. 治疗的质量控制

口腔颌面肿瘤放疗的质量控制是指通过一系列精确的控制措施,确保放疗治疗的安全性、准确性和有效性。以下是口腔颌面肿瘤放疗的质量控制措施:

(1)治疗计划的质量控制。临床需要根据患者的具体病情和身体状况,制订科学合理的放疗方案,并通过专业计算和验证,确保照射剂量和照射范围的准确性。治疗计划需要经过多次审查,以确保每个细节的准确无误,从而实现最佳治疗效果。

(2)模拟定位的质量控制。在放疗开始前,医师会在患者身上精确标记照射区域,并使用放疗设备进行模拟照射,确保放射治疗的准确性。模拟定位帮助确认照射位置、角度及照射深度,避免因误差影响治疗效果。

(3)照射剂量的质量控制。根据患者的肿瘤类型、分期和身体状况,医师会根据预定治疗方案精确设定照射剂量,并通过放疗设备进行实时监测和记录,确保剂量的准确性与一致性。这一过程需要确保每一剂量的照射都严格符合治疗计划,以避免过量或不足。

(4)照射范围的质量控制。在放疗过程中,医师需确保照射范围的准确性,避免放射线波及正常组织和重要器官。这通常通过放射治疗计划中的精确模拟和剂量分布来实现,以减少对周围健康组织的损伤。

(5)患者的身体状况监测。在放疗过程中,医师需定期检查患者的身体状况,包括口腔清洁、饮食调整等。患者的口腔卫生对于预防感染至关重要,此外,饮食方面的调整有助于增强患者的体力和免疫力,为治疗提供良好的支持。

(6)不良反应的监测和处理。在放疗过程中,医师需密切观察患者的身体反应,及时发现并处理任何不良反应,如口干、咽喉疼痛、恶心等。通过早期干预,可以有效减轻不良反应,保障患者的治疗效果,并减少不必要的损伤。

### 7. 效果评价及随诊指导

口腔颌面肿瘤放射治疗的效果评价是通过一系列的检查和评估,确定放疗治疗效果及患者生存状况的过程。以下是口腔颌面肿瘤放射治疗的效果评价及随诊指导:

(1)治疗效果评价。治疗结束后,需要对患者的病情进行全面评估,包括病灶的缩小、消失或稳定情况。通常采用影像学检查(如 CT、MRI 等)和生物学检查(如血液生化、肿瘤标志物等)来评估治疗效果。这些检查帮助判断肿瘤的反应情况和治疗的有效性。

(2)随诊指导。对于治疗效果良好的患者,临床会提供相应的随诊指导,包括定期复查、保持健康的生活方式、注意口腔卫生等。此外,患者还需了解可能出现的不良反应,并根据指导进行处理和管理。

（3）复发和转移的监测。治疗后,患者需要定期复查,以监测肿瘤是否复发或转移。如果出现复发或转移,需及时采取适当的治疗措施,防止病情恶化。定期的随访检查是有效预防和早期发现的关键。

（4）生存状况的评估。治疗结束后,医师需要评估患者的生存状况,包括总体生存率、无进展生存率等指标。这有助于评估放疗对患者生存期的影响,并为后续治疗方案的调整提供依据。

（5）心理支持和康复指导。除了治疗效果的评价和随诊指导外,口腔颌面肿瘤患者还需要得到心理支持和康复指导。放疗过程中可能会对患者的心理和身体产生一定影响,因此提供适当的心理支持、情绪疏导及康复训练,对于帮助患者恢复身体和心理健康具有重要作用。

**（七）放射治疗的不良反应及处理**

放射治疗的不良反应可以分为多个方面,包括皮肤反应、口腔反应、消化系统反应、疲劳反应、造血系统反应等,常见表现为皮肤红肿、口腔炎症、恶心呕吐、身体疲劳等。对于口腔颌面肿瘤,放疗的不良反应主要涉及口腔黏膜炎、口干症、味觉障碍、咀嚼和吞咽困难等。以下是常见不良反应及其处理方法:

（1）口腔黏膜炎。口腔黏膜炎是放疗后最常见的不良反应之一,表现为口腔疼痛、溃疡和出血等。处理方法包括保持口腔清洁、避免辛辣和酸性食物、使用漱口药水等。

（2）口干症。放疗可能导致唾液分泌减少,进而引发口干症。处理方法包括增加饮水量、咀嚼口香糖、使用口腔保湿剂等,以缓解口干带来的不适。

（3）味觉障碍。放疗有时会影响味觉,导致患者对食物的味道产生改变。处理方法包括尝试不同类型的食物、增加食物的调味料等,帮助改善味觉感受。

（4）咀嚼和吞咽困难。放疗可能影响口腔和咽部的肌肉功能,导致咀嚼和吞咽困难。处理方法包括选择易于咀嚼和消化的食物、分小口慢慢进食,并避免饮用含碳酸的饮料,以减少不适感。

（5）其他反应。放疗还可能引发其他不良反应,如口臭、牙齿松动等。特别是大剂量的放疗,可能导致口腔颌面肿瘤患者在 1～3 年内发生颌骨的骨髓炎,这是一种严重的放疗远期不良反应。

# 第四节 | 生物靶向治疗和免疫治疗

生物靶向治疗是一种利用特定的药物或抗体,针对肿瘤细胞表面的特定分子进行治疗的方法。这些药物或抗体可以精准地识别和结合肿瘤细胞表面的特定分子,从而阻止肿瘤细胞的生长和扩散。生物靶向治疗通常具有较少的不良反应,但需要根据患者的具体情况选择合适的治疗方案。免疫治疗是一种利用患者自身的免疫系统来攻击肿瘤细胞的治疗方法。免疫治疗可以通过激活 T 细胞、NK 细胞等免疫细胞,增强它们对肿瘤细胞的攻击能力。免疫治疗还可以通过针对肿瘤细胞表面的特定抗原,诱导免疫系统产生特异性抗体,进而攻击肿瘤细胞。免疫治疗通常具有较少的不良反应,但需要根据患者的免疫状态和肿瘤类型等因素选择合适的治疗方案。生物靶向治疗和免疫治疗都是目前肿瘤治疗领域中的研究热点,其不断的技术进步和治疗效果的提高,为肿瘤患者带来了更多的治疗选择和希望。

## 一、分子靶向治疗

### 1. 单克隆抗体

单克隆抗体(monoclonal antibody,mAb)是通过体外培养和加工处理人工合成的单一抗体,具有特异性、高亲和力和低毒性等特点,可以针对肿瘤细胞表面的特定抗原进行识别和攻击。单克隆抗体治疗目前已经被广泛应用于多种癌症的治疗中,如乳腺癌、结肠癌、肺癌等。其主要作用机制包括:①直接作用于肿瘤细胞表面的抗原,阻止其生长和扩散。②激活免疫系统,增强机体对肿瘤的免疫攻击力。③通过药物载体作用,将化疗药物或放射性同位素等直接输送到肿瘤细胞内部进行杀伤。

以下是目前临床常用的单克隆抗体治疗药物:

(1)西妥昔单抗(Cetuximab)。西妥昔单抗可与肿瘤细胞表面的表皮生长因子受体结合,阻止该受体与其他配体的结合,抑制酪氨酸激酶的活性,减少增殖信号向肿瘤细胞传导,诱导肿瘤细胞发生死亡,达到杀死肿瘤细胞的目的。目前西妥昔单抗是口腔颌面部运用最广的分子靶向药物,在口腔颌面部主要用于局部晚期、复发及转移性鳞癌的治疗。

(2)贝伐珠单抗(Bevacizumab)。贝伐珠单抗是一种针对 VEGF 的单克隆抗体,可以抑制肿瘤新生血管的形成和生长,从而阻断肿瘤的营养供应和生长。贝伐珠单抗在口腔颌面部主要用于骨肉瘤、黏膜恶性黑色素瘤、血管内皮肉瘤等。

(3)利妥昔单抗(Rituximab)。利妥昔单抗是一种针对 CD20 抗原的单克隆抗体,可以识别和攻击 B 细胞表面的 CD20 抗原,从而促使 B 细胞凋亡和死亡。它主要用于 B 细胞恶性淋巴瘤的治疗。

(4)伊马替尼(Imatinib)。伊马替尼是一种针对 $BCR-ABL$ 融合基因的酪氨酸激酶抑制剂,可以阻止 $BCR-ABL$ 信号通路的活化,从而抑制慢性粒细胞白血病等肿瘤的生长和扩散。伊马替尼被归类为单克隆抗体治疗药物,在口腔颌面部主要用于 $C-KIT$ 突变型黏膜恶性黑色素瘤。

### 2. 酪氨酸激酶抑制剂

(1)阿帕替尼(Apatinib)。阿帕替尼属于酪氨酸激酶抑制剂,能够有效抑制体内血管生成和肿瘤内的血管生成,在口腔颌面部主要用于复发及转移性腺源性恶性肿瘤的治疗。

(2)安罗替尼(Anlotinib)。安罗替尼也是酪氨酸激酶抑制剂,能够特异性阻断转移性肿瘤 EGFR 信号传导,从而抑制肿瘤细胞的生长、增殖和分化,并诱导癌症细胞凋亡。安罗替尼在口腔颌面部主要用于软组织肉瘤的治疗。

## 二、细胞因子

细胞因子是一类分泌性蛋白质或糖蛋白,可在细胞间传递信号,调节细胞的生长、分化、增殖、存活和死亡等生物学过程。细胞因子在人体中广泛存在,包括多种类型,如生长因子、细胞凋亡因子、趋化因子、介导炎症反应的因子等。细胞因子在许多生物学过程中扮演着重要角色,如细胞增殖、分化、生长、免疫应答、炎症反应等。目前,许多细胞因子已经被应用于临床治疗,如肿瘤治疗、免疫治疗、造血干细胞移植等领域。细胞因子治疗肿瘤的机制主要包括增强免疫应答、直接杀伤肿瘤细胞、抑制肿瘤血管生成和抑制炎症反应等方面。抗肿瘤细胞因子可以刺激 T 细胞和自然杀伤细胞的活性,增强免疫细胞对肿瘤的攻击能力,也可以直接作用于肿瘤细胞,诱导其凋亡或坏死,从而达到杀伤肿瘤细胞的效果。抗肿瘤细胞因子还可以抑制肿瘤血管生成,从而抑制肿瘤的生长和转移;或者抑制炎症反应,从而抑制肿瘤的生长和转移。不同的细胞因子可能具有不同的机制,临床需要根据肿瘤类型、患者情况等因素进行选择和应用。

### 1. 白介素

目前临床上常用的抗肿瘤白介素包括白介素(interleukin,IL)- 2、IL - 12 和 IL - 15 等。其中,IL - 2 是最早被应用于临床的抗肿瘤白介素之一,能够增强 T 细胞和自然杀伤细胞的活性,促进它们对肿瘤的攻击能力。IL - 2 还可以直接作用于肿瘤细胞,诱导其凋亡或坏死,从而达到杀伤肿瘤细胞的效果。IL - 12 和 IL - 15 也具有类似的作用机制,它们能够增强机体免疫应答,促进 T 细胞和自然杀伤细胞对肿瘤的攻击能力,并且能够促进肿瘤细胞凋亡。这些抗肿瘤白介素在临床上已经得到广泛应用,尤其是在某些肿瘤治疗方案中作为辅助治疗手段,取得了一定的治疗效果。

### 2. 干扰素

干扰素是一类具有抗肿瘤活性的蛋白质,包括 α、β 和 γ 三种类型,临床上常用的抗肿瘤干扰素主要是 α 型和 β 型,其中最常见的是 α 型干扰素。抗肿瘤干扰素能够直接作用于肿瘤细胞,抑制其生长和增殖,诱导肿瘤细胞凋亡,达到杀伤肿瘤细胞的效果。干扰素还能够增强机体免疫应答,促进 T 细胞和自然杀伤细胞对肿瘤的攻击能力,并且能够抑制肿瘤血管生成,从而抑制肿瘤的生长和转移。在临床上,干扰素在口腔颌面部主要用于黏膜恶性黑色素瘤的辅助治疗,常与其他抗肿瘤药物联合应用,提高治疗效果。

## 三、免疫治疗

程序性死亡变体(programmed death-1,PD-1)抑制剂是口腔颌面肿瘤领域最常见的免疫治疗方法。PD-1 是一种受体蛋白,它位于免疫细胞表面,PD-1 的主要作用是抑制免疫细胞的活性,从而防止过度的免疫反应。PD-1 与其配体 PD-L1 结合后,可以通过下调信号途径抑制 T 细胞、B 细胞和 NK 细胞等免疫细胞的活性。在肿瘤免疫治疗方面,PD-1 抑制剂已经成为一种重要的治疗手段。PD-1 抑制剂可以阻断 PD-1 与 PD-L1 的结合,从而抑制 PD-1 信号通路,增强免疫细胞对癌细胞的攻击能力。目前已经有多种 PD-1 抑制剂用于临床,如帕博利珠单抗(Pembrolizumab)、纳武利尤单抗(Nivolumab)、卡瑞利珠单抗(Camrelizumab)和信迪利单抗(Sintilimab)等,被广泛应用于晚期口腔颌面恶性肿瘤的治疗,且已证实疗效显著,安全性良好。

# 第五节 | 血管介入治疗

介入治疗是一种通过体内导管或穿刺手术等方式,将治疗器械送入人体内部进行治疗的方法。常见的介入治疗包括经皮肝穿刺治疗、经导管冠状动脉介入治疗、经颈静脉球囊反搏治疗、经肺动脉导管治疗、经颈动脉栓塞和经颈内动脉灌注化疗等。在口腔颌面肿瘤的临床治疗中,经颈动脉栓塞和经颈内动脉灌注化疗是常用的有效血管介入技术。经颈动脉栓塞是通过导管将栓塞剂送入肿瘤血管内,阻断肿瘤的血供,导致肿瘤缺氧并引起细胞坏死。经颈内动脉灌注化疗则是通过导管将化疗药物直接送入颈动脉,作用于口腔颌面肿瘤细胞,从而减少对健康组织的损伤。经皮肿瘤消融治疗技术也常用于临床,它利用高频电波或微波等能量破坏肿瘤细胞,但在口腔颌面肿瘤治疗领域的应用尚不广泛。

## 一、动脉灌注化疗

经导管动脉灌注化疗(transcatheter arterial infusion chemotherapy,TAIC)是一种局部化疗方法,早期被称为区域性动脉化疗。该方法根据肿瘤的解剖位置,选择性地通过动脉插管,将化疗药物直接注入肿瘤供血的一个或多个动脉,从而将药物精准输送至肿瘤所在血管,以提高药物浓度和局部疗效。与全身化疗相比,动脉灌注能够减少化疗药物对健康组织的影响,降低不良反应和毒性。动脉灌注治疗肿瘤的优势包括:①药物浓度高,能够直接作用于肿瘤组织。②减少药物在全身循环中的分布,从而减少对健康组织的损伤。③延长药物在肿瘤组织中的滞留时间,提高局部疗效。④能够选择性地灌注肿瘤区域,避免全身化疗不良反应。

我国口腔颌面部恶性肿瘤的动脉化疗始于 20 世纪 60 年代初。1963 年,张锡泽等首次在国内报道了区域性动脉化疗治疗晚期口腔颌面部癌的经验。1975 年,邱蔚六对 126 例患者进行了追踪,尽管疗效不显著,但当时为综合治疗的开展起到了推动作用。数字减影血管造影术(digital subtraction angiography,DSA)的出现,推动了区域性动脉化疗的发展。1984 年,DSA 引进国内,它能够独立显示血管病变及相关血管系统,清晰观察血管的分布与形态。正是 DSA 的优势,使得区域性动脉化疗得到了新的发展,目前已被称为介入化疗。

近年来,随着分子靶向治疗技术的发展,口腔颌面部肿瘤的动脉灌注治疗逐渐与分子靶向治疗相结合,形成了新的联合治疗模式。新型药物如载体介导的基因治疗和纳米技术等逐步应用于口腔颌面部肿瘤的动脉灌注治疗中。这些新技术和新药物的使用,不仅可以显著提高治疗效果,还能减少不良反应。此外,随着手术技术和放疗技术的不断进步,口腔颌面部肿瘤的治疗模式已从单一治疗转变为综合治疗模式。动脉灌注治疗常与手术、放疗等其他治疗方式相结合,以实现更佳的治疗效果。

### 1. 介入技术

DSA 插管是目前口腔颌面部肿瘤动脉灌注治疗中最常用的介入技术之一，需要先经皮穿刺股动脉，即应用股动脉 Seldinger 技术行 DSA 显像，再进行颈外动脉分支选择或超选择性插管，可以帮助医生准确地定位肿瘤所在的动脉，并将化疗药物直接注入肿瘤血管内，从而达到局部化疗的效果。熟悉与口腔颌面部血供关系密切的颈外动脉及其分支和主动脉弓三条血管的开口解剖至关重要。在进行 DSA 插管前，需要对患者进行详细的评估和检查，包括了解患者的病史、检查颈部和口腔颌面部肿瘤的位置和大小等。在进行股动脉穿刺前，需要进行局部麻醉，以避免损伤周围组织和血管。

选择合适的插管位置也非常重要。如果选择的是颈外动脉分支，需要根据肿瘤位置和大小选择合适的分支进行插管，以避免影响周围动脉的供血。如果选择的是超选择性插管，需要通过导管的微小直径和形状来选择合适的肿瘤血管进行治疗。在进行 DSA 插管时，需要密切监测患者的生命体征和血压等指标，以及导管的位置和药物注入的速度和剂量等。如果出现插管部位出血、血管破裂或血栓形成等并发症，需要及时采取措施进行处理。

### 2. 药物选择

口腔颌面部肿瘤动脉灌注治疗的药物选择需综合考虑多方面的因素，如肿瘤类型、大小、位置、病理特征等。不同类型的肿瘤可能需要使用不同的化疗药物以达到最佳治疗效果。例如，顺铂常用于鳞状细胞癌的治疗，而紫杉醇则可能更适用于腺样囊性癌。药物的选择还需要考虑患者的身体状况、年龄、肝肾功能等因素，以及化疗药物的不良反应和患者的耐受性等问题。

临床上，选择抗肿瘤药物的主要依据是肿瘤对不同药物的敏感性。化疗前进行药物敏感性试验有助于优化药物选择。以顺铂和卡铂为代表的铂类药物，其局部浓度越高，细胞毒作用越强，特别是它们对 G0 期细胞也具有杀伤作用，因此更适合局部动脉灌注治疗。氟尿嘧啶作为一种非典型周期特异性药物，由于其较高的抗肿瘤敏感性，临床应用较为广泛。紫杉醇作为一种新型抗癌药物，已被证实具有显著的抗癌作用，并成为当前研究的热点之一。

### 3. 毒性反应

口腔颌面部肿瘤采用介入技术进行动脉灌注局部化疗，相较于全身化疗，可以减少药物对全身其他组织的损伤，但仍可能引起一些毒性反应。消化系统反应较为常见，包括恶心、呕吐、腹泻等，通常出现在治疗后的数小时至数天内，且随着时间推移会逐渐减轻。皮肤反应也是常见不良反应之一，表现为发红、瘙痒、干燥等，通常也会随着时间的推移逐渐消失。血液系统反应是潜在的毒性反应之一，可能包括白细胞计数下降、贫血和出血等，因此在治疗后需要定期复查，监测骨髓造血功能变化。此外，免疫系统抑制可能增加感染的风险，并且可能引起头痛、眩晕、失眠及耳毒性等神经系统反应。动脉灌注化疗还可能影响肝肾功能，因此需要密切监测患者的肝肾功能。

为减轻药物的不良反应，治疗时可联合使用佐剂。例如，在灌注顺铂时，静脉给予硫代硫酸钠以中和其肾毒性等。药物选择在减轻不良反应方面也起着重要作用，例如动脉介入灌注紫杉醇相较于顺铂更易操作,不需要同时静脉给予硫代硫酸钠来中和毒性,且即使紫杉醇进入颈内动脉,至今尚未见有严重神经毒性发生的报告。

### 4. 与导管有关的并发症

导管插入血管可能会导致血管损伤,进而引发出血和血栓形成。为了减少这一风险,医生需要选择合适的导管尺寸和材料,并在插入导管前充分评估血管状况。操作过程中,必须确保导管位置准确,并密切监测导管的功能和位置,以确保药物能准确到达目标区域。导管可能会发生移位或堵塞,导致药物无法到达目标区域,或药物过量进入其他区域。为避免这种情况,需定期检查导管位置,并确保导管通畅。若发现导管移位或堵塞,应及时采取措施,如重新定位导管或清除导管内的血栓。导管还可能引起感染及其他相关并发症。为降低这种风险,应在插管前评估患者的感染风险,并采取必要的预防措施,如消毒导管和手术区域。若患者出现发热、红肿、疼痛等感染症状,需及时采取措施,如更换导管并给予抗生素治疗。

口腔颌面肿瘤动脉灌注化疗相关的导管并发症发生率曾高达75%,包括插管失败、神经症状、导管血凝块堵塞、感染、出血、栓塞和动脉痉挛等。但如今采用经股动脉入路和Seldinger技术进行DSA操作,准确性显著提高;导管内注入肝素可防止血栓形成;为防止血管痉挛,可注入 10 g/L 普鲁卡因 2 mL;同时使用抗生素进行抗感染处理,临床并发症的发生率已显著下降。

### 5. 影响介入化疗的患者因素

患者的个体因素可能会影响介入化疗的效果,包括肿瘤类型和大小、年龄和身体状况、患其他疾病和服用其他药物、心理状态、生活方式和饮食等。肿瘤类型和大小对介入化疗的反应有显著影响。一般来说,较小的肿瘤更易于治疗,而恶性程度较高的肿瘤可能需要更强的化疗药物。患者的年龄和身体状况也会影响治疗效果。老年患者和身体虚弱者可能更难耐受化疗药物,而年轻健康的患者通常能更好地耐受治疗。有其他疾病或正在服用其他药物的患者需要特别注意,因为这些因素可能干扰化疗药物的吸收和代谢,从而影响治疗效果。患者的心理状态也是一个重要因素,焦虑、抑郁和精神压力等情绪问题可能会影响治疗效果,因此患者应在治疗过程中保持积极乐观的心态。患者的生活方式和饮食习惯也可能对治疗效果产生影响。健康的生活方式和均衡的饮食可以增强免疫系统和身体的整体抵抗力,从而提高治疗效果。在进行介入化疗时,临床需要对患者的各项因素进行全面评估,并根据个体情况制订个性化治疗方案,以实现最佳治疗效果。

## 二、经导管动脉化疗栓塞

经导管动脉化疗栓塞(transcather arterial chemoembolization,TACE)简称动脉栓塞。作为治疗口腔颌面肿瘤的一种有效手段,TACE 具有疗程短、肿瘤缩小显著、化疗反应小等优点,能够提高手术切除率,减少术后复发率。

### 1. 动脉栓塞的治疗目的

经导管动脉化疗栓塞用于治疗口腔颌面肿瘤,主要通过导管将化疗药物直接注入肿瘤所在的动脉内,使药物局部作用于肿瘤细胞,从而达到杀灭肿瘤细胞的目的。与传统的

全身化疗相比,经导管动脉化疗栓塞能够减少化疗药物在全身的分布和代谢,从而降低药物的不良反应。具体治疗目的包括:

(1)直接杀灭肿瘤细胞。通过局部给药,化疗药物可以直接作用于肿瘤部位,达到杀灭肿瘤细胞的效果。

(2)减轻肿瘤负荷。通过减少肿瘤供血,降低肿瘤的代谢水平和生长速度,减轻肿瘤对机体的负担,缓解症状,提升生活质量。

(3)保护正常组织。局部给药可以减少化疗药物对正常组织的损伤,保护正常组织功能。

(4)提高治疗效果。局部化疗药物的高浓度可以增强治疗效果。

### 2. 治疗原则

经导管动脉化疗栓塞是一种介入治疗方法,适用于某些局部恶性肿瘤的治疗。其应用原则包括:

(1)肿瘤条件。肿瘤必须是局部进展型或不能手术切除,且必须具备丰富的血供。

(2)患者条件。患者必须具备良好的身体条件,能够耐受治疗。

(3)治疗环境。治疗必须在专业医生指导下进行,确保治疗安全。

(4)治疗前评估。治疗前应详细评估患者病情,考虑治疗反应,制订个性化治疗方案。

(5)治疗监测。在治疗过程中,应密切监测患者的生命体征及化疗药物的不良反应。

### 3. 临床应用与并发症

经导管动脉化疗栓塞已经在临床上得到了广泛应用,主要适用于非小细胞肺癌、肝癌、胰腺癌、骨肉瘤等局部恶性肿瘤。针对口腔颌面肿瘤,动脉化疗栓塞的临床应用效果显著。对于颌骨恶性肿瘤,动脉化疗栓塞能够直接作用于肿瘤部位,减轻肿瘤负荷,保护正常组织,降低化疗药物的不良反应,并避免手术切除影响面部外形和功能。此外,动脉化疗栓塞还可与手术、放疗等治疗手段结合,进一步提高疗效。研究表明,结合手术的动脉化疗栓塞对颌骨恶性肿瘤的总有效率可达90%以上,而单纯手术治疗的有效率仅为60%左右。动脉化疗栓塞还能显著降低手术切除后的并发症发生率和病死率。对于口腔颌面部鳞状细胞癌患者,经导管动脉化疗栓塞结合放疗的总有效率可达80%以上,而单纯放疗的有效率为50%左右。

动脉栓塞后常见的并发症包括同侧面部肿胀、浅感觉异常、头痛、张口困难、周围性面瘫、永久性神经功能障碍等,这些通常与局部缺血有关。对于轻微的并发症,如张口困难或头面部疼痛,通常无须特殊处理,症状一般在2~3天内自行缓解。对于较为严重的情况,可使用地塞米松进行缓解。如果栓塞剂或血凝块进入颈内动脉系统或椎动脉系统,可能会导致脑栓塞,引发不完全麻痹或偏瘫,严重时甚至危及生命。为了预防此类并发症,治疗前应进行颈外动脉造影或检查,明确病变范围及供血特征,选择适当的栓塞剂,并精准掌握剂量与注射速度,确保导管的选择和插入部位准确无误。对于晚期患者,动脉化疗栓塞可作为一种有效的姑息治疗方法,但在实施过程中需要特别注意预防不良事件的发生。

## 第六节 | 光 动 力 疗 法

光动力疗法(photodynamic therapy，PDT)是一种通过特定波长的光与光敏剂激活氧化反应的治疗技术，广泛用于治疗肿瘤、皮肤病、静脉曲张等疾病。在肿瘤治疗领域，光动力疗法是较新的治疗方法，具有非侵入性、作用于局部、能保留组织结构完整等优点，已被广泛用于口腔颌面部早期肿瘤的治疗，例如口腔癌、唾液腺肿瘤、鼻咽癌等。此外，光动力治疗还可用于缓解疼痛、促进伤口愈合。

### 一、光动力疗法的机制

光敏剂在光照照射下会产生单态氧(singlet oxygen)，因光动力学作用，这种单态氧对细胞有毒性，能够破坏癌细胞。研究表明，光动力疗法通过以下几方面来杀伤肿瘤：①肿瘤细胞变化。光敏剂作用下，表层上皮性肿瘤细胞发生明显的水样变性，一部分细胞核固缩，部分肿瘤细胞发生融合，细胞核消失，显现出明显的嗜碱性。最显著的变化是线粒体破裂。在严重的情况下，肿瘤细胞的结构完全消失，仅残存少量固缩、深染的细胞核。②肿瘤基质变化。急性炎症反应表现为不同程度的炎症细胞浸润、动脉内皮细胞受损、血管扩张充血、血小板聚集、血流停滞、血栓形成等。光动力疗法的机制是多方面的，既有杀伤肿瘤细胞的直接作用，也有通过血管栓塞导致肿瘤缺氧坏死的间接作用。

### 二、光动力疗法技术

#### 1. 光敏剂与光源

光敏剂需要具备可溶性，并且在机体的生理状态下稳定。光敏剂必须能选择性地被肿瘤吸收并在肿瘤组织内滞留，在特定波长的光照射下才能导致肿瘤坏死，从而实现治疗效果。

用于光动力疗法的光敏剂包括血卟啉衍生物、双血卟啉醚、碱性蕊香红、吖啶四环素、黄连素、亚甲蓝、氢化荧光素、靛红等。最常用的光源是激光(laser)。在激光普及之前，曾使用高能量的钨丝灯和过滤的阳光作为光源。普通灯光源的缺点是光源的非单色性和非相干性，限制了其应用，而激光则能产生相干光，因此具有较强的治疗效果。

目前最常用的光源是氢离子泵浦染料激光器(hydrogen ion-pumped dye laser)，其优点是调光简便，性能稳定，但需要 $5\sim20$ W 的氢离子泵浦源，并最终产生 630 nm 波长的光，转换效率较低。金蒸气激光器(gold vapor laser)和铜蒸气激光器(copper vapor laser)是近年来新型的激光器，已在一些科研和医疗机构应用，但其是否优于氢离子泵浦激光器还需进一步的临床研究验证。

#### 2. 临床操作方法

(1) 光敏剂给药。以常用的血卟啉衍生物为例，通常使用 $2.5\sim5.0$ mg/kg 体重的剂量，通过静脉注射进入体内，常将其稀释至 250 mL 生理盐水中。注射后 $48\sim72$ 小时，光敏剂会基本从正常组织中排出，但仍滞留在肿瘤组织内。此时，利用波长 630 nm 的光照射病变区域。激光照射的总剂量为 120 J/cm² (能量密度)，激光通过光纤从激光器导出，光源与肿瘤表面的距离大约为 10 mm，照射光斑直径为 6～12 mm。在激光功率为 100 mW/cm² 的情况下，照射 20 分钟即可获得所需的剂量。

（2）组织间照射。光敏剂注射后，光纤可以通过套管导入肿瘤组织进行组织间照射，这种方法称为组织间激光光动力疗法。早期曾将光敏剂直接注入肿瘤组织，但现在已不作为常规方法。理论上，组织间照射可以照射到肿瘤的任何部位和深度，有效克服传统外照射穿透深度不足的问题(630 nm 波长激光的穿透深度约为 1 cm)。然而，组织间照射所需的光能量监测系统尚不完善，MRI 可能成为一种新的监测手段，不仅可以监测照射组织内氢质子的温热变化，还能够检测由激光引起的水和脂肪物质的分布变化。

### 三、光动力疗法的临床应用

#### 1. 肿瘤治疗

自 20 世纪 70 年代 Dougherty 首次将光动力疗法应用于临床以来，已有超过 1 万例肿瘤患者接受了该疗法。总体来说，光动力疗法对早期表浅病变、癌前病变和原位癌效果较好。该疗法最初主要用于治疗膀胱肿瘤，已取得显著进展。此外，光动力疗法还被用于不能接受传统治疗的晚期肿瘤患者的姑息治疗，并作为传统治疗方法的辅助手段，例如手术后联合光动力疗法。

光动力疗法在口腔颌面部肿瘤治疗中的应用已有多年。初期主要用于早期病变的姑息治疗，特别是一些广泛且多部位的表浅病变，如黏膜的广泛恶性肿瘤。国内赵福运等人率先应用光动力疗法治疗口腔颌面部肿瘤，自 1982 年至 1986 年，共治疗了 104 例口腔颌面部的各类肿瘤，包括鳞状细胞癌（上唇、下唇、上颌窦、硬腭、颊黏膜、口底、舌）、疣状癌、面部基底细胞癌、上颌造釉细胞癌、转移癌及口腔红白斑等。

光动力疗法的适应证包括：①面积广泛且表浅的癌症、癌前病变和早期病变，这些病例可治愈且不影响功能。②口腔前部的上皮肿瘤，因为这些部位的肿瘤淋巴转移较晚。对于口腔后部，尤其是舌后 1/3 和软腭部位的病变，应慎用或避免使用。③放疗、化疗或手术治疗失败的病例。对于直径大于 2 cm 的病变，建议进行预防性颈淋巴清扫术。

此外，当光动力疗法作为首次治疗手段未能奏效时，应及时采用其他治疗方法。

#### 2. 肿瘤诊断

尽管光敏剂的研究主要集中在肿瘤治疗方面，但它们也可用于肿瘤的探测。血卟啉衍生物等荧光物质对癌症具有较强的亲和力，因此当这些荧光物质注射或口服给癌症患者时，在激光激发下，残留在癌组织中的荧光物质将发出特定波长的荧光(630～690 nm)。这些荧光可以通过肉眼观察到，或使用图像增强器放大，甚至通过频率调节声频信号检测或用数字伏特计定量分析。这一方法有望用于肿瘤的早期诊断、确定肿瘤的范围、判断口腔白斑或红斑的恶变、判断放疗后局部组织结构的变化是肿瘤复发还是放疗反应以及辅助术中肿瘤切除边缘的确定。

### 四、光动力疗法未来的发展

光动力疗法自应用于临床以来,在多种恶性肿瘤治疗中表现出完全或部分的治疗反应。为了提高治疗效果并使其得到推广,仍需进行大量实验和临床研究。需要提高现有光敏剂的效率,增加其选择性,并将光吸收波长扩展至 700~800 nm,这种较长的波长能够最大化激光光源的穿透深度。通过将靶向物质如单克隆抗体与光敏剂结合,选择性也可进一步增强。

光源的改进是提高光动力疗法效果的关键。自由电子激光器体积大且费用高,但其光谱宽且可调,能够同时产生多个激光波长,且输出功率可变,传递方式(如连续或脉冲模式)可选择。随着技术发展,两极真空管激光器逐渐成为一种稳定且高效的选择,其成本逐渐降低,体积变小,输出功率不断提升。如果该技术能进一步完善,将对光动力疗法的应用产生重大推动作用。

光纤导光系统的改进同样重要。200 μm 光纤探头能够将激光导入肿瘤,并监控激光剂量。结合 MRI 引导的组织间光动力疗法可实时引导激光探头进入肿瘤区域,不仅能观察肿瘤范围,还能监控治疗效果,确保肿瘤接受适当的激光剂量。

光动力治疗恶性肿瘤具有广阔的应用前景,但仍处于发展的初级阶段。目前,研究者在光敏剂、激光器、光输送系统和监测系统等方面已取得显著进展,随着新技术和新知识的不断涌现,光动力疗法必将在未来迎来更多创新。虽然目前光动力疗法还未成为肿瘤诊断的确切手段,也未成为治疗肿瘤的首选方法,但随着技术进步,新的技术会被整合到临床中,推动其成为有效的肿瘤治疗和诊断方法。

## 第七节 | 其他肿瘤治疗方法

随着科学技术的进步,肿瘤治疗方法不断增多。新技术和新方法持续应用于临床,而肿瘤并发症的治疗也日益受到重视,治疗水平不断提升,为肿瘤患者延长生存期和提高生活质量提供了有力支持。

### 一、消融治疗

肿瘤消融治疗通过物理或化学方法破坏肿瘤细胞,是一种介入性治疗。物理消融利用高能射频、微波、超声等方式作用于肿瘤部位,损毁肿瘤细胞。化学消融则通过将能够导致肿瘤细胞死亡的化学剂注入肿瘤组织,进而使肿瘤组织失活。

#### 1. 物理消融

肿瘤射频消融是一种介入性治疗方法,通过高频电流产生的射频波来破坏肿瘤组织。适用于直径小于 5 cm 且位置较浅的肿瘤。进行射频消融术时,需在影像学技术(CT 或超声)引导下,将细长的消融针插入肿瘤组织,应用射频波使肿瘤细胞坏死并损毁肿瘤组织。该方法创伤小、恢复快、疗效显著,但通常需要多次治疗以确保完全消灭肿瘤细胞,且可能会引发出血、感染、疼痛等并发症。

肿瘤微波消融的机制与射频消融类似,不同之处在于消融针发出的能量为微波,通过微波产生热量使肿瘤组织损毁。冷冻消融也是肿瘤治疗中常用的一种方法,其操作与射频和微波消融相似,采用经皮冷冻技术。在影像学引导下,将冷冻探针插入肿瘤内,使用设备将探针温度快速降至−70～−60℃,使肿瘤组织瞬间形成冰球,再通过反复加温与冷冻(约60分钟),实现肿瘤组织的损毁。

肿瘤超声消融,也称为高强度超声聚焦消融,通过将高强度超声聚焦能量传递至肿瘤组织,产生高温、高压和机械效应,从而摧毁肿瘤。与前述方法不同,超声消融不需要穿刺,操作时将超声探头紧贴皮肤,向靶标组织发射聚焦超声波,产生局部高温区域,促使病变组织受到破坏。超声消融适用于超声波能够从体表路径到达的肿瘤组织,尤其是肝左叶肿瘤和子宫肿瘤。

**2. 化学消融**

经皮乙醇注射疗法是在影像学技术引导下,通过将无水乙醇注射到肿瘤内部,使肿瘤细胞发生脱水和蛋白质凝固,破坏肿瘤细胞。此方法通过引起肿瘤血管壁内皮细胞变性和坏死,形成血栓,从而导致肿瘤缺血性坏死。该疗法主要适用于不能手术的单个病灶、直径在3 cm以内的原发性肝细胞癌,尤其适用于合并严重肝硬化或严重心肾疾病的患者。常见不良反应包括局部疼痛、吸热现象和酒精中毒,且可能对肝功能产生一定损害,出现转氨酶增高。

与无水乙醇相比,冰醋酸(乙酸)作为化学消融剂具有更强的渗透能力,易于穿透癌组织的纤维间隙并均匀弥散。其优点在于需要较少的注射总量和次数,且具有更强的杀伤癌细胞能力。主要应用于孤立性原发性肝细胞癌和转移性肝癌。然而,治疗过程中醋酸的强烈刺激性气味、患者的疼痛感及术后复发问题仍需解决。

稀盐酸复方消融剂是一种新型肿瘤化学消融剂,由38%的浓盐酸、非离子造影剂和生理盐水按5∶2∶3的比例混合而成。它可以注射到肿瘤内部,导致肿瘤组织完全凝固坏死。其凝固癌组织蛋白的效力是50%冰醋酸的5倍,是无水乙醇的15倍。稀盐酸复方消融剂可形成球体状的凝固坏死区,与正常组织的界限清晰,具有优异的治疗效果。但像冰醋酸一样,其强烈的刺激性气味和可能的不良反应需要关注。

口腔颌面部结构复杂,对功能和外观有高要求,因此目前消融治疗在该区域临床应用较少。然而,随着技术进步,特别是化学消融技术的完善,其微创或无创的特点使其在这一领域具有广阔的发展前景。

## 二、热疗

肿瘤热疗是一种利用物理能量在组织中产生热效应的治疗方法。通过加热肿瘤组织至有效治疗温度并保持一段时间杀死肿瘤细胞,且不会损伤正常细胞。该方法不仅可以与手术、放疗、化疗和中医药治疗互补,增强肿瘤对其他抗癌治疗的敏感性,还能减轻放疗和化疗的不良反应。

(1)热疗的作用机制。正常健康组织血流量较大,受热后血管扩张,血流量增加,带走热量。然而,肿瘤组织因血管生长异常,血管结构紊乱,毛细血管受压且形成血窦,新生肿瘤血管对热的反应较弱,因此肿瘤成为热量的储存器。接受热疗后,肿瘤温度可比邻近正常组织高 3～5℃。

高热能会抑制肿瘤细胞的 DNA、RNA 及蛋白质合成,从而抑制肿瘤细胞增殖。高温下,肿瘤细胞骨架解体,细胞功能受损,如溶酶体活性升高、线粒体损伤、聚合酶活性丧失、染色体畸变,最终导致细胞死亡。

高温还会影响肿瘤细胞的生物膜功能,增加细胞膜的通透性,导致低分子蛋白泄漏,膜内三磷酸腺苷(adenosine triphosphate,ATP)酶消失,进而引发肿瘤组织的淤血、血管扩张、血流停滞,细胞萎缩、数量减少及呼吸抑制。肿瘤细胞在这种环境下比正常组织更容易发生凋亡或坏死。

(2)热疗的临床应用。热疗可作为单一治疗方法,也可以与放疗或化疗结合,增强肿瘤治疗效果。它适用于口腔颌面部的皮肤癌、口腔癌等,以及头颈部的骨肉瘤、淋巴瘤等。此外,热疗还可缓解疼痛。

常见的肿瘤热疗设备包括微波热疗仪、射频热疗仪和超声热疗仪。微波热疗仪通过高频电磁波产生热效应,快速升温并杀死肿瘤细胞,适用于头颈部肿瘤。射频热疗仪通过高频电流产生热效应,使组织加热,适用于肝癌、胰腺癌、骨肉瘤等。超声热疗仪利用高强度聚焦超声波产生热效应,将超声波聚焦于肿瘤区域进行治疗,超声联合化疗可提高口腔颌面部恶性肿瘤的疗效。

## 三、止痛治疗

癌痛是癌症患者常见且严重的症状之一,可能由肿瘤本身、治疗或并发症等多种因素引起。癌痛的程度和类型因个体差异而不同,既可表现为轻微的不适感,也可发展为剧烈的疼痛。其发生机制主要包括炎症反应、神经损伤、化疗和放疗带来的不良反应、肿瘤的生长及其他因素。炎症反应和神经损伤是最常见的致痛因素,肿瘤细胞释放物质可刺激周围神经末梢,引发神经痛,而肿瘤压迫神经和血管时,也可能引发神经损伤或缺血性疼痛。虽然化疗和放疗能杀死癌细胞,但同时也会损伤正常细胞,造成疼痛。肿瘤的生长,特别是当肿瘤扩展并压迫周围组织和器官时,也常导致剧烈疼痛。癌痛可根据疼痛强度和对患者日常生活的影响程度进行分级。常用的癌痛评估工具包括:

(1)视觉模拟评分法(visual analogue scale,VAS)。患者在 0～10 的刻度上标记自己的疼痛程度,其中 0 表示无痛,10 表示最剧烈的疼痛。

(2)数字分级评分法(numerical rating scale,NRS)。患者在 0～10 的数字上标记疼痛强度,0 表示无痛,10 表示极度疼痛。

(3)患者自我报告的疼痛强度量表(patient self-reported pain scale,PSRPS)。患者根据个人感受描述疼痛程度。

(4)功能性疼痛指数(functional pain index,FPI)。综合评估疼痛的强度及其对患者日常生活的影响。

通过这些量表,医生能够更好地了解患者的疼痛程度及其对生活的影响,从而制订个性化的止痛方案。

针对癌痛的治疗通常采用三阶梯用药策略：

（1）第一阶梯。非阿片类镇痛药，如对乙酰氨基酚和布洛芬等，适用于轻度至中度疼痛，通常能有效缓解疼痛。

（2）第二阶梯。弱效阿片类镇痛药，如可待因和羟考酮等，适用于中度到重度疼痛，效果较好。

（3）第三阶梯。强效阿片类镇痛药，如吗啡和芬太尼等，适用于重度到极重度疼痛，可有效控制剧烈疼痛。

在使用这些药物时，需要注意药物的剂量和不良反应，特别是第三阶梯药物可能导致的呼吸抑制。此外，治疗过程中可以结合放疗、手术治疗、神经阻滞等方法，以增强止痛效果。最终的治疗方案需根据患者的具体情况制订，以最大限度地缓解疼痛，提高患者的生活质量。

# 第四章

# 中医基础理论

　　中医理论的形成与古代朴素唯物主义哲学密不可分。中国古代哲学不仅是中医理论的指导思想,也是中医学的重要组成部分。中医学中广泛运用了阴阳、五行、精气、气化、天人合一等哲学术语,体现了深厚的文化内涵,对中医理论的创新发展起到了重要作用,塑造了中医学独特的人文特征。成书于2 000多年前的《黄帝内经》,作为现存最早的中医学理论经典,奠定了中医理论的基础。中医学在历代医家不断丰富和发展的过程中,形成了系统的理论体系。

　　中医理论的构建以中国古代哲学为核心,涵盖了藏象、经络、病因病机及治则治法等多个方面,同时广泛借鉴了中华文明中的哲学、天文学、气象学、地理学、数学等学科的成就与方法。历代医家充分利用学科交叉的优势,不断推进中医药学的发展,提出新的学术观点和理论体系,形成了适应各自时代需求的临床论治方法,有效解决了当时的疾病问题,并对后世中医药学的发展产生深远影响。通过对中医理论的深入学习与研究,可以更全面地理解中医学的精髓,为其在现代社会的进一步发展提供动力。

　　在中华文明悠久的发展历程中,中医学者以中医经典理论为基础,探索和治疗与口腔颌面肿瘤相关的疾病。在长期的临床实践与经验总结中,不断形成新的学术观点。中医理论的发展也为口腔颌面肿瘤的诊疗提供了更多思路与方法。进入现代,中医基础理论的发展进一步促进了中西医结合的实践。现代中医学者借助多学科理论、技术与方法,在继承历代学术成果的基础上开展中医与其他学科的交叉研究。与单一医学体系相比,中西医结合在解决口腔颌面肿瘤等复杂医学问题方面展现出显著优势。

## 第一节 ｜ 藏 象 学 说

　　人体的组织和器官结构紧密相连,功能上相辅相成,病理上彼此影响,共同构成统一的有机整体。藏象学说以五行、阴阳等理论阐释人体脏腑功能与疾病的发生和治疗规律。脏腑经络不仅是人体组织结构的重要组成部分,还是生命活动和生理功能的基本单元。口腔位于头面部,为五官之一,具有摄入饮食、辨别五味、分泌津液、助磨谷物、辅助消化及发声等功能,其生理及病理变化与五脏六腑密切相关,而脏腑的功能与病理变化往往反映在各自所主的身体部位。研究藏象学说与口腔疾病的关联,有助于全面掌握中西医结合治疗口腔颌面肿瘤的特点。

## 一、藏象学说的形成与特征

藏象学说的形成与五行学说密切相关。五行学说是中国古代哲学理论,体现了自然界基本构成与变化的规律,其思想最早见于《易经》,后逐渐发展为中医学的核心理论之一。五行学说认为,五行之间相互依存且相互制约,表现为"相生"和"相克"两种关系。"相生"是指一种物质通过生成或转化产生另一种物质,例如水润木、木生火、火化土、土生金、金生水;"相克"则指一种物质抑制或破坏另一种物质,如水灭火、火化金、金削木、木疏土、土阻水。

中医运用五行学说解释人体五脏六腑的功能与相互关系,认为肺属金、心属火、脾属土、肝属木、肾属水。例如,肺主气,气属金,故肺归于金;心主血,血属火,故心归于火;脾主运化水谷,土能滋养万物,故脾属土;肝主疏泄条达,木能生长繁茂,故肝属木;肾主藏精纳气,水能润泽万物,故肾归于水。

五行学说与藏象学说是中医学两个重要的理论体系,两者关系密切。五行学说通过观察自然界与人体生命活动中五种基本物质的相互作用与变化,推断人体的病理和健康状况;而藏象学说则通过观察人体内外形态、脏腑器官与经络气血的变化,揭示病理变化的内在规律。五行与藏象相辅相成,五行学说为理解藏象学说的概念与原理提供了基础,而藏象学说中的五脏六腑又是五行在人体中的具体体现。掌握五行学说有助于深入理解藏象学说,为中医理论体系提供更全面的支持。

## 二、五脏

五脏是中医理论的核心概念之一,指的是人体内的五个主要脏器:心、肺、脾、肝、肾。每个脏器具有独特的功能与作用,心主血脉、肺主气、脾主运化、肝主疏泄、肾主藏精。

### 1. 心

心在五行中属火,被视为"君主之官",掌管人体的精神活动和血液循环。心的功能包括统领血脉、主神志、开窍于舌、调控汗液等。心的功能失调会导致一系列症状,如心悸、气短、胸闷、失眠、健忘等。

心主血脉,其华在面。心气推动血液在脉中流动,输送全身,起到滋养和润泽作用。血液在心脏和脉络中不停流动,流布至全身,尤其是口腔和颌面部。头面部血脉丰富,血脉充盈时,面部呈现红润光泽,因此,面色变化能反映心脏的功能。《素问·六节藏象论》指出:"心者……其华在面,其充在血脉。"《灵枢·邪气脏腑病形》也提到:"十二经脉,三百六十五络,其血气皆上于面而走空窍。"心气充盈时,血液循环顺畅,血脉通畅,面部呈现红润光泽;反之,心气血虚,则面色苍白;若血液阻滞,则面色青紫。正如《素问·五脏生成》所说:"心之合脉也,其荣色也。"

心开窍于舌,舌与口腔颌面的生理功能与心直接相关。心藏神,主神明,心神控制着语言、味觉及舌体运动。心通过经络与舌相连,《灵枢·经脉》记载:"手少阴之别……循经人心中,系舌本。"《灵枢·脉度》则说:"心气通于舌,心和则舌能知五味矣。"因此,舌色和舌体的状态能反映心脏的功能是否正常。隋代巢元方在《诸病源候论》中也指出:"心候舌,养于血。"宋代陈言在《三因极一病证方论》中提到:"舌者,心之官,主尝五味。"

当心功能失调时,面色、舌色可能发生变化,舌功能也会异常。如果心气不足或受到外邪侵扰,舌的味觉感知会失常,舌体可能出现痉挛、僵硬,甚至失语。若心火旺盛,面部潮红、舌红,尤其舌尖发红且疼痛;若心血虚,则面色和舌色显得苍白无华;若心脉淤血,面色和舌色则显得晦暗,甚至出现青紫和瘀斑。唐代王焘在《外台秘要》里提到:"疗舌主心,脏热即应舌,生疮裂破,唇揭赤。"思虑过度或因热病伤及心阴,心火上炎时,口舌可能因灼热而溃烂破裂。若心气衰竭,血行停滞,心与血脉的搏动消失,生命活动随之终止。

### 2. 肺

肺在五行中属金,被视为"相傅之官",其主要功能包括呼吸、宣发、排泄等。《素问·灵兰秘典论》指出:"肺者,相傅之官,治节出焉。"这表明肺主呼吸,掌管人体气机的运行,且与大肠相表里,与其他脏腑紧密相连,共同维持身体的正常生理功能。

肺开窍于鼻,鼻与喉相通并与肺相连,鼻为肺之窍,喉为肺之门户。鼻的嗅觉和喉部的发音皆为肺气作用的表现。肺还通过皮毛与外界相接,皮毛包括皮肤、汗腺、毫毛等,是身体的外层屏障,起着防御外邪的作用。肺气通过宣发功能将卫气和津液输送至体表,湿润肌肤和皮毛,从而抵御外邪的侵袭。因此,卫气的运行与肺气的宣发密切相关,而卫气又主汗孔的开合,若肺卫气虚弱,肌表易受外邪影响,常表现为自汗出。

肺还主一身之气,司呼吸,具有宣发肃降的作用,且对水液代谢起着调控作用。口腔中的唾液属于人体津液,主要由脾脏主导,但其分泌和调控受到肺气宣发作用的影响。肺气通畅时,能够有效地将津液输送至全身各部,维持体内水液的平衡,并保持口腔和喉咙的湿润。若肺气不畅,津液不能正常输送,常见症状包括口干舌燥等。在临床实践中,口腔颌面肿瘤患者因放疗或化疗可能导致唾液腺损伤,出现口干症状,此时通过调理肺气,常可取得良好效果。

### 3. 脾

脾在五行中属土,被称为"后天之本",其主要功能包括运化、升清、统血等。《素问·灵兰秘典论》指出:"脾胃者,仓廪之官,五味出焉。生万物。"这意味着脾主运化,对人体的消化吸收、水液代谢等方面起着重要作用,且与其他脏腑相互关联,共同维持身体的正常生理活动。脾与胃相表里,两者密切相连,互相影响。当脾功能失调时,常见症状包括食欲不振、腹泻、乏力等。

脾开窍于口,能够通过口腔和舌下穴位来润泽咽喉、唇舌,助脾胃消化水谷,滋润口腔。脾气健运时,精气得以上输至口腔,能够促进口腔津液的分泌,保持口腔湿润。《素问·六节脏象论》中提到:"脾……其华在唇四白";《灵枢·脉度》也有"脾气通于口,脾和则口能知五谷矣"的描述;《素问·五脏生成》指出:"脾之合肉也,其荣唇也。"脾与口腔的关系紧密,脾气充盈时,能够维持口腔湿润并促进消化吸收。

口唇为脾所主,是脾气的表现,反映脾的功能状态。若脾气健运,口唇会呈现红润、有光泽的状态;反之,若脾气虚弱或脾有病变,口唇的健康将受影响,表现为唇色暗淡、干燥,甚至出现唇裂、口疮等症状。中医学对口唇属脾的病理变化有着详细描述,如脾湿则唇黄,阴虚则舌裂唇萎等。《灵枢·师传》提到:"脾者,主为卫,使之迎粮,视唇舌好恶,以知吉凶。"《医学正传》则说:"脾热则口甘。"《证治准绳·杂病》指出:"风热传脾,唇肿裂或患茧唇。"其中的茧唇,可与现代医学中的唇癌相联系。口唇的变化可反映脾的健康状况,因此在临床诊断中,通过观察口唇的表现可以推测脾的病变,而脾的疾病也可以通过治疗脾来调理口唇问题。

### 4. 肝

肝在五行中属木,被誉为"将军之官",其主要功能包括疏泄、调畅和藏血等,对人体健康起着重要作用。肝与胆相表里,两者互相关联,功能相互影响。当肝脏功能出现失调时,可能引发头晕、口苦、失眠等症状。

肝主筋,筋与骨节相连,直接影响关节的运动,口腔中的颞下颌关节也依赖于肝主的筋来执行正常的生理功能。《素问·痿论》中指出:"宗筋主束骨而利机关也。"肝的疏泄功能通过调节气血,确保关节运动的流畅。肝脏将水谷精微转化为精气,经过经络传输至关节,保障其活动正常。肝病常导致筋脉问题,影响关节功能。老年人常见的筋骨酸痛、咀嚼功能下降、颞下颌关节脱位等问题,多与肝功能失调有关。

肝主藏血,若肝气虚弱或肝火旺盛,会影响藏血功能,可能引起口腔出血,如舌衄、齿衄等。《素问·灵兰秘典论》提到肝脉络舌根,肝气的疏泄调节舌体运动和语言功能。明代医家王肯堂提到,肝气郁结、火旺时,可能导致舌肿痛、口苦等症状。肝阳化热,风火上蒸,常见舌卷、舌强、面部疼痛等症状。

肝经热邪可以上升至唇部,引起唇干、裂等症状。若肝火传至脾,则可能引发茧唇等口唇病变。王肯堂曾在《证治准绳·杂病》中指出:"肝经怒火,风热传脾,唇肿裂,或患茧唇,宜柴胡消肝散。"

### 5. 肾

肾在五行中属水,被视为"先天之本",主要功能包括藏精、主水及生长发育。《素问·上古天真论》提到:"肾者,主水,受五脏六腑之精而藏之。"说明肾在水液代谢中起着关键作用。肾与膀胱相表里,两者互相关联,当肾脏功能失调时,可能出现腰痛、遗精、尿频等症状。

肾主骨,齿为骨之余,肾精的标志。肾的经络与舌本相连,气血通达舌。《灵枢·经脉》曰:"肾足少阴之脉……循喉咙,夹舌本。"《灵枢·忧恚无言》云:"足之少阴上系于舌,络于横骨,终于会厌。"肾主藏精,牙齿受其滋养,牙齿坚固与否反映肾精的盛衰。牙齿的生长、萌出及脱落均由肾精主宰。王肯堂在《证治准绳·杂病》中指出:"肾主骨,齿为骨之余,……故随天癸之盛衰也。"肾精充足,生髓养骨,滋养齿根,保持牙齿的健康。

肾主水,水液可通过唾液排泄。《素问·逆调论》云:"肾者水脏,主津液。"肾调节津液代谢,唾液润泽口腔。唾液作为津液,其生成和代谢依赖肾。水谷经过肾阳蒸腾转化为唾液,润滑口腔。张志聪提到:"肾络上贯膈入肺,上循喉咙夹舌本。"肾精通过足少阴肾经,经过肝、肺等,最终到达舌下的金津、玉液,滋润口腔。

若小儿肾气不足,常见齿迟;成人肾精亏虚时,牙齿失养,表现为牙齿无光泽,颜色黄黑,齿龈萎缩,甚至松动脱落。《素问·痿论》云:"肾热者色黑而齿槁。"牙齿枯槁多由肾阴枯竭,精气不荣;牙齿松动脱落常见于肾虚或虚火上炎。久病者若见牙齿枯萎或脱落,表示肾精枯竭。肾虚可见齿龈淡白、龈肉萎缩;虚火上炎时,齿龈微肿;阴虚火旺、津液不济时,可引起口舌生疮、齿衄等症状。肾阴阳失调会影响津液生成,导致唾液分泌减少,造成口干;肾阳虚则气化不足,津液输布缓慢,口腔湿润但津液过多。

### 三、六腑

#### 1. 小肠

小肠上接幽门,与胃相通,下连大肠,包括回肠、空肠和十二指肠。其主要功能是分解和消化食物,承接胃部腐熟的饮食进行进一步消化,因此有"受盛之腑""受盛之官"之称。食糜在小肠内经过进一步的消化和分解,精华部分被吸收并供应全身,糟粕则进入大肠,水液则归膀胱。《素问·灵兰秘典论》云:"小肠者,受盛之官,化物出焉。"《医学入门》则指出:"小肠上接胃口,受盛其糟粕,传化下达膀胱,泌别其清浊,宣通。"

小肠与心互为表里,心为脏,小肠为腑。心开窍于舌,因此小肠功能异常可表现为舌头的变化,包括形态、颜色和舌苔的变化。小肠经络与舌相通,而舌是心开窍于口的器官之一。小肠为手太阳经,手太阳小肠经的一条支脉从锁骨处上行,经过颈部和面颊,另一支脉则从面颊向上斜行至颧部。通过针刺手太阳小肠经的特定穴位,可以有效治疗牙痛、颌面部肿胀等相关疾病。

#### 2. 大肠

大肠呈回环叠积之状,上端在阑门处与小肠相接,下端紧接魄门。大肠主要功能是将小肠传来的食物残渣形成粪便,并将粪便传送至大肠末端再经肛门排出体外。大肠尚具有重新吸收水液并参与调节体内水液代谢的功能,故又称"大肠主津"。大肠病变多与津液有关,如虚寒、实热等情况会导致不同症状。在脏腑功能活动中,大肠始终处于不断接受小肠转运而来的食物残渣,并使之形成糟粕、排泄糟粕,表现为积聚与输送并存、实而不能满的状态,故大肠功能以降为顺,以通为用。

大肠与肺相表里,属手阳明经,与足阳明胃经相连。手阳明大肠经循行于口颊,通过经络与口腔相连,血气相贯。大肠传导化物,通降顺畅,经脉气血充足和缓,则下牙坚固,齿龈健康,咀嚼运动正常。手阳明大肠经的穴位可治疗口腔及面部病症,如牙痛、口干、面瘫、面肌痉挛、三叉神经痛等,其中的合谷穴是止痛之要穴,按压合谷穴有祛风解表、镇痛通络之效,治疗下牙龋齿疼痛十分有效。

《灵枢·经脉》曰:"大肠手阳明之脉……其支者,从缺盆上颈贯颊,入下齿中,还出挟口,交人中"。手阳明大肠经循行于牙齿、牙龈之间,大肠病症可以反映于齿龈。肠燥津亏、阴津亏损、燥热内生等情况都会影响口腔健康,如口臭、口干、舌红少津、苔黄燥等。热结大肠会灼伤津液,导致肠道失润,燥屎内结,高热,口渴,舌质红,苔黄厚而干燥,甚至焦黑起刺。若邪热循经上炎,灼伤血络,迫血妄行,可出现齿龈红肿,溃烂出血,甚至成痈,毒火内聚,日久发为唇疔。

### 3. 胃

胃位于膈下，其上口为上脘，下口为下脘，两者之间称为中脘，三者合称胃脘。胃与脾互为表里，属于足阳明经。胃主咽部，意味着胃受纳水谷的过程必须经过咽部，通过食道才能进入胃中。《灵枢·忧恚无言》指出："咽喉者，水谷之道也。"《灵枢·胀论》也提到："胃者，太仓也，咽喉小肠者，传送也"，表明胃是储存饮食的器官，而咽则是饮食的传送通道，因此，咽部由胃主。若胃气和顺、通降正常，咽部就能保持畅通，无痛、无肿、无噎阻感。反之，若胃气不足或通降不畅，则会出现咽部的噎阻。如果胃火炽盛，热气上行至咽部，可能导致咽部灼热、疼痛，甚至引发喉风、喉蛾等咽喉疾病。

胃与脾互为表里，共同主舌苔，舌苔由胃气上蒸形成。通过观察舌苔的色泽、厚薄和润燥等变化，可以了解胃及其他脏腑的功能是否正常。正如《形色外诊简摩·舌质舌苔辨》中所说："苔乃胃气之所熏蒸，五脏皆禀于胃，故可借以诊五脏之寒热虚实也。"胃气充足，受纳腐熟功能正常时，舌苔应薄白，干湿适中，不滑不燥。如果湿邪或饮邪停滞在胃，胃气受阻，舌苔可能变为白腻或白滑；如果热邪或火邪侵扰胃，舌苔则呈现黄苔或黄糙苔，可能带有刺状突起；若食积滞留在胃中，浊气上升，舌苔则显得厚重腐败；若胃阴不足，不能蒸液生苔，则舌面可能光滑干燥，且无苔。

《素问·热论》提到："阳明主肉，其脉夹鼻络于目"；《灵枢·经脉》也指出："足阳明之脉，起于鼻，交頞中，旁约太阳之脉，下循鼻外，入上齿中，还出夹口，环唇，下交承浆。"这说明，足阳明胃经与足太阴脾经在头面部的疾病发病与治疗中，均具有重要作用。

### 4. 胆

胆附于肝，与胆互为表里，并与经脉络有密切关系。胆被称为"中精之府"，其主要功能是储存胆汁。若肝脏的疏泄功能失常，导致胆汁上逆或外溢，常见症状包括口苦、呕吐黄绿苦水，软腭黏膜出现黄染。《素问·痿论》中指出："肝气热，则胆泄口苦筋膜干。"这表明，当肝脏火气旺盛时，容易影响胆的正常功能，从而引发口苦等不适。明代医家吴昆在《医方考·卷五》中也提到："肝胆气虚，口苦生疮"，说明胆的功能失调不仅可能引起口苦，还可能导致口舌溃疡等症状。

### 5. 膀胱

膀胱位于下腹部，在脏腑中处于最下方，是水液（尿液）汇聚之所，称为"津液之腑"和"州都之官"。膀胱的主要功能是贮藏水液，经过气化后排出小便。《素问·灵兰秘典论》曰："膀胱者，州都之官，津液藏焉，气化则能出矣。"膀胱与肾互为表里，足太阳膀胱经络与肾相连。肾主二阴，膀胱的排尿功能与肾阳密切相关。《素问·气厥论》提到："膀胱移热于小肠，鬲肠不便，上为口糜。"这表明膀胱不仅协助肾气化水液，还在湿热内蒸的情况下可能导致口舌糜烂和生疮等症状。

### 6. 三焦

三焦是六腑之一，由上焦、中焦和下焦组成，不同于其他脏腑，它并非专指某个器官。上焦位于膈上，涵盖胸腔及其中的心肺和头面部；中焦位于上腹部或腹腔，主要包括脾和胃；下焦则位于下腹部或盆腔，涵盖肝、肾、大肠、小肠和膀胱。然而，三焦的某些具体概念并不明确，《难经》中提到三焦"有名无形"。三焦的主要功能是主导气的运作,并通行水道。《素问·灵兰秘典论》提到:"三焦者,决渎之官,水道出焉",这表明三焦在水液代谢中起着决定性作用,通过调节水液的流动与排泄,维持人体内环境的平衡。

### 四、奇恒之腑

奇恒之腑是指脑、髓、骨、脉、胆和女子胞六个特殊的器官或组织。它们共同的特点是具有"贮藏精气"的功能,形态上呈现中空,与其他脏器有所不同。唯一例外的是胆,它属于六腑之一。齿是骨的附属部分,髓与骨均与肾功能相关,髓分为骨髓、脊髓和脑髓,对于齿的营养和发育至关重要。脑位于颅内,由脊髓汇聚而成,涉及视觉、听觉、嗅觉和精神状态等多项功能。脉是血气流动的通道,遍布全身,其主要作用是调控血气流动,确保其有序流动并防止外泄,口腔出血性疾病如齿衄、舌衄可与脉的异常有关。女子胞即子宫,是女性特有的器官。

## 第二节 | 经 络 学 说

"经络"是中医专有名词,经为主干,络是为小分支或细小横行分支,经脉和络脉的总称经络,是人体气血运行的通路,可以内联脏腑、外络肢节,沟通人体的内外。人体有十二条正经,分别是肺经、大肠经、胃经、脾经、心经、小肠经、膀胱经、肾经、心包经、三焦经、胆经、肝经,与五脏六腑相对应,五脏(及心包)对应的是六条阴经,六腑对应的是阳经。十二正经与任脉、督脉、阳跷、阴跷、阳维、阴维等奇经八脉及十五络脉等共同组成经络系统。

在正常生理情况下经络有运行气血、感应传导的作用,在病理情况下也可依此途径相互影响。一方面,脏腑病变可通过经络反映于口腔及颜面,头面部经脉受损又可波及口腔各组织。另一方面,口腔颌面组织病变可通过经络影响所属脏腑。经络理论可以在诊断和治疗过程发挥指导作用,可根据病症判断其归经,并在相应的经络选取穴位进行下一步治疗,也可以经络循行规律判断疾病的脏腑归属。

针刺取穴对于某些口腔疾病有一定疗效,可以用于缓解口干、味觉失灵等口腔颌面肿瘤放化疗并发症,在肿瘤术后康复中也能发挥积极效应。本节内容简要介绍与口腔相关的经络与穴位。

### 一、手阳明大肠经

起于商阳穴,沿上肢外侧前缘,从缺盆上颈,循行两颊,入下齿,还出夹口,左右交叉于人中,至对侧鼻旁,止于迎香穴。手阳明大肠经异常可以导致多种头面部病症,如牙齿痛、颈部肿胀等。《灵枢·经脉》有言:"大肠手阳明之脉……是动则病齿痛颈肿。是主津所生病者,目黄,口干,鼽衄,喉痹,肩前臑痛,大指次指痛不用。气有余则当脉所过者热肿;虚则寒栗不复。"常用穴位包括二间穴、三间穴、合谷穴、阳溪穴、曲池穴、迎香穴等。

## 二、足阳明胃经

起于头面,经目眶下承泣穴,下循鼻外,入上齿,夹口环唇,从颊部下行,出大迎穴,经颊车穴进入锁骨,分为两支,一支经胸膈属胃络脾,另一支经乳头沿腹部下行,最后汇合于腹股沟,沿下肢外侧下行,止于第二足趾外侧端的厉兑穴。《灵枢·经脉》中记载:"胃足阳明之脉……是主血所生病者,狂疟温淫汗出,鼽衄,口喎唇胗,颈肿喉痹,大腹水肿,膝膑肿痛。"足阳明胃经异常可以导致多种病症,如口角喎斜、流涎、口唇生疮、齿龈肿痛等口腔疾病。常用穴位包括四白穴、地仓穴、颊车穴、下关穴、足三里穴、内庭穴等。

## 三、足太阴脾经

起于足大趾内侧隐白穴,循趾内侧上内踝,循胫骨后,交出肝经之前,上膝股内前方入腹部,属脾络胃上膈,挟咽连舌本,散舌下,其支者,复从胃别上膈,注心中。足太阴脾经与舌根相连,功能失常可能出现舌痛、舌根强直等口腔症状。常用穴位包括三阴交穴、商丘穴、血海穴等。

## 四、足厥阴肝经

循行起足大指大敦穴,循小腿内侧上行,环绕阴器,夹胃,抵少腹,属肝络胆,从胁注肺中,循喉咙,上连目系,其分支从目系分出下行颊里,环唇内,终于期门穴。足厥阴肝经功能出现异常可能出现口咽干痛、口腔黏膜干燥、口腔肿瘤等病症。常用穴位包括行间穴、太冲穴等。

## 五、足少阴肾经

循行起于足小趾之下,走足心,沿腿屈侧入腹,贯脊属肾络膀胱,上贯肝、膈,入肺中,循喉咙,夹于舌根两侧。足少阴经异常可以出现口中灼热、口舌干痛、齿枯齿黯等症状。足少阴经与古代典籍记载的宣露肾疳相关,临床表现为牙龈肿痛溃烂出血,《医宗金鉴》注:"此证牙龈宣肿,龈肉日渐腐颓,久则削缩,以致齿牙宣露。"常用穴位包括太溪穴、照海穴等。

## 六、手少阴心经

循行起于心中,下膈络与小肠通,其支脉从心系出,上挟咽喉系目;从胸走手,主要分布在上肢内侧后缘。手少阴心经出现异常可以发生咽干、口渴、舌强不语等病症。常用穴位包括通里穴、神门穴、少府穴等。

## 七、手太阳小肠经

循行起于小指外侧端少泽穴,沿手背及上肢外侧后缘上行,入肩,络于心,沿食道下行至胃,下行属于小肠。其分支从缺盆沿颈至目外眦,入耳中听宫穴;另一分支从颊分出,至目内眦睛明穴。手太阳小肠经异常可能会导致牙病、颌面肿胀等问题。常用颧髎穴。

## 八、手少阳三焦经

循行起于无名指末端关冲穴,沿上臂外侧上达肩部,入缺盆。其支脉循颈系耳后,上行额角,再屈而下行,至面颊部,达眶下部。另有分支,由颊入系舌本。《灵枢·经脉》描述手少阳三焦经:"是动则病耳聋浑浑焞焞,嗌肿,喉痹。是主气所生病者,汗出,目锐眦痛,颊痛,耳后、肩、臑、肘、臂外皆痛,小指次指不用。"提示本经异常可以出现面颊或舌肿痛、齿痛、牙关紧闭等病症。常用穴位包括翳风穴、耳门穴、角孙穴等。

## 九、督脉

循行经后颈越过头顶部,沿颜面正中下行,过人中,至上齿正中的龈交穴。督脉为阳脉之海,出现异常可以表现为咽干、口咽、齿龈肿痛等病症,常用穴位包括素髎穴、兑端穴、水沟穴、龈交穴等。

## 十、任脉

循行经前正中线过胸,到达咽喉部,再上行环绕口唇,经过面部,进入目眶下的承泣穴。任脉为阴脉之海,出现异常可以表现为口喝、失语、牙痛、流涎等病症,常用穴位包括廉泉穴、承浆穴等。

# 第三节 | 病 因 病 机

中医在肿瘤领域形成了独特的病因与发病理论,并有效指导临床实践。根据中医理论,肿瘤的发生与情志、饮食、外界环境等因素密切相关,强调辨证施治,临床治疗以调整阴阳平衡、促进气血运行、消除病因病机为基本原则。病因病机是中医理论的核心之一,指疾病产生的原因与发展过程。每种疾病都有特定的病因病机,只有深入理解其具体病因病机,才能制订有效治疗方案,从而达到治愈疾病的目的。口腔颌面肿瘤发生于头颈部,病因病机复杂,从气滞血瘀到湿热内生,再到阴阳失衡等,不同的病因病机会导致不同的临床特征与症状。掌握病因病机理论,对正确辨证治疗至关重要。

## 一、中医病因理论

病因理论是中医学的重要组成部分,指的是导致疾病发生的根本因素。根据中医理论,疾病的产生与外界环境的变化、情志失调、饮食不节、劳逸不当等多种因素密切相关,这些因素统称为病因。常见的病因包括六淫(风、寒、暑、湿、燥、火)、七情(喜、怒、思、忧、悲、恐、惊)及不良的生活方式等。不同病因通过影响机体的阴阳、气血、脏腑功能等方面,导致不同的病理改变,从而引发各类疾病。

### (一)六淫

六淫是中医学中的重要概念,源于传统中国文化中的六气理论,六气指风、寒、暑、湿、燥、火六种自然气象因素。在中医理论中,人体与自然环境密切相关,当六气过度影响人体时,就可能引发疾病,称为六淫。具体而言,风邪侵入人体,易引发头痛、关节疼痛等症状;寒邪入侵则可能导致肌肉萎缩、血液循环不畅等问题;暑邪常引起口渴、多汗等表现;湿邪会导致四肢沉重、皮肤黏腻等症状;燥邪会导致咽喉干燥、皮肤干裂;火邪入侵时,则可能引发口舌生疮、心烦易怒等症状。

六淫邪气长期侵袭人体,能够削弱人体正气,破坏气血阴阳的平衡,进而引发机体功能紊乱,经络阻滞,甚至诱发肿瘤等重大疾病。肿瘤的发生常伴随着气滞血瘀、阴阳失调等病理变化,这与六淫邪气的侵害息息相关。特别是湿邪,因其湿毒重,长时间积聚可形成肿瘤,湿气重的地区癌症发病率较高;而炎热的气候则可导致阳气亢盛,增加肿瘤发生的风险。因此,中医在治疗肿瘤时,通常会根据个体的病因、病机及环境因素进行辨证施治,选择具有清热解毒、活血化瘀、祛湿等功效的中药调理,旨在调节体内环境、恢复阴阳平衡。

## (二) 七情

七情指的是喜、怒、思、忧、悲、恐、惊七种情绪。中医学认为,情绪波动与身体健康密切相关,不良情绪能够导致气血运行不畅,从而引发一系列疾病。具体而言,"喜"有助于舒展气机,活血化瘀;"怒"则可能消耗肝气,伤害肝阴;"思"容易使脾失健运,影响消化吸收功能;"忧"会损伤脾胃,损害气血与心神;"悲"可伤肺气,损害肺阴;"恐"伤肾气,扰乱精神;"惊"则可能损伤心神,扰乱脏腑功能。

七情的失调与恶性肿瘤的发生有一定关系。中医学认为,情绪的不稳定影响气血运行和脏腑功能,不良情绪容易造成身体失调,气机不畅,从而增加恶性肿瘤的发生风险。具体来说,忧郁、悲伤等情绪容易导致肺气郁滞,可能引发肺癌;怒气过度则会耗散肝气,使肝失疏泄,可能诱发肝癌;惊恐则可能伤肾气,影响免疫力,促进肿瘤的发生和发展。长期处于不良情绪状态的人群更易罹患恶性肿瘤。因此,中医强调通过心理疏导与情绪调节等手段,帮助肿瘤患者释放负面情绪,减轻精神压力,增强免疫力,促进身体康复与体质改善。

## (三) 伤食

伤食是指不良饮食习惯或其他因素导致消化系统功能紊乱,从而引发食欲减退、腹胀、腹泻等症状的病理状态。伤食的主要原因包括过量进食、暴饮暴食、食用过寒或过辣的食物等。这些不良习惯会对消化系统产生负面影响,导致脾胃失调、气血运行不畅,进而出现食欲不振、腹胀、腹泻等症状。

伤食与肿瘤的发生密切相关。不良饮食习惯会破坏消化系统功能,影响营养摄取与代谢,进而削弱免疫力,增加恶性肿瘤的风险。具体而言,长期暴饮暴食、偏食、过度食用寒凉食物等习惯,会导致脾胃失调,气血运行不畅,诱发气滞、血瘀等病理变化,进而增加肿瘤发生的风险。高脂、高糖、高盐的饮食习惯还会导致肥胖、糖尿病等疾病,进一步提升肿瘤发生的风险。

在中医理论中,伤食主要包括饮食不节、饮食偏嗜与饮食不洁三个方面。

### 1. 饮食不节

饮食不节是指不健康、不规律的饮食习惯所引起的身体失调状态。长期的饮食不节与肿瘤的发生密切相关,因为它可能导致机体代谢紊乱,降低免疫力,进而增加恶性肿瘤的风险。

饮食不节是口腔颌面肿瘤的一个重要危险因素。口腔颌面肿瘤包括口腔、咽喉、鼻腔和颌面等部位恶性肿瘤的发生,均与不良饮食习惯密切相关。高盐、高脂、高糖的长期饮食会引起内环境紊乱,影响各器官的正常代谢和生理功能,增加细胞突变的风险,从而提高口腔颌面肿瘤的发生概率。过度进食、暴饮暴食同样容易导致身体内部失衡,损伤消化系统,造成内分泌紊乱,进一步提高肿瘤的发生率。同时,缺乏膳食纤维、维生素和微量元素等营养物质,也会直接或间接促进口腔颌面肿瘤的发展。

饮食不节与口腔颌面肿瘤的发生关系紧密。中医学认为,饮食是人体健康的基础,不当的饮食习惯会导致湿热、痰浊等有害物质在体内积累,进而影响身体健康。不良饮食习惯容易引起脾胃失调,产生湿热内蕴,而湿热积聚过久将影响正常代谢,最终引发各种疾病,包括口腔颌面肿瘤。湿热、痰浊等不良物质的积累是口腔颌面肿瘤的病理基础,饮食不节促使这些物质的形成,久而久之,可能发展为恶性肿瘤。

### 2. 饮食偏嗜

饮食偏嗜指的是个体过度偏爱某些特定食物,忽视其他营养均衡的食物,从而导致身体缺乏某些必需的营养素,影响整体健康。中医学认为,饮食偏嗜可导致脾胃功能失调,进而引发多种疾病。长期偏食辛辣刺激性食物会刺激胃肠道黏膜,可能导致胃肠疾病;而偏食高糖食品则可能使胰岛素分泌过多,造成胰岛素抵抗和糖尿病等代谢性疾病。此外,饮食偏嗜还可能引起情绪波动、失眠等问题,因为某些食物中的成分,如咖啡因和糖,能够影响神经系统和代谢功能,从而干扰情绪和睡眠质量。

饮食偏嗜是口腔颌面肿瘤的重要诱因。偏食会导致体内环境失衡,进而引发气滞血瘀等病理变化,增加口腔颌面肿瘤的发生风险。长期偏食辛辣、油腻、烟熏食物,会破坏胃肠功能,刺激口腔黏膜,进一步提高口腔颌面肿瘤的发生概率。

### 3. 饮食不洁

饮食不洁是指人们进食时摄入了不洁净或有害的物质,如细菌、病毒、寄生虫、农药残留、重金属等。这些有害物质会对身体健康产生不利影响。脾胃是人体消化和吸收的主要器官,脾胃功能的正常运作直接影响到健康。饮食不洁会损伤脾胃,导致其功能失调,进而引发脾胃虚弱、消化不良、腹泻等症状。此外,饮食不洁还可能导致湿热内生,产生口臭、口腔溃疡等问题。长期食用不洁食物还可能导致慢性中毒和营养不良,长期摄入含有重金属的食品会引发重金属中毒,而长期食用劣质食物则可能导致免疫力下降和多种疾病。

饮食不洁是口腔颌面肿瘤的一个重要诱因。它会破坏体内环境平衡,影响正常的代谢和免疫功能,从而增加口腔颌面肿瘤的发生风险。长期食用受污染的水产品或含重金属的食物,可能引发毒性反应,刺激口腔黏膜,进一步增加口腔颌面肿瘤的发生概率。同时,饮食不洁还会影响脏腑经络的正常运作,削弱身体的免疫力和自我修复能力,从而提高恶性肿瘤发生的风险。

### (四) 劳逸

劳逸平衡是指在工作和生活中合理安排劳动与休息的时间和强度,以确保身体和心理得到充分恢复和调节,进而保持身心健康。人体的生命活动是一个持续运动与变化的过程,需要通过劳动与休息的交替来维持正常的生理功能。劳逸平衡与阴阳平衡密切相关。中医认为,人体生命活动由阴阳两种相反而又相互依存的力量支配,阴阳失衡会导致身体功能的失调。如果长期处于过度劳累或过度休息的状态,就会导致气血失调,脏腑功能紊乱,从而增加各种疾病的发生风险。

#### 1. 过度劳累

过度劳累,又称过劳,是指由于工作或学习等原因,超过人体能够承受的范围,长时间处于高度紧张和疲劳状态,导致身体功能失调和各种生理及心理障碍。从中医角度来看,长期过度劳累或精神高度紧张会损伤人体的气血和阳气,使机体阴阳失衡,进而引发气滞、血瘀等病理变化,增加心血管疾病、肝胆疾病、消化系统疾病、恶性肿瘤等疾病的风险。

过劳会导致身体阴阳失衡,长期处于过度劳累的状态会导致气血不畅、脏腑功能失调,进而影响人体免疫力和抗病能力。口腔颌面肿瘤的发生与人体抗病能力密切相关。中医学认为,口腔颌面肿瘤的发生主要是由于气滞、血瘀、湿热等病理因素作用于口腔颌面部组织,导致局部气血不畅,从而形成肿瘤。而过度劳累会导致气血运行不畅,进而加重口腔颌面部组织的气滞和血瘀,进一步加剧肿瘤的发生与发展。

#### 2. 过度安逸

过度安逸,简称过逸,指的是人们在生活中过度休息或过度放松,缺乏适当的身体活动和锻炼,导致身体功能失调。人体的生命活动是一个不断运动和变化的过程,需要通过适当的劳动和运动来维持身体的正常功能。如果长期处于过度休息或缺乏身体活动的状态,就会导致气血不畅、脏腑功能紊乱,进而引发各种疾病。

从中医角度来看,过逸也是导致口腔颌面肿瘤发生的一个重要因素。长期过度休息或缺乏锻炼会导致气血运行不畅,影响正常代谢和免疫功能,进而增加口腔颌面肿瘤的发生风险。长期过度休息或缺乏锻炼容易导致人体阳气不足,从而引起体内湿邪滞留,气滞、血瘀等病理变化,进一步增加口腔颌面肿瘤的风险。长期过度休息还会使人体内部环境失衡,影响免疫力和自我修复能力,进而增加恶性肿瘤的发生风险。

## 二、中医肿瘤发病理论

中医病机是根据中医理论描述和解释疾病的发生、发展和变化规律,包括病因和病机两个方面。中医病机观念强调人体内外环境的相互作用,认为疾病的发生与人体内部的阴阳失衡、气血运行不畅、脏腑功能失调等密切相关。病机指的是疾病发生、发展和变化的机制与过程,包括病邪入侵、脏腑功能失调、气血阻滞、络脉瘀滞等。中医学认为病机涉及人体的阴阳、五行、经络、气血等系统,治疗疾病的关键在于调整这些系统的平衡与协调。以下是与口腔颌面肿瘤发病相关的中医病机。

## （一）气滞血瘀

气滞血瘀是中医病机中常见的一种病理状态,指气血运行不畅,导致局部气血瘀滞、凝聚形成肿块或结节。在口腔颌面肿瘤的发病过程中,气滞血瘀往往起着重要作用。具体而言,口腔颌面肿瘤的发生受遗传、环境、生活习惯等多种因素影响。在中医理论中,这些因素可导致气机阻滞、血行不畅,最终形成气滞血瘀。

气滞血瘀表现为局部气血淤滞,形成结节或肿块,并进一步发展为肿瘤。气滞血瘀还会削弱局部免疫功能,增加肿瘤细胞的生长和扩散风险。

从中医角度看,气滞血瘀是口腔颌面肿瘤的重要致病因素。"血气不足,则筋脉不利,乃生癥瘕之疾。"气滞血瘀在肿瘤发病过程中引发局部胀痛、不适等症状,多因气机受阻、血瘀不畅所致。中医认为,口腔颌面肿瘤的病因常包括气滞血瘀、湿热毒邪等,这些病因导致局部气血运行受阻,形成肿块并加重病情。

## （二）痰凝湿聚

痰、湿、气、血、火是中医理论中的五种基本物质,在人体内相互作用,维持健康的平衡状态。若其中之一失调,则容易导致疾病的发生。其中,痰凝湿聚是指体内湿气和痰液在某部位聚积,阻碍气机运行,表现为肢体沉重、胸闷气促、唾液增多、喉咙不适等症状。

在中医病机中,痰凝湿聚多因脾胃功能失调、肺失宣降、肝失疏泄等因素引起。口腔颌面部肿瘤的发生与痰湿密切相关。当痰湿聚积在体内,阻碍气机运行,导致局部气血不畅时,容易形成肿瘤。饮食过度生冷或辛辣、长期情志不畅等因素,均可导致湿邪增多,诱发痰湿聚积,从而引发口腔颌面部肿瘤。

## （三）毒邪内蕴

毒邪是中医学中一个特殊的概念,指人体内存在的有害物质或病邪,是引发各种疾病的重要病理因素。毒邪可以分为外感性和内生性两种类型。外感性毒邪由外界因素引起,例如暴露在夏季高温中易导致湿热郁结,引发暑邪。内生性毒邪则多与长期不良生活习惯、情志失调、脏腑功能失调等因素有关,如肝气郁结、脾虚湿盛等。内生毒邪会阻碍气血运行,造成机体功能紊乱,甚至引发器官损伤和疾病发展。

从中医角度来看,毒邪内蕴是口腔颌面肿瘤的重要病因之一。毒邪内蕴是指湿热、瘀血、痰湿等病理性物质积聚在体内,阻碍气血运行,导致功能失调和局部不适。此外,中医将情志失调、不良饮食习惯等归为内伤,也是毒邪内蕴的一种表现。

毒邪的存在破坏了人体阴阳平衡,影响气血流通,是中医理论中解释肿瘤发生机制的重要部分。

## （四）正气虚衰

中医正气虚衰是指人体的正气减弱,导致机体功能失调,出现疾病或亚健康状态。正气是中医对人体自我调节与抵抗能力的概括,具有维护健康、抗御外邪和促进康复的作用。《素问·刺法论》指出:"正气存内,邪不可干。"这说明正气的强弱决定了人体对疾病的防御能力。正气虚衰多由长期慢性病、过度劳累、饮食不节、情志失调等因素引起,表现为气短乏力、精神不振、易患病等症状。

中医认为,正气虚衰削弱了身体的防御能力,容易使病邪乘虚而入,导致疾病甚至肿瘤的发生。"血气虚弱者,必生肿瘤",长期正气虚衰会影响局部组织的功能与代谢,为肿瘤的形成提供条件。

现代医学从基因病变的角度解释肿瘤的发生,指出基因突变和遗传因素是重要病因。中医中的先天因素与西医中的基因概念在某些方面有相似之处。先天因素包括个体体质、五脏功能及父母对胎儿的影响,这一观点可以与遗传学中基因对机体的决定性作用相联系。

现代研究表明,肿瘤的发生往往涉及家族遗传或特定基因的突变,如 *BRCA* 基因突变与乳腺癌相关,某些综合征如利-弗劳梅尼综合征(Li-Fraumeni syndrome)与多种肿瘤有关。中医强调先天因素影响体质和抗病能力,与遗传学中基因对肿瘤易感性的研究具有一定的相通性。

因此,在口腔颌面肿瘤的研究与治疗中,融合中医"正气"和"先天"理论与西医基因学理论,可以更全面地认识肿瘤的发生机制,为防治肿瘤提供新的思路。这种中西医结合的模式,有助于推动肿瘤学研究与临床治疗的进一步发展。

### (五) 癌毒与癌气

近年来,恶性肿瘤的中医发病机制研究成为中医与中西结合医学领域的研究热点,新的学术观点不断涌现,其中癌毒概念及相关发病理论得到广泛认可与接受。基于癌毒概念的提出,中医临床开始逐步重视"以毒攻毒"的治疗方法,使用蜈蚣、蟾酥、斑蝥和砒霜等毒性药物治疗恶性肿瘤,并取得了一定的疗效。不同的医家对癌毒概念的理解虽然存在差异,但他们都认为癌毒是导致恶性肿瘤发病的关键因素,属于病因范畴的概念。

清代医家尤在泾在《金匮要略心典》中曾指出:"毒者,邪气蕴蓄不解之谓。"这一表述表明,癌毒背后存在某种与癌相关的邪气。在癌毒理论的基础上,中医研究者结合杂气病因学进一步提出,与癌毒生成相关的邪气应为人体内部的一种"杂气",并将其定义为"癌气"。在恶性肿瘤的中医治疗中,除了依癌毒概念提出的"以毒攻毒"外,"扶正抑癌"也显示出显著的临床疗效。例如,人参、当归、淫羊藿等补益药的提取物在体外实验中表现出了抑制细胞生长的功效,某些补益药物在临床应用中能延缓肿瘤生长,这一现象显然不能单纯用癌毒概念来解释。癌气的概念提出,为补益类中药的抗肿瘤机制提供了理论依据。癌气是人体中的杂气,且受正气制约,因此补益正气能够提高人体制约癌气的能力,从而抑制癌气逆转,阻止肿瘤生长与转移。

综合分析"癌毒"理论与"扶正抑癌"疗法的应用,扶正之所以能够抑制肿瘤和癌毒,可能是因为补益药物增强了正气对癌气的制约能力,从而抑制了癌毒的生成。"以毒攻毒"和"扶正抑癌"在临床中的有效应用,为癌气概念的提出提供了重要的临床支持。

癌毒作为一种新近提出的病因概念,已成为中医临床采用毒性药物治疗恶性肿瘤的重要理论依据。基于癌气概念的提出,认为癌气是癌毒产生的物质基础,这有助于推动对恶性肿瘤中医发病机制的深入理解与统一。在治疗恶性肿瘤时,尽管有一些医家侧重于从正虚论治,另一些侧重于从邪实论治,但普遍都重视将"扶正"与"攻毒"相结合。根据癌气理论提出的"促邪归正"治疗原则,从病机角度实现了扶正与攻毒两种治疗方法的统一。以癌气理论为基础研究的新型抗肿瘤药物,目前已在口腔颌面肿瘤的治疗中取得了一定的效果。

# 第四节 | 八 纲 辨 证

八纲辨证是中医诊断的核心理论,通过综合分析患者的症状、体征、舌象和脉象,确定病因病机,制订治疗方案,也是中医学的重要组成部分。八纲包括寒、热、虚、实、表、里、阴、阳,反映了疾病发展的不同方面,是中医对疾病规律的总结。其中,寒热用以判断病邪性质,虚实评估病变的程度,表里确定病邪的部位,阴阳反映机体的功能状态。这些方面共同构成了中医辨证的基础框架。辨证的过程,就是通过八纲了解病邪性质与病变程度,结合患者的具体症状和表现,明确病因病机。辨证的最终目的是找到疾病的根本原因,制订针对性的治疗方案。八纲辨证不仅是中医诊疗的基本方法,还是学习中医时必须掌握的基础理论和技能。

## 一、寒热

寒热是辨别疾病性质的基本纲领之一,反映了机体阴阳的偏盛与偏衰。具体而言,寒证多为阴盛或阳虚所致,表现为寒象;而热证则源于阳盛或阴虚,表现为热象。简单来说,寒证是一组以寒象为主的症状和体征,热证则是一组以热象为主的症状和体征。

### (一)寒证与热证

寒证是由于感受寒邪或阴盛阳虚所引起的证候,通常由外感寒邪、内伤久病导致阳气虚弱,或过度食用生冷寒凉之物,阴寒内盛所致。阳气虚弱或寒邪侵袭时,无法温煦体内,可出现形寒肢冷、蜷卧等症状;阴寒内盛但未伤津液,口淡不渴;阳虚不能化津,导致痰、涎、涕、尿清冷;寒邪伤脾或脾阳虚弱,导致运化失常,表现为大便稀溏;阳虚无法温化水液,寒湿内生,舌淡,苔白润;阳气虚弱,脉迟而紧。

热证则通常是由于感受热邪或阳盛阴虚,机体功能过于亢进所表现的证候。可能由外感火热邪气、寒邪化热、情志失调或饮食不节等原因引起。阳热偏盛时,常表现为恶热喜冷;热伤津液,表现为小便短赤、口渴喜饮;火性上炎,可导致面红目赤;热扰心神,表现为烦躁不安;热邪煎熬津液,则痰涕黄稠;热伤血络,迫使血液异常流动,可能出现吐血、衄血等症状;肠道过热,导致便秘、大便干燥;舌红苔黄为热证,舌干少津则为伤阴;热盛时,脉数而有力。

在辨别寒证与热证时,应综合考虑所有症状,尤其是寒热的喜恶、口渴与不渴、面色、四肢温度、二便、舌象及脉象等方面的变化。

### (二)寒热错杂

患者在同一时间内上部表现为热,下部表现为寒的证候称为上热下寒;患者在同一时间内上部表现为寒,下部表现为热的证候称为上寒下热。上热下寒、上寒下热的发生基础为阴阳之气不相协调,或为阴盛于上,阳盛于下;或阳盛于上,阴盛于下所致。

表寒里热和表热里寒都是表里寒热错杂的表现,前者常见于本有内热又外感风寒,或外邪传里化热而表寒未解的病证;后者多见于素有里寒而复感风热,或表热证未解,误下以致脾胃阳气损伤的病证。

### (三) 寒热转化

寒证转化为热证是指原本为寒证的病情,随着病情变化,出现了热证的症状,而寒证的证候消失。这通常发生在治疗不当、过度使用温燥药物或寒邪未能及时散去,导致阳气过盛,寒邪转化为热邪的情况下。热证转化为寒证则是指原本为热证的病情,后期出现了寒证症状,而热证的表现消失。这种情况通常由失治或误治导致阳气受损,或因邪气过盛而耗伤正气,致使正气无法抵御邪气,机体功能衰退或衰败引起。寒、热证的相互转化反映了邪正盛衰的变化。寒证转化为热证通常意味着正气尚盛,寒邪积滞后引发热证;而热证转化为寒证则多见于邪气过盛、正气不足的情况,正气无法抵抗邪气,导致病情转为寒证。

### (四) 寒热真假

当疾病发展到寒极或热极时,可能会出现与疾病本质相反的假象,如寒极似热或热极似寒,这就是所谓的真寒假热和真热假寒。真寒假热是指体内有真寒,但外部表现为假热,其机制是阴寒内盛,阻碍阳气外表发散,形成寒热格拒的状态,也称阴盛格阳。真热假寒则是指体内有真热,而外部表现为假寒,其机制是阳热内盛,阴气被制约,形成阳盛格阴的状态。这些假象多表现在四肢、皮肤和面色上,而脏腑、气血、津液等方面的内在表现通常能真实反映疾病本质。因此,在辨证时,应以里证、舌象、脉象等内在征象作为主要依据。

## 二、虚实

虚实是指疾病在发展过程中,由于体质、治疗、护理等因素的影响,导致机体阴阳失衡的状态。虚证通常表现为机体的阳气不足、阴液亏损,导致机体功能减弱,表现为易疲劳、面色苍白、食欲不振等;实证则表现为机体的邪气过盛或内有积滞,导致脏腑功能受阻,症状较为剧烈,表现为发热、疼痛、便秘等。虚实的辨别是中医诊断的关键,准确判断虚实,才能为患者制订出恰当的治疗方案,实现标本兼治。

### (一) 虚证和实证

在临床诊断中,虚实的辨别至关重要,只有准确地判断虚实,才能制订出针对性的治疗方案,实现标本兼治。

虚证是指人体正气虚弱所导致的各种临床表现。虚证的形成既有先天不足,也有后天失调,但后天失调占主导作用。例如,饮食失调导致后天之本不固,七情劳倦引发脏腑气血的内伤,房事过度耗伤肾气,久病失治或误治也会损伤正气等,均可导致虚证。虚证的病机主要体现在伤阳和伤阴两方面。伤阳者,阳气虚弱,失去温运与固摄功能,表现为面色淡白、形寒肢冷、神疲乏力、心悸气短、大便滑脱、小便失禁等症。伤阴者,阴血虚弱,阴不制阳,无法滋润与濡养,表现为手足心热、心烦心悸、面色萎黄或颧红、潮热盗汗等。阳虚时阴寒盛,舌胖嫩,脉虚沉迟;阴虚时阳亢,舌红少苔,脉细数。

实证是指人体感受外邪或体内病理产物蓄积所引发的临床表现。实证的形成有两个方面:外邪侵入和内脏功能失调,可导致痰饮、水湿、瘀血等病理产物积聚体内。实证的表现因致病邪气的性质及所在部位不同而各异。邪气过盛,正气抗争时可见发热;实邪扰心或蒙蔽心神,常表现为烦躁或神昏谵语;邪气阻肺,宣降失常时可导致胸闷、喘息、气粗,痰盛则可听到痰声;实邪积于肠胃,腑气不通时可出现大便秘结、腹胀、拒按等;湿热下攻则可引起下痢、里急后重;水湿停滞导致小便不利;湿热下注膀胱时则出现小便淋漓涩痛。实证脉象通常实有力,舌苔厚腻。

### (二)虚实错杂

虚实错杂证是指虚证与实证相互夹杂或同时并存的情况,常见于三种情形:一是实证中夹有虚证,二是虚证中夹有实证,三是虚实并重。实证夹虚常见于实证过程中正气受损的患者,或体虚新感外邪的患者,其特点是实邪为主,正虚为次。虚证夹实则多见于实证深重、病程长且正气大伤的患者,或素体虚弱者复感外邪,特点是正虚为主,实邪为次。虚实并重常见于两种情况:一是原本为严重实证,正气大伤而实邪未减;二是正气较弱且感受较重外邪的患者,其特点是正虚与邪实均明显,病情较为沉重。

### (三)虚实真假

虚证和实证之间存在真假疑似的关系。真实假虚是指疾病本质属于虚证,但会出现一些看似是实证的症状。例如,在热结肠胃、痰食壅滞、大积大聚等实证的患者可能神情平静,脉象却沉伏或迟涩,这并非体质虚弱的表现,而是实邪阻滞经络,气血无法外达,形成了假象,称为"大实有羸状"。真虚假实则指疾病本质为虚证,但出现一些似乎为实的现象。例如,素体脾虚,运化无力,导致患者腹部胀满且疼痛,脉象弦,经过仔细辨别发现,腹部胀满有时减轻,不像实证中的常满不减;虽有腹痛,但喜按;脉弦,但重按则无力。这些看似实的症状并非由实邪引起,而是身体虚弱所致,因此也属假象,称为"至虚有盛候"。

### (四)虚实转化

虚实转化是自然界阴阳消长的结果,是疾病发展过程中的基本规律之一。疾病的过程是邪正斗争的过程,邪气与正气相互作用,导致证候的虚实变化。一些疾病最初为实证,但由于病邪长期存在,损伤了正气,最终转为虚证;而一些疾病则因正气不足,脏腑功能失常,导致痰、食、血、水等凝结阻滞,从而形成因虚致实的状态。例如,常见的高热、口渴、汗出、脉大等实热证,若治疗不当、长久未愈,可能导致津气耗损,表现为肌肉消瘦、面色枯白、食欲不振、虚弱少气、舌苔少或光亮、脉细无力等症状,从而由实转虚。

## 三、表里

表里是指病位或病势。从病位来看,脏与腑相对,腑属表,脏属里;经络与脏腑相对,经络属表,脏腑属里;经络中阳经与阴经相对,阳经属表,阴经属里。从病势上来说,外感病邪入里表示病情加深,出表则意味着病情减轻。这种对表里病位和病势的区分是中医辨证的重要组成部分,为判断病邪位置及病情轻重提供了理论依据。

### (一) 表证和里证

表证是指因六淫邪气经皮毛或口鼻侵入人体所产生的证候,多见于外感病的初期阶段,具有起病急、病程短的特点。邪气滞留于肌表,阻碍卫气的宣发,导致患者发热;卫气功能失调,肌表失去温煦功能,故患者会恶风寒;邪气阻络,气血运行不畅,因此患者会出现头身疼痛的症状。由于邪气尚未深入体内,舌象一般无明显变化,多呈薄白苔;正气外出抗邪,脉象常见浮脉。邪气从皮毛或口鼻侵入,常伴有鼻塞、流涕、咽喉痒痛及咳嗽等症状。里证是指疾病深入里(脏腑、气血、骨髓)所表现的一类证候,多见于外感病的中后期或内伤病。其成因包括三种情况:一是外邪不解而内传入里,二是外邪直接侵入脏腑,三是情志内伤、饮食失节或劳倦等因素导致内脏受损。里证的病因复杂,病位广泛,症状多样。

辨别表证与里证,主要通过分析患者的寒热表现、舌象及脉象变化。通常情况下,外感病中若发热与恶寒并存,多属表证;若仅发热不恶寒或仅恶寒不发热,则多为里证。表证的舌苔变化较少,而里证的舌苔往往有明显变化;脉浮多见于表证,而脉沉则提示里证。通过这些特征,可以有效区分表证和里证,进一步明确疾病的性质与发展阶段,为治疗提供依据。

### (二) 半表半里证

外邪由表传入,尚未完全入里;或里邪透向表,但未完全至表,邪正相搏于表里之间,形成半表半里证。半表半里证表现为寒热往来、胸胁苦满、心烦喜呕、不欲饮食、口苦咽干、目眩及脉弦等特征。这类病证介于表与里之间,是疾病发展过程的一种特殊阶段。

### (三) 表里同病

表证与里证在同一时期出现,称为表里同病。这种情况可能发生于以下情形:初见表证又见里证,表证未罢又传至里,本病未愈又加表病,本有内伤又感外邪,或先有外感后因饮食损伤。表里同病常伴有寒热虚实的复杂表现,例如表寒里热、表热里寒、表虚里实、表实里虚等,病情错综复杂,需要辨证论治。

### (四) 表里出入

凡是表证未解而内传于里者,称为表邪入里。其多因机体抗邪能力下降、邪气过盛、护理不当、误治、失治等因素所致。相反,若某些里证的病邪从里透达于外,则称为里邪出表,这通常因治疗得当、护理适宜或机体抗邪能力增强而形成。表邪入里标志病势加重,而里邪出表则反映邪有出路,病情趋于减轻。掌握表里出入的动态变化,对于准确判断疾病的发展与转归具有重要意义。

## 四、阴阳

阴阳是八纲的总纲,阴证包括虚、里、寒,阳证包括实、表、热。阴证主要指虚寒证,临床表现为倦怠无力、精神不振、面色暗淡、四肢畏寒、口淡不渴、下利清谷等;阳证主要指实热证,临床表现为躁动不安、大便秘结、发热、呼吸急促、小便短赤等。阴虚的表现为潮热、盗汗、消瘦、低热、五心烦热、脉细数等;阳虚则表现为神疲乏力、口淡不渴、少气懒言、四肢畏寒等。阴虚或阳虚发展到一定程度可能导致亡阴或亡阳,指的是体内阴气或阳气过度损耗,导致生命垂危。亡阴表现为手足温、汗出热而黏、肌肤热、脉躁疾急但按之无力;亡阳则表现为大汗淋漓、汗出清冷、昏迷不醒、畏寒等。阴阳是构成万物的两个相互依存、相互制约、相互转化的基本要素。在人体内,阴阳也存在相互依存、相互制约、相互转化的关系。当阴阳失衡时,便会导致疾病的发生。

**(一) 阳虚证**

阳虚证指的是人体阳气不足或功能减退所表现出的一系列症状和体征。在中医理论中,阳气是人体生命活动的能量之源,主要负责身体的温煦、运动、消化和排泄等功能。若阳气不足,身体各系统的功能会减退,从而引发一系列症状。阳虚证的主要表现包括怕冷、乏力、气短、腰膝酸软、大便稀溏、尿频、尿急等,此外,患者还可能出现面色苍白、精神萎靡、食欲不振、舌质淡、脉象沉迟等症状。

**(二) 阴虚证**

阴虚证是中医学中的一种辨证类型,指人体阴液不足或功能减退所表现出的一系列症状和体征。在中医理论中,阴液主要指人体内的液体,包括津液、血液、精液等,它们负责身体的滋润、调节和营养等功能。若阴液不足,会导致各个系统功能减退,出现一系列症状。阴虚证的主要表现包括口干口渴、头晕耳鸣、五心烦热、手足心热、夜间盗汗、口干咽燥、便秘等,还可能出现面色潮红、舌质红、脉象细数等症状。

**(三) 亡阳证**

亡阳证,又称阳脱证,是指体内阳气极度衰微,濒临脱失的危重证候,主要表现为冷汗、肢厥、面色苍白、脉微等症状。亡阳证常见于严重的疾病阶段,如大量出汗、出血或失血,或在高热大汗、久病体虚、重大手术后等情况下,阳气几乎完全衰竭,阴寒极盛。此外,某些急性热病的极期,如邪热炽盛、正邪剧争于表时,也可能引发亡阳证。此证为危重症候,若救治不当或未及时处理,预后不良。

**(四) 亡阴证**

亡阴证,又称阴脱证,是指体内阴液极度耗损,接近脱失的危重症候,主要表现为汗出不止、喘息气短、烦躁不安、脉微欲绝等症状。亡阴证常见于热病过程中或大失血后,也可出现在严重的疾病阶段,如大汗出后大量失液、失血后,或在高热大汗、久病体虚或重大手术后等情况下、全身阴气几乎完全衰竭,进而出现亡阴证。此外,某些急性热病的极期,如邪热炽盛、正邪剧争于表时,也可能导致亡阴证。亡阴证属于危重证候,不及时救治或救治不当,预后不良。

亡阴与亡阳是疾病过程中阴液或阳气衰竭的危重症状,辨证不清或救治错误可致命。在大汗淋漓、剧烈呕吐、腹泻、失血过多等情况下,阴液或阳气迅速消失,可导致亡阴或亡阳证。由于阴阳相互依存,阴液竭尽则阳气失去依附而散逸,导致亡阳;阳气衰竭则阴液无以生成,最终导致亡阴。因此,亡阴和亡阳通常是相继发生的,临床上必须区分其关系,才能进行及时而正确的治疗。

# 第五节 ｜ 中 医 四 诊

中医诊断学是中医学的重要分支,主要研究中医诊断的理论和方法。其理论基础是中医的整体观念和辨证论治思想。中医认为人体是一个有机整体,各个器官之间相互联系、相互作用。因此,在诊断时,需要从整体上观察患者的病情和症状,进行综合分析。中医强调辨证施治,即根据患者的具体病情和症状,综合分析确定疾病的病因和病机,然后根据病症制订相应的治疗方案。

中医诊断学的方法包括四诊合参,涵盖望诊、闻诊、问诊、切诊等内容,是中医诊断的核心方法。通过四诊的综合分析,能够明确疾病的病因和病机。只有深入研究中医诊断学的理论与方法,才能更好地理解中医的整体观念和辨证论治思想。

## 一、望诊

中医望诊是中医诊断的重要方法之一,通过观察患者的面色、舌苔、形态等来判断病情和病因,为后续的治疗提供依据。

### (一)望神

望神是通过观察患者的面色、精神状态、言语表达、身体姿态等方面的变化,来判断其身体健康状况和病情。中医认为神是人体生命活动的核心,且与五脏六腑密切相关。因此,通过观察神的状态,可以初步了解患者的整体健康状况,并推测出潜在的疾病。

### (二)望色

望色是通过观察患者的面色来评估身体状况和病情。中医认为面色反映了人体生命活动和健康状况的重要信息,故通过望色可以初步判断患者的健康状况,并推测出潜在的病因。依据五行学说,面色可分为五种基本颜色:青、赤、黄、白、黑。每种颜色与不同脏腑的健康状况相关联:青色常见于肝病,赤色常见于心病,黄色多见于脾病,白色则与肺病相关,黑色与肾病相关。

### (三)望形态

望形态指通过观察患者身体形态来判断其身体状况。中医学认为,人的形体特征与脏腑功能、气血状况、年龄等因素息息相关。因此,观察形态变化可以帮助推测出潜在疾病。例如,过度肥胖可能与脾胃湿滞或肝火旺盛有关,而消瘦则可能与气虚或血虚相关。

### (四)望头面

望头面是通过观察患者头面部的形态、颜色、表情等来判断病情。头面部与脏腑经络紧密相连,头面部的变化常常反映了身体某些脏腑的病理变化。例如,面色黄暗通常与脾胃虚弱有关,面色青紫可能提示心血不足,面色萎黄或面色灰白可能与肝郁气滞有关,而脸上的斑点则可能提示湿热内蕴。

### (五)望五官

望五官是指通过观察五官来判断患者的健康状况。中医认为五官与五脏六腑关系紧密,五官的变化可以反映出脏腑功能的异常及病理变化。

**1. 望目**

目是五脏之首,能够反映气血、阴阳、精神等方面的变化。观察眼睛,包括眼球、结膜、巩膜等部位的颜色、形态、分泌物等,可以初步推断病因和病情。如眼白发黄或有黄斑,可能与肝胆湿热有关;眼睑浮肿则与肾虚及水液代谢障碍相关;眼球萎缩则可能是肝肾不足或虚火上炎的表现;眼睛干涩及痒感可能提示肝郁气滞。

**2. 望鼻**

鼻为肺脏之外窍,观察鼻子的形态、颜色、湿度等变化有助于判断肺脏功能。鼻塞可能与肺气郁结或肺热壅盛有关;鼻涕多且清稀,可能与肺虚气滞相关;鼻塌则可能是肺气不足的表现。

**3. 望口唇**

口唇是反映人体气血状况的一个重要标志。观察口唇的颜色、形态、湿润度等可以初步评估身体健康。口唇红润通常意味着气血充盈、身体健康;口唇苍白则可能提示气血不足或贫血;口唇发紫可能是气血瘀滞的标志;口唇干燥常见于津液不足或肺燥;口唇有裂纹可能是体内津液不足或阴虚的表现;若有疮疖,则提示体内湿热或毒热积滞。

**4. 望齿龈**

牙齿和龈部的变化能够反映出人体内部的病理变化和功能状况。在望齿龈诊断中,医生会仔细观察患者口腔内部的各个部位,包括牙齿、龈部、舌头的颜色、形态、质地、湿润度及纹理等,并结合患者的整体健康状况进行分析。常见的望齿龈诊断内容包括:①龈黄通常表明肝气郁结,或由于消化不良、营养不良所致。②龈白可能代表中气不足、阳虚阴盛等。③龈红通常是火热邪气侵入体内或气血运行不畅导致局部充血的表现。④龈黑可能意味着肝肾亏损或血液循环异常。⑤龈肿可能提示瘀血、水肿等病症。

**5. 望耳**

中医认为肾开窍于耳,望耳诊断时,医生会观察患者的外耳、内耳及耳垂等部位。常见的中医望耳诊断内容包括:①外耳形态。中医认为,外耳与脾胃相关,因此外耳的形态可以反映脾胃的功能状态。外耳正常时,大小适中、耳轮饱满有光泽、耳垂挺直,通常意味着脾胃阳气充足、气血调和、消化吸收良好;若外耳过大或过小、耳轮平坦无光泽、耳垂下垂等,可能提示脾胃虚弱、消化吸收不良等问题。②耵聍。耵聍的形态反映体内湿气的情况。如果耵聍干燥、少且易清除,可能意味着体内湿气较少;如果耵聍多、色黄或发臭,可能反映体内湿气重或寒湿内盛等情况。③耳道颜色。耳道的颜色能够反映体内气血运行的状况。正常耳道应为粉红色,若出现瘀斑、发红或发白等,可能表明气血循环不畅、局部血液瘀滞等问题。

### （六）望颈项

中医学认为,颈项部位可以反映人体内部的病理变化及功能状态。常见的望颈项诊断内容包括:①颈项肌肉。颈项肌肉与脏腑相联系,肌肉的紧张程度反映脏腑功能的正常与否。若颈项肌肉松软、舒适自然,则通常表示脏腑运行正常;若颈项肌肉僵硬或酸痛,则可能提示气血不畅或寒湿内盛。②颈部皮肤。颈部皮肤与肺胃相联系,皮肤的状态可反映肺胃的健康状况。若颈部皮肤光滑润泽、色泽红润,则表示肺胃功能良好;若皮肤干燥、发黄或出现皱纹、瘀斑等,可能表明肺胃功能不佳。③颈部血管。颈部血管与血液循环密切相关,血管的状态可反映体内气血运行情况。若颈动脉搏动强劲、颈静脉畅通,则气血运行良好;反之,若颈部血管搏动减弱或颈静脉回流缓慢,则可能提示气血运行不畅。

### （七）望躯干

望躯干是观察患者的胸部、腹部、背部等区域的外形、质地、纹路、颜色等变化,并结合患者的整体状况进行分析和判断,内容包括:①皮肤变化。观察皮肤表面的变化来判断人体内部的病理变化和身体功能状态。如皮肤干燥、起皮、皲裂等可能与气血不足有关;面色发青、眼眶发紫等则可能与气滞、血瘀有关。②脉络变化。通过触摸脉络来了解人体内部的气血运行情况。如脉络有力、节律平稳,则说明气血畅通;相反,若脉络细弱无力、波动不稳,则可能反映出气血运行不畅。③呼吸变化。观察患者呼吸的频率、深度、节律等变化可以了解到肺脏功能的健康程度。

### （八）望四肢

望四肢诊断是观察患者的手臂、腿部等区域的外形、质地、纹路、颜色等变化,并结合患者的整体状况进行分析和判断,内容包括:①皮肤变化。中医通过观察皮肤表面的变化来判断人体内部的病理变化和身体机能状态。如手足汗多、湿疹、皮肤干燥等可能与气血不足有关;手足发凉、青紫等则可能与阳虚阴盛、气滞、血瘀等有关。②脉络变化。通过触摸脉络来了解人体内部的气血运行情况。如肢体脉络有力、节律平稳,则说明气血畅通;相反,若脉络细弱无力、波动不稳,则可能反映出气血运行不畅。③关节变化。通过观察关节的活动度、肿胀、疼痛等情况来了解人体内部的病理变化和身体功能状态。如关节僵硬、活动受限等可能与风湿等有关。

### （九）望皮肤

望皮肤通过观察患者的面部、四肢等区域的皮肤外观、质地、颜色、纹理等变化,并结合患者的整体状况进行分析和判断,内容包括:①面色。观察面部的皮肤颜色来了解人体内部的病理变化和身体功能状态。如面色苍白、黄赤或晦暗不明,则可能与气血虚弱或湿热有关。②纹路。通过观察皮肤表面的纹路来了解人体内部的病理变化和身体功能状态。如纹路清晰、细密,则可能表示气血畅通;相反,若纹路模糊、粗糙,则可能反映出气血不足。③斑点。观察皮肤表面的斑点、瘀点等来了解人体内部的病理变化和身体功能状态。如皮肤出现瘀点、瘀斑等,则可能表示气血不畅、湿热外盛等。

### (十) 望舌

望舌是中医诊断中一种常用的方法之一,即通过观察舌头的形态、色泽、苔质等变化来判断人体内部的病理变化和身体功能状态,可以提供很多有关患者身体状况的信息,如脏腑功能、气血运行、病程阶段等。一般来说,正常健康的舌头应该呈现淡红、湿润的状态,舌苔应该是淡白色而不厚。如果出现舌头颜色发暗、苔质黏腻或厚重等情况,则可能与某些疾病有关。

(1) 望舌质。舌质是指舌头的颜色和外观特征,也是望舌诊断中最重要的一个方面。①淡红色。正常情况下舌质应该是淡红色的,如果出现过于苍白或发暗的情况可能与贫血、气血不足等有关。②鲜红色。舌头呈鲜红色可能与热毒、炎症等有关。③暗红色。舌头呈暗红色可能与血瘀等问题有关。④淡白色。舌头呈淡白色可能与虚寒、脾胃虚弱等有关。⑤灰白色。灰白色的舌头可能与湿热、痰湿等有关。⑥青紫色。舌头呈青紫色可能与气滞、血瘀等状态有关。

(2) 望舌体。舌体是指舌头的形态和外观特征,是望舌诊断的重要内容,常包括:①舌胖而短,可能与消化功能不良、肥胖等问题有关。②舌细长,可能与心脏问题、血液循环不畅等状态有关。③舌偏斜,可能与中风、神经系统疾病等问题有关。④舌上有较多裂纹,可能与营养不良、口腔疾病等有关。⑤舌表面光滑,可能与缺乏维生素 $B_{12}$、贫血等状态有关。

(3) 望舌形。舌形是指舌头的形态特征,是望舌诊断的重要内容。常见的舌形诊断关系包括:①苍老舌。苍老舌指舌头表面有较多裂纹和皱纹,可能与气血亏虚、肝肾不足等问题有关,也可能与年龄增长有关。②胖大舌。胖大舌指舌头肥大,常常伴随着舌苔厚重、呈现淡白色等现象,可能与消化不良、湿热内蕴等问题有关。③薄瘦舌。薄瘦舌指舌头过于细长,甚至有些干燥,可能与营养不良、气血不足等问题有关。④芒刺舌。芒刺舌指舌头表面上有许多小的尖锐丘状凸起,可能与内热、肝火旺盛等问题有关。⑤齿痕舌。齿痕舌指舌头上出现明显的齿印,可能与脾虚、消化不良等问题有关。⑥舌体上长出肿物,初如豆大,渐如菌,或似菜花状,表面破溃,恶臭难闻者,名舌疳,常见于舌癌、口腔黏膜癌转移等。

(4) 望舌苔。舌苔是舌上的白色物质,常见的舌苔诊断关系。①薄白苔。薄白苔是正常情况下的表现,但过于薄或者过于厚都提示异常的健康状态,如气血不足、消化不良等。②厚白苔。厚白苔提示湿热内蕴、胃肠积滞等。③黄腻苔。黄腻苔提示湿热内蕴、胃肠积滞、感染等。④裂纹苔。裂纹苔提示气血亏虚、口干舌燥等问题有关。⑤黑苔。黑苔提示寒凝、血瘀等。

(5) 望舌下脉络。舌下脉络主要指舌头下方的静脉和毛细血管,如舌下脉络清晰明显,反映患者精神状态好、气血充盈;如舌下脉络不清晰或模糊,提示可能存在气血不足、贫血;舌下脉络过于突出可能与热毒有关;舌下脉络过于暗淡可能与血虚、气滞等有关。

### (十一) 望甲

望甲是中医诊断中的一种方法,可以通过观察指甲及趾甲的色泽、形态、质地等变化来判断人体内部的病理变化和身体功能状态。以下是常见的指甲及趾甲特征及其与身体健康的关系：①色泽。指甲或趾甲过于苍白可能反映出气血虚弱，而过于红润则可能反映出内火旺盛、气滞血瘀等问题。②形态。指甲或趾甲松软或呈现扁平状可能与肝肾不足、气血不足、贫血等问题有关，而过于厚实或者呈现龟裂状则可能与湿热内蕴、真菌感染等问题有关。③质地。指甲或趾甲质地过于干燥和脆弱可能与气血亏虚、阴血不足等问题有关，而过于湿润和柔软则可能与湿邪在体、肝郁脾虚等问题有关。

## 二、闻诊

中医闻诊主要通过听取患者的声音、呼吸、心搏等生理反应，来判断其身体状况和病理变化。

### （一）听声音

通过听患者的声音（如咳嗽声、哮喘声、呼吸声等），可以判断其呼吸系统、肺部、心脏等器官的健康状况。例如，通过听呼吸时是否有喘鸣声、哮鸣声等，初步判断是否存在哮喘、支气管炎等疾病；而胸部有湿啰音、干啰音等，则可能提示肺部感染或其他问题。

### （二）嗅气味

口臭可能提示消化不良、胃肠道感染、牙龈炎等问题；腋臭则可能与体内湿气、经络不畅等因素相关。头发有异味也可能表明头部感染或血液循环不畅等问题。此外，环境空气的气味也会影响闻诊，如潮湿、霉味浓重的环境提示患者可能存在湿邪内蕴等健康问题。

## 三、问诊

### （一）问寒热

人体内部的阴阳平衡状态受到多种因素的影响，包括环境、饮食、情绪等。寒热是指身体的温度状态，也是反映人体阴阳平衡的重要指标。在问诊时，医生会询问患者是否感觉寒冷或发热，主要表现为身体的温度感受、手脚的冷暖、出汗的情况等。寒热的感受因人而异，有些人可能会感到手脚冰凉，而有些人则可能出现口干舌燥、面红发热等症状。通过询问患者的寒热反应，可以初步判断其阴阳平衡状态。

### （二）问汗

出汗是人体自我调节的一种重要方式，有助于排出体内的湿气和毒素，维持身体的健康。在问诊时，医生需要了解患者的出汗情况，包括汗量、出汗的时间、部位、汗液的质地等。不同的出汗情况反映了不同的健康状况和病理变化，如患者出汗过多、时间较长且汗液稀薄，可能表明体内湿气过重；患者出汗不畅、时间较短且汗液黏稠，可能提示体内存在热毒积聚。

### （三）问疼痛

疼痛是身体发生病理变化时的一种常见症状，也是中医诊断中的重要指标。在问诊中,医生会询问患者的疼痛情况,包括疼痛的部位、程度、性质等。不同的疼痛情况反映了不同的身体健康状况和病理变化。例如,若患者感到钝痛、胀痛或沉重感,可能表明体内气滞血瘀;而剧烈、刺痛或灼热感,则可能表示体内有实热毒邪。疼痛的发生时间、加重或缓解因素等,也具有重要的诊断意义。例如,如果疼痛在夜间加重,可能与体内阴虚火旺有关;如果按摩或热敷能缓解疼痛,可能表明气血运行不畅。

### (四)问饮食与口味

询问患者的饮食习惯和口味偏好,能够帮助了解其体内的阴阳平衡、脏腑功能及潜在的疾病状态。通过分析食欲、口味偏好、进食规律等因素,可以对患者的体质、脏腑功能等做出初步判断,从而制订相应的治疗方案。患者的口味偏好能反映其阴阳失调情况,如偏好寒凉食物可能表明体内阳气不足,而喜欢辛辣、热性食物则可能是阴虚火旺的表现。问诊饮食规律有助于判断脾胃功能是否正常。正常情况下,脾胃能有效消化吸收食物,若患者进食过快或过多,或者餐后剧烈运动,可能导致脾胃功能紊乱。饮食习惯和口味偏好对中医治疗也有指导意义,在选择中药方剂时,医生会根据患者的饮食习惯来调整药方,从而提高患者的服药顺应性。

### (五)问耳目

耳与目的功能状态能够反映身体阴阳平衡情况。人体的五官与脏腑功能密切相关,通过询问耳目症状,可以间接了解患者的阴阳平衡状态。例如,耳鸣、听力下降等症状可能表明肝肾不足,耳聋则与肾虚、脾虚等病理状态有关。中医学认为人体是一个有机整体,通过了解耳目症状,医生可以推测肝、心、脾、肺、肾等脏腑的功能状况,进而作出诊断。一些常见疾病,如脑卒中、高血压、糖尿病等,也可能引发耳目症状。耳目症状与肝、心等脏腑密切相关,这些脏腑的疾病可能对耳目功能产生影响。

### (六)问睡眠

睡眠质量与脏腑功能密切相关。中医学认为,肝气郁结、疏泄失常容易导致失眠、多梦等问题;而心主神,若心神不宁,过度扰动则会影响睡眠。睡眠质量还与情志密切相关,情绪波动或情志不畅容易引起气血失调,进而影响睡眠质量。"胃不和,则卧不安",如果过饱或过饥或进食刺激性食物,都可能影响睡眠。通过询问患者的睡眠情况,医生可以了解患者的体质、脏腑功能及生活习惯,从而进一步进行诊断和治疗。

### (七)问二便

小便和大便是人体排泄废物的主要途径,二便异常通常反映了代谢废物堆积或排泄能力下降,提示机体存在问题。二便与脏腑功能密切相关。小便涉及肾、膀胱等脏腑功能,大便则与胃、肠、脾等脏腑功能相关。通过观察二便的变化,医生可以判断脏腑的健康状况。询问小便的频率、颜色、气味和排量是否正常,是否有尿痛、血尿等症状。询问大便的次数、形状、颜色、质地、排便感受是否正常,是否有便秘或腹泻等问题。

### (八)问经带

月经和带下是反映女性气血运行和脏腑功能的重要指标。通过观察月经的颜色、质地、气味等特征,可以判断气血运行的状况。带下(白带)是评估生殖系统健康的重要标志,通过了解带下的情况,可以推测出患者的体质、脏腑功能和潜在疾病。需要了解月经周期是否规律、月经量的多少、经血的颜色和质地、是否存在异常症状等。如果经量过少,可能提示阴血不足;如果经血颜色偏暗,可能表明血瘀。月经期间的症状,如疲倦、乏力或腹痛,提示气血阻滞等问题。询问带下的量、颜色、质地和气味等是否正常。如果带下量多,可能表明中气下陷;若带下颜色清稀,可能与寒湿有关;若伴有尿频、灼热感等症状,则可能存在湿热下注的情况。

## 四、切诊

切诊包括两个部分,即切脉和按诊。由于脉诊具有独特的中医特色,有时也将脉诊称为切诊。在临床上,切脉和按诊各有其独立的作用和指导意义,不可偏重某一方面,需结合全局进行分析。

### (一)切脉

切脉是通过触摸患者手腕的寸口部位脉象,以了解疾病的内在变化。脉象主要从脉率、脉体、脉势、脉形、脉力五个方面反映心、脉、血、气等方面的病理变化。寸口诊是指在手太阴肺经寸口处触摸脉搏,左手寸口候左侧桡动脉,右手寸口候右侧桡动脉。通过切按寸口脉象,临证可以了解患者是否存在表证、寒证、热证、虚证或实证,并进一步判断病变部位的深浅,邪正消长的情况,甚至了解患者体质强弱、病势的进退及预后的吉凶等。

正常脉象是平脉,其特点为:一息四至或四五至(即每分钟70～90次),脉搏节律整齐,脉形不浮不沉,不大不小,流畅而有力,脉象稳定,随四季气候、地理环境、性别、年龄等因素而变化,具有一定的生理性波动。

脉象可以分为以下几类,每类脉象的特点和对应的临床意义如下:

1. 浮脉类

(1)浮脉。脉搏浮大无力,常见于部分癌性发热但无外感证的患者。若病程较长,气血亏损,阳气无根上浮,脉象浮大无力,预示着危候。

(2)洪脉。见于肿瘤患者正气与邪气相较,处于邪气盛实阶段。若脉象浮取盛大而沉取无根,提示孤阳外越之兆。

(3)濡脉。肿瘤患者脾气虚弱时多见此脉,脉象软弱而无力。若脉细,则多为湿盛之证。

(4)散脉。见于肿瘤终末期,精血亏竭,脉象散乱无力。

(5)芤脉。妇科肿瘤、消化道肿瘤或呼吸道肿瘤大出血后可见此脉。

(6)革脉。多见于失血、伤精等引起的虚损状态。

2. 沉脉类

(1)沉脉。肿瘤位于内脏时,毒邪深闭内伏,脉象多沉。

(2)伏脉。中晚期肿瘤患者,阳气大损,脉气运行无力,或因癌痛较重,气滞血瘀,脉象多为伏脉。

（3）弱脉。多见于体质虚弱、失血过多的患者。

（4）牢脉。见于阴寒内盛的实证，如疝气或癥瘕。

### 3. 迟脉类

（1）迟脉。通常见于寒邪凝滞，阳气失于宣通。但在某些特殊情况，如热邪结聚时，脉象亦可呈现迟缓。

（2）缓脉。脾气虚弱的肿瘤患者，水湿内停时，脉象通常较沉缓。

（3）涩脉。在冠心病患者中常见，由于肿瘤可能引发或加重冠心病，脉象可呈涩脉，通常伴随痰瘀气结。

### 4. 数脉类

（1）数脉。胃肠道肿瘤、胰腺癌等脾胃湿热证患者脉多滑数，肝癌、胆囊癌则常见弦数脉，放疗后或晚期恶病质患者常见细数脉。

（2）疾脉。见于肿瘤晚期，阴阳即将分离的危急状态。

（3）促脉。脉速而时断，止无定数。通常见于阳热亢盛、气血痰食郁滞等实邪引起的脉象。若脉促而无力，则多为元阴亏损，心阳欲脱。

（4）动脉。多见于气、血、痰、食等郁滞，脉气不畅，阴阳失调。

### 5. 虚脉类

（1）虚脉。见于各种虚证。脉虚而浮，多为表虚自汗；虚而沉，主里虚；虚而迟，主阳虚中寒；虚而数，多为阴虚劳热。

（2）细脉。肿瘤患者术后，以及放疗、化疗后常见，气血亏虚，身体虚弱，脉象常为沉细而弱；放疗后，阴血津液不足，脉细而数；化疗后，脾胃受损，湿邪内阻，脉细而缓。

（3）微脉。肿瘤晚期，正气将绝时可见此脉；急性心衰、失血性休克等阳气暴脱时亦可见微脉。

（4）代脉。脉缓而难以持续，间隔长时间才恢复，通常见于心气虚弱的状态，或由气滞血瘀引起。

（5）短脉。主气病，若有力则为气滞，若无力则为气虚。

### 6. 实脉类

（1）实脉。见于各种实证，浮而实多见于伤寒、肺热；沉而实见于癥瘕、瘀血等症。

（2）滑脉。常见于呼吸系统肿瘤或恶性胸腔积液等，脉象滑而有力也见于青壮年或孕妇。

（3）弦脉。常见于肝胆系统肿瘤、妇科肿瘤等，也见于癌性疼痛或初期肿瘤。脉弦而滑者多为痰饮内结或肺热壅盛；脉弦而沉者多为内停悬饮或肝郁气滞。

（4）紧脉。见于肿瘤骨转移、肝癌、胰腺癌等引发的剧烈癌痛。

（5）长脉。如结肠癌、肺癌伴阻塞性炎症等，脉长且紧张。

脉象虽然能反映疾病的某些方面，但它与主病的内在联系仍十分复杂。在临床实践中，脉象往往是多种脉象并见的，因此，医生需要仔细审察、综合分析。在诊断时，脉象只能反映疾病的一个侧面，不能作为唯一依据。必须根据病情的整体表现，结合望、闻、问、切的结果进行全面判断。只有通过全面、正确的分析，才能作出明确的诊断，并制订出合适的治疗方案。

## （二）按诊

按诊是一种通过触摸和按压患者身体特定部位，来了解病情并推测病症的诊察方法。在肿瘤的诊断中，肿瘤大多为有形的实邪，按诊具有特别重要的意义。通过对肿瘤所在部位的按压，医生能够评估肿瘤的大小、硬度、移动性及是否存在压痛，从而为判断病变的性质、深度及发展情况提供重要依据。

### 1. 按肿块

肿块是肿瘤的主要表现形式，中医认为其形成与气滞血瘀、痰湿凝聚及热毒蕴结密切相关。在按诊时，应特别注意辨别肿块的性质，并明确其形成部位，以帮助准确地判断病情。

1）辨性质

（1）形状。肿块若固定在特定位置，按之有形，形状多不规则，边缘不清，推之不移，或在短期内迅速增大者，通常属血分，预示恶性表现；若肿块时聚时散，疼痛不定，按之有形，形状规则，触感光滑，推之可移，则多为气分，预示较为良性的病程。

（2）硬度。肿块按之坚硬如石，表面凹凸不平者，多为瘀毒聚滞，属恶性表现；若肿块按之柔软，表面光滑，振动时有水鸣声，则多为痰湿凝滞或饮邪停聚，预示病情较轻。

（3）疼痛。若肿块按之有胀痛感者，多属气分；按之刺痛者，多为血分；按之痛感减轻者，多为虚证；按之痛感剧烈者，多为实证。肿块若按之不痛，病情较轻；若按之疼痛较强，则常为较严重的预兆。

2）辨部位

肿瘤可以发生在全身的各个部位，但根据其常见发病部位，以下几个部位需要特别关注：

（1）颈部肿块。颈部的结节、肿块，从小如赤豆至大如核桃，甚至如覆杯状，中医称为瘰病。若结节肿大且疼痛，根盘散漫，常因风热毒邪侵袭或气滞血瘀阻滞脉络所致；若结节肿块串生，按之不硬、推之可动，可能为痨虫侵袭或痰湿凝滞所致；若颈部一侧或双侧出现单个肿块，质地坚硬，无压点，早期可见质地较软且活动性强，且无压痛，若肿块迅速增大，则质地逐渐变硬并伴有压痛。

（2）甲状腺肿块。若喉结旁出现可随吞咽动作上下移动的肿物，通常为甲状腺肿大，属于中医瘿瘤范畴，常见于痰湿凝滞及气机不畅；若肿块坚硬，青筋盘曲，推之不动，且进展较快，则可能由肝经热毒或气滞血瘀所致。甲状腺腺瘤多为圆形或椭圆形肿块，边缘清晰，表面光滑，质地柔软，且不与周围组织粘连，可随吞咽上下移动。甲状腺癌则表现相反。

（3）乳房肿块。乳房内出现肿块是乳腺肿瘤的常见症状，中医称为乳疬、乳癖、乳岩等。若乳块光滑、不红不肿，多由肝脾不和、气滞痰郁所致，通常见于良性乳腺肿瘤；若乳块高低不平，质硬且推之不移，不红不热，甚至肿块突出、腐烂并溃破，形似菜花，根底坚硬散漫，通常为癌毒较盛，气血瘀滞，阻滞经脉所致。

（4）腋下肿块。单侧或双侧腋下淋巴结肿大常是乳腺癌或恶性淋巴瘤的初期表现。

（5）胁下痞块。右胁下的肿块被称为痞气，属于五脏积证之一。右胁下的肿块多见于肝癌，通常表现为肿块进行性增大、质地坚硬、表面不平且有压痛。若患者有肝病史，突发右胁下肿块增大、变硬并伴有消瘦，常为肝郁血瘀；若右胁下肿块伴有全身黄疸、尿黄、食欲不振及发热等症状，则多为湿热内蕴、瘀毒阻滞；若右胁下肿块伴有全身消瘦、腹部膨大、青筋显现，以及尿少、食欲差，可能为脾气亏虚、水湿内阻；若左胁下肿块伴随低热、乏力和白细胞迅速增高，常见于粒细胞白血病，多为中医血证、痨热等所致。

（6）上腹部肿块。上腹部肿块多与中医癥瘕、肥气等相关，常见于胃、胰、脾等脏器肿瘤。胃癌的肿块通常为坚硬不规则，边界不清，病情已进展至晚期，肿块可活动且无显著疼痛。胰腺癌及壶腹周围癌的肿块常呈结节状，质地较硬且多固定，伴有恶心及黄疸，晚期可能有剧烈疼痛。若肿块较软、活动性强，时大时小，多属气聚；若肿块长时间固定，伴有腹胀、面色萎黄、体重下降，常见于脾虚血瘀及晚期肝硬化。

（7）下腹肿块。下腹肿块常与中医学中的肠覃、疝瘕、石瘕等相关，常见于膀胱肿瘤、子宫肿瘤等。右下腹肿块常见于回盲部肿瘤及右侧卵巢肿瘤；左下腹肿块则常见于左侧卵巢肿瘤或乙状结肠癌。90％以上的盲肠癌患者在右下腹可触及坚硬、不规则的肿块。女性患者下腹部球形肿块，表面光滑且有囊性感觉，通常为卵巢良性肿瘤。乙状结肠癌向邻近组织浸润时，左下腹可触及结节状、移动性差的硬块，伴有腹泻、便血、便形改变及疼痛等症状。子宫体腺癌则可在耻骨联合上部深层触及坚硬结节包块状肿物。

（8）腿根部肿块。腿根部肿块通常指腹股沟区域的肿块，中医多称为鼠瘘等。常见于阴茎癌、睾丸附睾肿瘤、前列腺癌等，常由下焦湿热积滞、气机不畅所致。若肿块变软、不红不痛或破溃流脓水，可能为阴疽，见于结核性脓疡等。

（9）腰部肿块。腰部肿块多见于腰部两侧，常被称为癥瘕等，常见于肾肿瘤。肾癌若位于肾下极，腰部可触及包块，且包块随呼吸活动，质地通常不坚硬。若伴有血尿、消瘦、腰痛和腰部肿块，应高度怀疑肾癌。原发性腹膜后肿瘤可为良性或恶性，若肿块质硬、不规则，且短期内迅速增大，多为恶性；若肿块较软，边缘光滑且呈囊性，且增长较慢，多为良性。无论良恶，腰部肿块在中医学中都与肝肾亏虚、瘀毒内结有关。

## 2. 按胸腹水

胸腹水指的是出现在胸腔或腹腔中的积液。胸水在中医中通常称为"悬饮"，而腹水则称为"臌胀"。20％～35％的肺癌、乳腺癌、淋巴瘤和白血病患者可能会出现胸水。按诊时，胸水一侧的胸廓通常会显得饱满，叩诊时可听到浊音或实音，并伴有呼吸困难、胸痛和咳嗽等症状。腹水则常见于卵巢癌、胰腺癌、大肠癌、肝癌、胃癌、子宫癌等，按诊时可触及腹部的波动感，叩诊时为浊音，轻拍时如同包裹水的感觉，称为水臌；若触诊无波动感，叩诊呈现鼓音状，则为气臌。鉴别诊断时，应特别注意排除非恶性胸腹水的原因，如结核、肝硬化、心肾功能衰竭等。

## 3. 按肌肤

按肌肤是通过触摸患者特定部位的肌肤，感知其寒热、润燥、疼痛、肿胀等不同反应，以此来分析疾病的寒热、虚实等特征的诊断方法。通过这种方式，中医能够辨别患者体内的病理变化,帮助判断疾病的性质和发展。肌肤的状态往往反映了体内气血的运行情况,能为临床诊断提供重要线索。

(1)寒热。通常,肌肤偏冷、体温较低者多见于阳气衰弱;若肌肤感到厥冷且伴随大汗淋漓、面色苍白、脉微欲绝,则为阳气丧失的表现。肌肤灼热、体温升高则提示阳气亢盛,常见实热证;若汗出如油,四肢肌肤温暖但脉象躁动无力,则是阴气亏损的征兆。局部病变若伴有肿胀但皮肤不热、红肿不明显,常为阴证;若皮肤灼热、红肿疼痛明显,则多为阳证。

(2)润燥。一般来说,皮肤干燥且未出汗者常为津液不足;皮肤干瘪者则为津液极度缺乏;湿润的肌肤伴有汗出,表示气血尚能维持;肌肤润滑者,通常为气血充盛之象;若肌肤枯涩,提示气血亏虚。新病患者皮肤润滑且有光泽,表示气血未受损;久病患者则肌肤枯涩,表现为气血两虚。放疗后的肿瘤患者,常见皮肤干燥,属于热伤津液的反应。

(3)疼痛。若肌肤柔软,按压后疼痛减轻,通常为虚证;若按压时疼痛剧烈并拒绝按压,多为实证。轻微按压即痛,则表明病变浅表;若加重按压才感到疼痛,则表明病变较深。肿瘤患者若出现压痛性肿块,应避免频繁或过度按压,以防损伤或癌毒扩散。

(4)肿胀。用手指按压肌肤的肿胀程度来辨别是水肿还是气肿。若按压后凹陷且举手时无法立刻复原,则为水肿,提示体内水湿过盛;若按压后凹陷,举手即复原,则为气肿,表明气滞所致;若按压后指下如泥,且长时间无法恢复原状,则为精血肿,提示精血衰败,阴阳俱虚,为重症。胸内肿瘤或乳腺癌根治术后常见单侧上肢、颈部或面部水肿;盆腔肿瘤或其他恶性肿瘤压迫血管和淋巴管,常导致下肢水肿或气肿。中医学认为,肿瘤患者的水肿多由气滞、血瘀、痰毒阻滞经脉所致,气滞为首因,气不行则水不行,水不行则血不运,最终导致水湿运行失常,且与五脏虚衰,以及肺、脾、肾、三焦、膀胱功能失调密切相关。

## 第六节 | 治则与治法

治则和治法是中医学的两个重要的概念。治则是中医治疗的原则和方法,是在四诊合参、八纲辨证等理论指导下,通过对疾病本质进行分析、归纳而制订的治疗原则。治则是中医临证施治必须遵循的规律性法则,对立法、制方、用药等方面均发挥至关重要的指导作用。治法指临证治疗的具体手段和方法,是在治则指导下采用的具体治疗方法。任何治疗疾病的方法必须在治疗原则指导下制订,从属于相关联的治疗原则。

### 一、治则

#### (一)扶正祛邪和调整阴阳

疾病是正邪相互斗争的过程,症状则反映了正邪之间的消长变化。疾病的发生与发展,主要取决于正气与邪气的强弱,正如"正气存内,邪不可干""邪之所凑,其气必虚"所指出的那样。因此,在治疗过程中,除了要消除致病因素(邪气),还需增强人体的抗病能力(正气)。基于此,古人提出了扶正祛邪和正进邪退的治疗原则。然而,正气的强弱反映了正邪盛衰的动态过程,当"邪气盛则实,精气夺则虚"时,治疗原则则转为祛邪扶正,邪退正自安。

阴阳是中医学的核心理论之一,指的是事物的两种相反但相互依存、互相转化的属性。对于人体而言,阴阳平衡是保持健康的基础。扶正祛邪的治疗目标,最终是恢复人体正气,达到阴阳的动态平衡。如"调节阴阳,以平为期""阴平阳秘,精神乃治"所述,治疗中的扶正祛邪和祛邪扶正原则,均为调整阴阳、促进康复的核心治则。

### (二) 治病求本和标本缓急

"治病必求于本"是中医学的基本治则。一般治疗过程应遵循先治本、后治标的规律。所谓"治病必求其本",即要求从疾病的发病原因入手,消除病因。疾病的发生,往往是由于阴阳的偏盛或偏衰所致,而阴阳的失衡可以有多种原因。因此,在制订治疗方案时,首先应详细分析阴阳的偏盛偏衰,深入探讨病因,正确把握病机变化、症状的主次及发病的先后,之后加以调治,以使气血流畅,正气充盈,阴阳恢复动态平衡,从而实现治愈。也就是要"审其阴阳,以别柔刚;阳病治阴,阴病治阳;定其血气,各守其乡""谨守病机,各司其属……疏其血气,令其调达,而致和平"。

"治病求本"和"先治其本,后治其标"是临床治疗时应遵循的原则。然而,这些原则并非一成不变,而是应根据病症的轻重缓急及发病的先后情况灵活调整。因此,"急则治标""缓则治本"或"标本同治"体现了原则的灵活运用。当患者出现多种症候且病情复杂时,需要通过辨证分析,找出主要症状,衡量其轻重缓急,依据"急则治标,缓则治本"的原则,决定先治标还是先治本,或同时进行标本并治。

### (三) 正治和反治

"正治"和"反治"又称"逆治"和"从治",是中医学中两种不同的治疗原则,早在《黄帝内经》中便提出了"逆者正治"和"从者反治"的学说。

正治法是指采用与疾病临床表现和病情性质相反的治疗方法来纠正病理偏差,从而达到治愈的目的。正治法包括"寒者热之""热者寒之""虚则补之""实则泻之"等治疗手段,常用于治疗症候与疾病性质相同的情况。例如,寒证可使用热药,热证可使用寒药,实证可用攻法,虚证可用补法,这些都是符合中医治则的常规治疗方法。

反治法则适用于病情复杂、病势严重,且症候和病机不符,出现假象的情况下。此时需采取与表现症状相顺应的治疗法,则称为"从者反治"。这种治疗法则通常包括"热因热用""寒因寒用""塞因塞用""通因通用"。

"热因热用"适用于阴寒内盛、外格阳气的疾病,这时表现为假热症状,实际为里寒。通过顺应假热症状使用温热药物,治疗其真正的寒证,帮助阳气恢复,假热症状便会消散。

"寒因寒用"则适用于里热炽盛、外格阴气的病情,这时出现热深厥深或四肢厥冷等假寒症象,此时使用寒药治疗,"以寒治寒"的反治法来调整病情。

"塞因塞用"指通过补益药物治疗因虚寒或气血不足导致的闭塞不通症状。比如脾肾虚寒、气血不足引起的腹胀，或久病导致的便秘等，通过补虚益气、健脾固肾等方法治疗这些症状，根本治疗的是脾肾虚寒和气血不足的本质。因此，"塞因塞用"即"以补开塞"的反治法，适用于内有虚损、外有壅堵的病症。

"通因通用"则指在治疗通泄不止的病症时使用相应的通利方法。例如，宿食滞留肠胃导致的泄泻，应用消导法治疗，使肠胃的食滞得到消化，从而止泻。对于尿频、急迫的湿热症状，可使用清利湿热法；对于因便秘或水液旁渗所致的"热结旁流"下利症，可采用泻下法治疗。这些都是"通因通用"的反治法。

### （四）同病异治，异病同治

同病异治和异病同治是中医学中以辨证论治为原则，在治疗过程中根据疾病的不同或相同病因、病机及症候，选择不同或相同治疗方法的原则。这体现了"治病必求于本"的思想。

同病异治指的是同一种疾病由于病因、病机及机体反应的不同，可能表现出不同的症候，因此需要采用不同的治疗方法。以失眠为例，根据不同病因的失眠症状，治疗方法也不同。若失眠是由劳伤心脾所致，表现为少寐多梦，则应以补养心脾为主；若是由于心肾失交引起的虚烦不眠，则应以交通心肾、壮水制火为主；而如果是因宿食停滞或积痰热影响睡眠，即"胃不和则卧不安"的情况，则应以消导和胃为主，辅以化痰清热的治疗方法。因此，尽管都是失眠，其病因和症候不同，治疗方法各异。

异病同治则指的是不同的疾病，如果它们的病因、病机相同，在发展过程中表现出相同性质的症候，可以采用相同的治疗方法。例如，冠心病、心绞痛、消化性溃疡、肝硬化和脑卒中等疾病，只要其临床表现出现瘀血症候，就可以采用活血化瘀的治疗方法；脱肛、久泻、久痢等因中气不足引起的疾病，也可以采用补中益气的方法进行治疗。即使是不同的疾病，只要其病因病机相似，症候相同，就可以使用相同的治疗方法。

### （五）三因制宜

因时制宜、因地制宜、因人制宜，合称三因制宜，是中医学中根据不同的时间、地点和患者个体差异来制订相应治疗方法的原则。三因制宜将时令、地域与人体生理病理相结合，是中医整体观的体现。

四时气候和昼夜变化对人体的生理功能和病理变化有重要影响。"春夏阳气盛，秋冬阴气盛"，人体的气血随着季节的变化而有不同的运行模式，正如《素问·四时刺逆从论》所说："春气在经脉，夏气在孙络，长夏气在肌肉，秋气在皮肤，冬气在骨髓"。因此，治疗时要根据不同季节气候变化调整处方和药物，这就是因时制宜的体现。春暖、夏热、秋凉、冬寒的气候差异会对人体产生不同的影响，《素问·六元正纪大论》提出应根据季节变化调整药物的温热寒凉性质。

由于不同地区的地理、气候条件和风俗习惯不同，治疗用药也应因地制宜。我国地广人多，南北差异大，地势高低和气候变化对人体有不同影响。《素问·异法方宜论》强调了根据地域特点调整治疗方法的必要性。例如，高原地区气候寒冷，阴盛阳虚，应慎用寒凉药物；而盆地地区气候炎热，阳盛阴虚，应避免使用辛燥药物，以免伤阴。

人体的体质差异,性别、年龄等因素也需要在治疗中考虑,因此,治疗时必须因人制宜。疾病的发生和发展不仅受外部因素的影响,还与人体的特异性密切相关。特别需要注意的是,因人制宜在三因制宜中占主导地位。无论是因时制宜还是因地制宜,都必须从人的体质出发,服从于因人制宜。治疗时,人体阴阳的盛衰是根本因素,而外部气候和地理环境则是次要影响因素。正如章楠在《医门棒喝·人体阴阳体用论》中所说:"治病之要,首当察人体质之阴阳强弱。"

### (六)治未病

治未病理论包括"未病先防"和"既病防变"两部分。前者强调在疾病尚未发生时,通过调节阴阳平衡、气血运行等方法进行预防,避免疾病的发生;后者则在疾病初期采取早期诊断和治疗,防止病情加重或转变。

《素问·四气调神大论》记载:"圣人不治已病治未病"。唐代孙思邈提出:"上工治未病,中工治欲病,下工治已病"的观点。清代吴瑭和叶天士的学说,诸如"保津液,防伤阴"和"务在先安未受邪之地",也是"治未病"思想的重要发展,对后世产生深远影响。

"治未病"理论在临床中具有重要意义。现代预防医学与中医"治未病"理论相似,也强调通过改善生活方式、接种疫苗和定期筛查等手段预防疾病。同时,早期发现并及时治疗可有效控制病情,增加治愈率和生存率。因此,"治未病"不仅是中医的核心理念,还是现代预防医学的重要组成部分。

## 二、治法

治法是辨证论治理论与经验的结晶,是中医独特思维方法与临床经验密切结合的产物。治法是根据病、证、症设立的治疗方法与救治措施,是临床经验的理论化。在辨证论治过程中,治法作为理论与方药之间的桥梁,起到了承前启后的作用,既能承接理论,又能指导方药的选择。治法的形成和发展与方药、病因病机理论及中医整体理论的发展密切相关。治法依据病证来制定,方药则根据治法来选配,方剂的选择也进一步体现了治法的精髓。因此,治法不仅是从众多方剂中总结提炼出的共性规律,也对方剂的发展起到了深远影响,可指导方剂的分类,并为临床治疗提供了基础,是选定方剂的重要依据。

### (一)内治法

内治法是中医学中的一种重要治疗方法,主要通过内服药物来调节身体的病理状态,帮助恢复健康。不同的治法根据疾病的性质、症状和病因,采取不同的治疗方式,以达到祛邪扶正、调和阴阳的目的。常见的治法有汗法、吐法、下法、和法、温法、清法、补法和消法等,每种方法都有其独特的适应证和方药。内治法是结合中医辨证论治原则,通过治疗的个性化和精准性来对抗疾病,从而实现更好的疗效。

#### 1. 汗法

汗法通过药物的作用促进发汗,帮助体内的病邪随汗排出体外。它主要用于治疗外感风寒、风热等表证,起到驱邪外散、恢复体表免疫屏障的作用。汗法通常通过桂枝汤、麻黄汤等方剂来实现,桂枝汤可用于风寒表证,症见发热、恶寒、头痛等,而麻黄汤则适用于寒邪较重的风寒感冒,症状包括恶寒、无汗、喘息等。汗法的关键是通过发汗排出体内的病邪,但使用时需要根据患者的具体情况调整剂量,避免过度发汗造成阳气损伤。

### 2. 吐法

吐法是通过药物的作用使体内的痰涎、宿食、毒物等从口中排出,帮助清除体内的有形积滞,尤其是停留在上焦的痰涎和毒物。它适用于痰火内扰、宿食积滞等病证,能够有效地缓解由此引起的胸闷、呕吐、咳嗽等症状。常见的方剂如栀子豉汤和瓜蒂散,通过涌吐作用将滞留的邪气排出体外。吐法能够快速缓解症状,但它也有一定的风险,特别是体弱者使用时要谨慎,避免过度呕吐引发虚脱等不良反应。

### 3. 下法

下法是通过药物的泻下作用,促进体内实邪的排泄。它适用于里实证,例如食滞、痰湿、瘀血、寒积等引起的病症,帮助通过大便排除体内积滞的邪气。常见的下法方剂包括大承气汤和当归龙荟丸,能够有效缓解腹胀、便秘、腹痛等症状。下法的作用是清除体内积滞,但使用时需要特别小心,因为过度泻下可能会引起体力消耗、电解质紊乱等问题,尤其是虚弱的患者使用时更需谨慎。

### 4. 和法

和法通过调和内外的气血、寒热、脏腑等失调,解除半表半里的邪气,是一种较为灵活的治疗方法。它通常用于少阳病、肝郁脾虚、肠胃不和等病症,调和气血,恢复脏腑功能。常用的方剂如小柴胡汤和半夏泻心汤,能够调理肝脾不和、疏解气滞,缓解胸闷、食欲不振等症状。和法注重治疗过程中的平衡与和谐,避免单一的治疗方式,因此特别适用于复杂的病症,使用时需根据病情的不同阶段灵活调整方药。

### 5. 温法

温法通过温补阳气、祛寒驱邪来治疗脏腑内的寒邪,帮助恢复脏腑的功能。温法适用于里寒证、阳虚证及寒湿阻滞等证,能够有效地解除寒气对身体的压迫,恢复正常的气血运行。理中丸和四逆汤是常见的温法方剂,能够治疗脾胃阳虚、寒湿阻滞等证。温法特别适用于阳气不足的患者,尤其是冬季寒冷或过度劳累引起的虚寒证。使用温法时要注意不要过度温补,以免引发其他不适。

### 6. 清法

清法通过清热泻火、凉血解毒等作用,帮助清除体内的热邪。它适用于体内有火热、湿热或毒邪的病症,如高热、口渴、便秘、皮肤病等。黄连解毒汤和龙胆泻肝丸是常见的清法方剂,通过清热解毒、泻火解暑,帮助恢复体内的正常温热平衡。清法治疗火热症状效果显著,但使用时要特别注意根据患者的体质来选择适宜的方药,避免过度清热伤害脾胃阳气。

### 7. 补法

补法通过补益气血、滋养阴阳、增强脏腑功能,治疗因气血阴阳不足或脏腑功能衰退所导致的虚弱症状。补法适用于长期病弱、虚弱体质的人,能够帮助恢复身体的正常功能和免疫力。八珍汤和归脾丸是常用的补法方剂,能够有效补充气血,调理脾胃,缓解疲倦、面色苍白等症状。补法的关键是根据虚弱的程度来调整方剂的使用,避免过度补益而引发湿气或痰滞等问题。

**8. 消法**

消法通过消食导滞、消坚散结等作用,帮助清除体内气、血、痰、水等久积形成的痞块或结块。消法适用于食滞、痰积、气滞等原因引起的内外不通症状,如腹胀、食滞、便秘等。保和丸和鳖甲煎丸是常见的消法方剂,能够消食导滞,化解体内的积滞。消法通过调节脾胃功能,帮助恢复消化吸收的正常功能,但使用时需谨慎,避免过度消导导致脾胃虚弱。

## (二) 外治法

外治法与内治法同样是中医治疗中的重要手段,二者都基于整体观和辨证论治的原则,虽然给药方式有所不同。外治法通过皮肤、腧穴等部位施药,能够疏通经络、调和气血、解毒化癖、扶正祛邪,最终恢复脏腑阴阳平衡。《理瀹骈文》曾指出:"凡病多从外入,故医有外治法,经文内取外取并列,未尝教人专用内治也",表明外治法虽采用不同的给药方式,但依旧遵循内治法的核心理念。

口腔颌面肿瘤发生在头颈部,结构复杂,对功能和外观要求极高。治疗时,不仅要去除肿瘤,还需最大程度保护患者的外貌和生活质量。头部是"诸阳之会",即多条经脉汇聚之地,治疗时能发挥独特作用。《素问·阴阳应象大论》有云:"其高者,因而越之……其在皮者,汗而发之",强调通过外治法可以帮助排除头部癌毒和邪气,且能最大限度地保护解剖结构。

外治法中的药物选择和给药部位至关重要。外治法通常会选取与病变脏腑相关的经络和腧穴,确保药物能被有效吸收并发挥作用。穴位的选择直接影响药物的吸收和效果,探索不同穴位对药物吸收的差异及其机制,是外治法研究的关键之一。超声电导技术能够有效促进药物渗透,快速到达靶组织,且靶组织中的药物浓度远高于口服或静脉给药。药物的局部浓度可能高出几十倍甚至几百倍,且超声电导定向给药可避免药物经消化道或肝脏的降解,保证治疗效果的稳定性。

透皮给药或经皮治疗系统通过皮肤直接给药,避免了消化道对药物的影响,如酸碱度、食物及药物的移动时间等因素的干扰。这一方式能够避免药物在肝脏的降解,并且药物通过皮肤吸收,效果更加稳定。透皮给药简便、安全、无创,是一种理想的治疗方式。

内治与外治各自有其独特的作用,二者的治疗原理相通,正如《理瀹骈文》所言:"外治之理即内治之理,外治之药亦即内治之药,所异者法耳"。内治法通过口服药物调节体内阴阳气血,而外治法则通过外部施药调整体内的平衡。口腔颌面肿瘤治疗面临许多挑战,尤其是解剖结构的复杂性和对功能的高要求,单纯依赖外科手术往往难以达到理想效果,且可能损害患者的外貌和功能。单一的内治法亦难以应对多变的病理情况。外治法与内治法结合,能够在保护外貌和功能的同时,提高治疗效果,特别适用于口腔颌面肿瘤的治疗。

## 第七节 ｜ 中药与方剂

### 一、中药

中药指在传统中医学理论指导下,按照中医药学的采集、炮制与制剂方法制作的具有独特中医特色的药物。

#### 1. 药性

药物的治疗作用通过其偏性来调节疾病表现的阴阳失衡。药性包括药物的性味和功能,如四气五味、升降浮沉等。南宋时期李东垣在《药性赋》中总结了常用中药的药性,原书收录了 250 种药物,并将其分为寒、热、温、平四类。药性是理解中药治疗作用的重要基础,决定了药物对不同病理状态的适应性。

#### 2. 归经

药物归经理论源自脏腑经络学说,强调药物对特定脏腑和经络的亲和力与治疗作用。不同部位的病变通常表现出不同的症状,药物根据其归经理论对相应部位发挥主要或特殊治疗效果。例如,杏仁和苏子归肺经,常用于治疗肺部疾病,如咳嗽和气喘;朱砂和茯神归心经,多用于治疗心悸和失眠等心经病变。

#### 3. 炮制

炮制是通过加工处理生药,以改变其性能、质地和药效的过程。常见的炮制方法包括清洗、晒干、研磨、煎炒及制成丸散等。煎炒是最常见的炮制手段,可以调节药物的性味与药效,使其更适合治疗特定疾病。例如,炒枣仁可去除毒性,增强其镇静安神作用;炒白术则增强其健脾益气功能。不同的炮制方法能显著影响药效,因此需根据具体疾病选择合适的炮制方法。

#### 4. 毒性

中药的毒性指其在一定剂量下对人体产生不良反应或损害的能力。毒性与药物的成分、剂量、炮制方法以及使用方式密切相关。一些中药,如砒霜和马钱子,具有强毒性,不当使用可能引发严重中毒。而另一些中药,如川乌和蜈蚣,在适量使用时能够有效发挥治疗作用。中药使用时,需根据病情和医师建议合理配伍,避免药物相互作用引发毒性反应。因此,加强对中药毒性的认识并谨慎使用,是确保治疗效果和避免不良反应的关键。

### 二、方剂

方剂是在中医药学理论指导下,以治疗或预防某种疾病、调节人体生理功能为目的,依据一定比例将多种中草药组合而成的药物。作为中医药学的重要组成部分,中药方剂不仅是其核心内容之一,也是中医治疗体系的精髓。方剂学的起源可以追溯到古代,最早在《黄帝内经》中便有记载。随着中医学的不断发展,方剂的种类和数量不断增多,逐渐形成了不同学派的特色和风格。现代科技的进步,尤其是中药组学和药效物质基础的研究,使得方剂的研究方法得到了进一步的完善。中药方剂的现代化、标准化和规范化,已成为当今中医药学发展的一个重要方向。

中药方剂的配伍原则是根据药性与病症的关系,在君臣佐使的框架下进行合理搭配。具体的配伍原则包括以下几个方面:

### 1. 四气原则

药物的寒、凉、温、热性质决定其配伍使用。温热性的药物适用于寒性病证,寒凉性的药物则用于热性病证。这一原则帮助通过调节体内阴阳平衡来治疗疾病。

### 2. 五味原则

根据药物的辛、甘、酸、苦、咸五味进行配伍。辛味药物常用于疏散外邪、调和气滞、化痰湿,甘味药物擅长补益阴阳、调和脏腑,酸味药物可用于久病滑脱、收敛止痛,苦味药物清热燥湿、化痰积、泻火,咸味药物则用于治疗瘰疬、瘿瘤等血瘀证。

### 3. 配伍方法

配伍方法依据病情差异有所不同,如辛甘温热法、辛甘化阳法、辛甘寒凉法等。辛甘温热法用于风寒、风湿等外邪,辛甘化阳法用于心阳虚、脾阳虚、肾阳虚等阳虚证,辛甘寒凉法用于里寒或外感证。方剂中的药物应相互协作,增强药效或减轻毒性,以提升整体效能。

### 4. 药物配伍禁忌

中医经典中提到的相恶、相畏、相反、相克等药物配伍关系,其中"十八反"和"十九畏"是严格禁忌。某些药物若配伍不当,会削弱药效或引发不良反应,因此必须避免。

"十八反"包括 32 种药物的相反配伍,若不慎搭配,可能加剧毒性或产生不良反应,如半夏、瓜蒌、贝母与乌头类药物的配伍,海藻、大戟等药物与甘草配伍。相畏指药物的效力或毒性被另一药物抑制或消解,如硫黄畏朴硝、水银畏砒霜等。此类配伍需格外小心。

尽管大部分医药学者遵循这些禁忌,但仍有不同见解。有学者认为,若合理运用,相反药物配伍可能产生更强的治疗效果,特别是对一些顽疾的治疗上。现代对"十八反"和"十九畏"的药理研究虽取得一些进展,但仍存在不一致的结论。考虑到研究仍处于初期阶段,若无充分依据和经验,配伍时应谨慎。

## 三、剂型

中药剂型是指根据药物性质和治疗需要,选用不同的原料药材或药材提取物,按照一定比例和方法进行配伍、加工,最终制成具有特定形态和规格的制剂,供临床应用。这些剂型的设计和制作旨在使药物更有效地发挥其治疗作用,同时确保药物的稳定性、便捷性和可控性。中药剂型不仅仅是药物的物理形式,还与药物的吸收、代谢及作用机制密切相关。

### 1. 汤剂

汤剂是将配伍后的中药加水煎煮、去渣取汁后制成的药物剂型,主要用于内服,少数也可外用,如洗浴、熏蒸、含漱等。汤剂是中医最早、最常用的剂型,至今仍在临床上占有重要地位。它具有疗效快、药性温和、适应范围广等特点,广泛应用于中医门诊,约占处方的 50%。

### 2. 丸剂

丸剂是将药物制成小颗粒状,便于服用和携带。常见的丸剂有水丸、糊丸、蜡丸和滴丸等,适用于慢性病的长期治疗,体现了"丸者缓也,舒缓而治之"的特点。

### 3. 散剂

散剂,又称粉剂,是将药物研磨成细粉后,混合均匀制成的剂型。散剂易于调剂,剂量灵活,可以根据需要增减,具有药性稳定、储存方便、疗效快速等优点。散剂既有内服形式(如直接冲服或煮服),也有外用形式(如撒布于患部或用于吹喉、点眼等)。

### 4. 膏剂

膏剂是通过水或植物油将药物浓缩成膏状,可用于内服或外用。膏剂分为煎膏、药膏和膏药三种。煎膏主要为半流体,常内服,也可外敷;药膏用于外用,制作方法包括热法和冷法。膏药种类繁多,既有传统的黑膏药,也有现代的橡皮膏状膏药,使用方便,广泛应用于止痛、消炎、活血等治疗。

### 5. 丹剂

丹剂有内服和外用两种形式。内服丹剂通常表现为丸剂、散剂或锭剂,因药物贵重或疗效显著,常称为"丹"。外用丹剂由矿物药经过高温烧炼、升华或熔合制成,常用于研磨后涂抹或撒布于患部,也可制成药条或膏剂使用。

### 6. 酒剂

酒剂,也叫药酒,是将药物浸泡于白酒或黄酒中,经过加温或隔水炖煮去渣后制成的液态剂型。酒剂具有活血通络、温经散寒的作用,能够促进药物吸收,增强疗效。常用于祛风通络、补益等治疗,如风湿药酒、参茸药酒等。外用酒剂也可用于祛风活血、止痛消肿。

中医临床上还使用茶剂、露剂、栓剂、冲剂、片剂、注射液等多种剂型。不同剂型的制备方法、功效和使用方式各异,临床应用时应根据病情和治疗需求选择合适的剂型,以确保最佳的治疗效果。

## 四、常用方剂

### (一) 内治方

#### 1. 参阳方

上海交通大学医学院附属第九人民医院经验方,组成包括党参、黄芪、锁阳、女贞子等,功能益气补肾、活血化瘀,适用于口腔癌术后有虚损症状者。

#### 2. 口咽化癌方

上海交通大学医学院附属第九人民医院经验方,组成包括龙葵、半夏、南星、乳香、没药、铜绿等,功能化痰行瘀,抗癌解毒,适用于口腔癌颌面部肿瘤不适宜手术者。

#### 3. 平胃散

出自《太平惠民和剂局方》,由苍术、厚朴、陈皮、甘草、生姜、大枣组成,具有燥湿健脾、行气和胃、宽胸消胀等功效,多用于脾胃不和、饮食乏味、胸满腹胀、恶心呕吐、倦怠、嗜卧等症状,现代临床用于治疗胃及十二指肠球部溃疡、面部疮疖等疾病。

### 4. 银翘散

出自《温病条辨》,由金银花、连翘、淡竹叶、荆芥、牛蒡子、淡豆豉、薄荷、芦根、桔梗、生甘草组成,具有轻宣透表、清热解毒的功效,主要用于治疗外感风热表证或温病初起邪在肌表之证,现代临床上可用于治疗感冒、流行性腮腺炎、上呼吸道感染、急性气管-支气管炎、肺部感染等疾病。

### 5. 甘露消毒丹

出自《温热经纬》,又名普济解毒丹,由滑石、茵陈、黄芩、石菖蒲、川贝母、木通、藿香、射干、连翘、薄荷、白豆蔻、六神曲等药物组成,具有利湿化浊、清热解毒的功效,适用于湿温、暑温、瘟疫等邪在气分的疾病,现代临床上可用于治疗急性胃肠炎、肠伤寒、传染性黄疸型肝炎、钩端螺旋体病等疾病,特别是见湿热并重者。

### 6. 五味消毒饮

出自《医宗金鉴》,包括金银花、野菊花、蒲公英、紫花地丁、天葵子五味药物,功能清热解毒,消散疔疮,适用于各种疮疡痈毒,现代常用于治疗疖、痈、蜂窝织炎等化脓性感染。

### 7. 托里消毒散

出自《外科正宗》,包括人参、川芎、白芍、黄芪、白术、茯苓、当归、金银花、白芷、甘草、桔梗、皂角刺等药物,具有托毒溃脓、去腐生肌的功效,主要用于治疗痈疽已成不得内消的病症,现代临床可用于治疗痈、蜂窝织炎、肛瘘、慢性骨髓炎、化脓性中耳炎、化脓性角膜炎及晚期口腔颌面肿瘤等疾病。

## (二) 外治方

### 1. 如意金黄散

出自明代陈实功《外科正宗》,又名金黄如意散、金黄散、金黄膏,由姜黄、大黄、黄柏、苍术、厚朴、陈皮、甘草、生天南星、白芷、天花粉组成,功能清热解毒,散瘀化结,消肿止痛。主治丹毒、体表疮毒、脓肿、乳痈、疮疡及无名肿毒等症。现代临床可以用于丹毒、体表疮疡、蜂窝织炎、急性乳腺炎、脓性指甲炎、甲沟炎、会阴切口硬结等。

### 2. 芙蓉膏

出自《万病回春》,由芙蓉叶、黄荆子、鸡子清组成,功能清热凉血,消肿排脓,适用于痈疽发背诸毒。现在临床用于治疗痈疽肿疡、乳痈恶疮类疾病,如各种炎症性疾病、乳腺炎、蜂窝织炎、流行性腮腺炎等。

### 3. 二味拔毒膏

出自《医宗金鉴》,组成为雄黄、白矾各等份,上二味为末,用茶水调化,涂于患处;功能清热解毒,活血止痛,现代广泛用于治疗各种炎症性疾病、肿疡、烫伤、带状疱疹、痛风、软组织感染等疾病。

### 4. 阳和解凝膏

出自《外科全生集》,由生川乌、生草乌、生附子、乳香、没药、苏合香、麝香等药物组成,功能温阳化湿、祛风散寒，行气止痛，消肿散结，化瘀通络。用于脑疽、背疽、乳疽、瘰疬、冻疮及一切溃烂，不红不肿、久不收口之阴毒，兼治疟疾及寒湿痹痛。现代多用于多发性脓肿，淋巴结核未溃及胸壁结核硬结期。

### 5. 真君妙贴散

出自《外科正宗》，又名妙贴散，主要由川乌（去皮脐）、草乌（去皮脐）、白附子（炮）、天南星（炮）等味药组成，具有温散寒毒之功效，主治痈疽、肿毒，顽硬大恶疒疮，走散不作脓者。现代临床常用于治疗多种感染性疾病及肿瘤的辅助治疗。

### 6. 皮癌净

出自地方医院经验方，主要成分是红砒、指甲、头发、大枣和碱发白面，主要功能是腐蚀拔毒，可以用于治疗皮肤癌。制法是将药物成分混合，用桑木炭火烧制成炭。皮癌净的使用方法是将药粉直接撒在瘤体创面上或用芝麻油调成糊状涂抹于瘤体创面上。

## （三）中成药

### 1. 西黄丸

出自《外科证治全生集》，由牛黄、麝香、制乳香、制没药、黄米饭等组成具有清热解毒、消肿散结之功效。用于热毒壅结所致的痈疽疔毒、瘰疬、流注、癌肿等。西黄丸最常见的用途是用来治疗乳腺癌、肺疽（类似于肺癌早中期）、肺痈（类似于肺癌中晚期）、小肠痈（类似于肠癌、阑尾炎、肠道良性肿瘤等）、淋巴结核、淋巴炎、梅毒及恶性淋巴瘤等疾病。研究表明西黄丸可抑制肿瘤细胞的增殖、迁移、血管生成，还可以调节肿瘤微环境，改善抗肿瘤免疫。

### 2. 小金丸

出自《外科证治全生集》记载的小金丹，由麝香、当归、草乌、乳香、没药、枫香、木鳖子、五灵脂、地龙、香墨组成，主要用于消肿散结、止痛。散结消肿，化瘀止痛。用于阴疽初起，皮色不变，肿硬作痛，以及多发性脓肿、瘿瘤、瘰疬、乳岩、乳癖。临床应用时，以局部肿胀钝痛、皮色不变、日久不愈为辨证要点。

### 3. 华蟾素胶囊

现代中成药，由华蟾素组成，具有解毒、消肿、止痛的作用，主要用于中、晚期肿瘤，慢性乙型肝炎等病。华蟾素是从经过严格组织培养和特殊选择的华蟾酥制备而成的纯天然动物药，组成中只含有华蟾酥等动物药及其提取物。华蟾酥为中华大蟾蜍或黑眶蟾蜍耳后腺及皮肤腺的干燥分泌物，是具有解毒、消肿、止痛功效的传统中药。

### 4. 金水宝片

现代中成药，主要采用发酵虫草菌粉制成，功能补益肺肾，秘精益气。主治肺肾两虚、精气不足、久咳虚喘、神疲乏力、腰膝酸软、慢性肾功能不全等症，可用于放疗、化疗导致的肝肾功能损伤，或各类恶性肿瘤术后康复期。

### 5. 去甲斑蝥素片

现代中成药，由传统中药斑蝥提取斑蝥素制成，用于肝癌、食管癌、胃癌、贲门癌、白细胞减少症、肝炎、肝硬化等。

**6. 复方红豆杉胶囊**

现代中成药,由红豆杉、红参、甘草组成,功能祛邪扶正,通络散结,用于气虚痰湿、气阴两虚、气滞血瘀而致的中晚期肺癌等肿瘤的治疗。

**7. 蟾乌凝胶膏**

现代外用中成药,原名蟾乌巴布膏,主要由蟾酥、生川乌、重楼、生关白附、乳香、没药等组成,功能活血化瘀、消肿止痛,用于肺、肝、胃等多种癌症引起的疼痛,也可用于急慢性扭挫伤、跌打瘀痛等。

# 第五章

# 中西医结合口腔颌面肿瘤学临床进展

中医学对口腔颌面肿瘤的发病及治疗已有深刻认识。《医宗金鉴》记载："舌疳,其症最恶,初如豆,次如菌,头大蒂小,又名舌菌。"硬腭癌可与中医的上腭痈相类比。中医认为,口腔疾病常与心、脾、胃功能失调相关。心经有热,心火上炎,导致热生口疮;心血不畅,瘀血内停;脾胃失调,痰湿内生。

外科手术是当前治疗口腔癌的主要手段,但患者的预后改善并不显著。过去几十年来,5 年生存率一直为 50%～55%,约 50% 的口腔癌患者在经过漫长治疗后死亡,给家庭和社会带来巨大负担。单一治疗方式对晚期头颈恶性肿瘤的疗效不理想,尤其在清除肿瘤、减少并发症、提高生存质量等方面。现有研究表明,采用多学科协作治疗,包括手术、放疗、化疗和中医药的联合治疗,对于口腔癌患者的整体生存期、生活质量及预后有显著改善。

口腔序贯治疗(sequential therapy)的理念起源于 20 世纪后期对唇腭裂患者的治疗。多种治疗方法的应用先后安排和组合不同,可能会对治疗预后产生不同影响。邱蔚六院士团队通过长期临床实践总结,提出"术前新辅助化疗→手术→放疗→中医药"序贯治疗方案,已在口腔颌面部鳞状细胞癌治疗中取得显著效果。

随着中西医结合治疗理念的深入发展,逐渐提出了在肿瘤治疗中进行中医药全程干预的理念。中医药在手术、放疗、化疗等现代治疗手段的基础上,发挥减毒增效的作用,综合中西医治疗可显著提高抗癌效果和患者生活质量,彰显中西医结合治疗恶性肿瘤的优势。

## 第一节 | 中医辅助外科手术治疗

外科手术是当前大多数实体瘤治疗的主要方法,尤其在口腔颌面肿瘤治疗中尤为突出。早期口腔鳞状细胞癌(口腔鳞癌)根治术后的 5 年生存率可达 98% 以上,但晚期口腔鳞癌的 5 年生存率仅为 15%。对于口腔颌面肿瘤患者,中医辅助治疗可以帮助控制肿瘤的生长、改善体质、提高手术耐受性,或纠正如贫血、炎症等可能影响手术的禁忌证,尤其在肿瘤转移的中晚期患者中效果更为显著。凭借其整体观念和天然药物的特性,中医药在恶性肿瘤治疗领域占据不可或缺的地位。

随着中医药国际化进程的推进,中西医结合治疗模式在全球范围内获得了越来越多的认可与应用,已成为治疗恶性肿瘤的趋势。虽然手术、化疗、放疗等传统肿瘤治疗方法在短期内能够取得显著疗效,但常伴随有不同程度的不良反应,往往是治疗失败的主要原因。相比之下,虽然中医药的肿瘤消除效果可能不及化疗或放疗,但在改善患者体质、增强免疫力方面具有明显优势。在手术前后充分发挥中医药的作用,不仅能够提高手术耐受性、促进术后恢复,还能巩固手术效果、提升远期疗效。

## 一、围手术期中医干预

外科手术前后,包括术前和术后的一段时间,统称为围手术期。在这一时期,可以采用中医药干预以提高手术成功率,或帮助那些原本不具备手术条件的患者,在中医药干预后达到手术要求。外科手术过程中不可避免地消耗气血,导致脏腑和经络功能失调。术后进行中医药干预,有助于降低创伤影响,促进体质改善与恢复。

### (一)术前干预

#### 1. 改善体征

"邪之所凑,其气必虚。"恶性肿瘤消耗人体正气,患者常表现为本虚标实、正气亏虚。通过辨证施治,采用扶正培本的治疗方法,有助于改善患者体质,提高手术耐受能力,或帮助原本不符合手术指征的患者在体征改善后达到手术条件。某些肿瘤患者可能出现严重贫血或低蛋白血症,通过中医治疗,这些症状可在短时间内得到改善,满足手术指征要求。对于普通肿瘤患者,术前通过中医治疗改善体征和营养状况,有助于保障手术顺利进行。

对于存在贫血或低蛋白血症等以虚损为主的患者,通常采用扶正补益的中医治则,常用方剂包括当归补血汤、六君子汤、六味地黄汤等,须根据患者具体症状进行综合加减应用。

(1)当归补血汤。出自《内外伤辨惑论》,由黄芪和当归两味药物组成,功能补气生血,适用于血虚阳浮发热证。

(2)六君子汤。出自《医学正传》,由人参、白术、茯苓、甘草、陈皮、半夏六味药物组成,功能益气健脾,燥湿化痰,适用于脾胃气虚证。

(3)六味地黄汤。出自《小儿药证直诀》,由熟地黄、山茱萸、山药、泽泻、牡丹皮、茯苓六味中药材组成,功能滋阴补肾,适用于肾阴亏损,头晕耳鸣,腰膝酸软,骨蒸潮热,盗汗遗精,消渴等证。

部分术前患者因对肿瘤及手术的恐惧与焦虑,常表现出精神抑郁、失眠、烦躁等肝郁脾虚的征象,中医药可发挥调理情绪的作用,可酌情采用疏肝解郁的方剂,如逍遥散、越鞠丸、六磨饮子。

(1)逍遥散。出自《太平惠民和剂局方》,由柴胡、白芍、当归、白术、茯苓、生姜、大枣、薄荷、甘草组成,功能调和肝脾、疏肝解郁、养血健脾,适用于肝郁血虚、脾虚所导致的两胁作痛、头痛、目眩诸症。

（2）越鞠丸。出自《丹溪心法》，由香附、川芎、苍术、神曲、栀子等五味药组成，功能行气解郁，主治六郁证。

（3）六磨饮子。出自《世医得效方》，又名六磨汤，由槟榔、沉香、木香、乌药、大黄、枳壳组成，功能破气宽中，通便，适用于气滞腹痛、大便秘结而有热者。

**2. 控制肿瘤**

有的患者等待手术时间较长，术前用药一般在手术前半个月到一个月使用，术前使用中药可以改善疾病状态，增强免疫力，或者消除局部肿胀，控制肿瘤生长有利于癌症患者手术前控制病情，提高手术耐受性。目前中医药控制肿瘤生长，多按照癌毒理论和以毒攻毒的原则用药，常采用红豆杉、干蟾衣、半枝莲、白花蛇舌草、藤梨根等药物，配伍方剂使用。根据中药使用经验，经过现代研究提出的天然化合物，也可以作为抗癌中成药临床使用，如榄香烯、华蟾素、斑蝥素。

（1）榄香烯。从姜科植物温郁金中提取的抗癌有效成分，主要生物学活性为降低肿瘤细胞有丝分裂能力，诱发肿瘤细胞凋亡，抑制肿瘤细胞的生长，榄香烯脂质体注射液辅助放化疗用于肺癌、肝癌、鼻咽癌、骨转移癌、脑瘤等恶性肿瘤等，也可用于肿瘤介入、腔内以及癌性胸腹水的治疗。

（2）华蟾素。从蟾蜍科动物中华大蟾蜍的干蟾皮中提取的一种吲哚类总生物碱，具有清热解毒，消肿止痛，活血化瘀，软坚散结的功效；有片剂、胶囊剂及注射剂，适用于中晚期肿瘤，包括乳腺癌、肝癌、胃癌、食管癌、肺癌、宫颈癌、皮肤癌等。

（3）斑蝥素。从芫青科昆虫斑蝥提取的单萜类抗肿瘤药，可以抑制癌细胞蛋白、RNA及DNA合成，从而抑制癌细胞增殖。临床有片剂和胶囊剂，主要用于原发性肝癌，或辅助放疗、化疗增强疗效。

常采用的临床验证有效的抗癌中药多具有一定毒性，不合理应用可能导致过敏反应、静脉炎或肝肾功能损伤，但其毒性通常低于常用的化疗药物。

**（二）术后干预**

手术虽然能有效祛除肿瘤，但也可能耗损气血，导致脏腑功能减弱与紊乱。作为一种治疗手段，手术也属于中医所称的"金刃所伤"范畴。手术后，尽管癌灶已基本清除或缩小，但机体的阴阳气血依然受到损害。由于手术创伤，瘀血内生，未能顺利散开并与组织粘连，加之癌毒未完全清除，导致正虚与邪实共存，临床上常表现为影响患者生活质量的复杂症状群，进而不利于术后的快速康复。因此，术后及时配合中医药调理，促进组织修复、调整机体功能，对于患者恢复具有重要作用。大量临床实践表明，中西医结合治疗能够发挥西医单独治疗无法取得的效果和作用。

某些肿瘤术后患者的切口发生慢性感染，长期难以愈合，使用抗生素治疗效果不明显。此时，合理使用祛腐生肌、清热解毒等中药，可有效促进创面愈合。对于术后出现长期低热和身体虚弱的患者，常规抗生素治疗效果不佳，但通过个体化辨证，合理使用益气养阴、清热解毒的中药，通常能取得良好疗效。肺癌患者术后，使用益气养阴、解毒祛瘀的中药,可显著改善气短、乏力、疼痛、失眠等症状,促进快速康复。

口腔颌面肿瘤术后患者,合理使用养血生肌、清热解毒或活血化瘀的中药方剂,有助于预防术后感染,并促进术后康复。术后继续进行中药抗肿瘤治疗,也能为后期的放疗、化疗等治疗手段提供有力支持。

## 二、远期康复

外科根治手术通过切除恶性肿瘤病灶取得近期疗效,但由于肿瘤细胞的生物学特性,容易出现复发和转移,导致多脏器损伤和功能衰竭,进而在较短时间内死亡。这是远期生存率无法有效提高的主要原因。因此,如何预防肿瘤术后复发和转移成为重要的研究课题。

中医药在防治肿瘤复发和转移方面具有显著优势。中医药在肿瘤术后化疗、放疗等治疗阶段的应用,一方面通过增效调理脏腑功能,增强机体抵抗力并消灭残留癌细胞;另一方面通过减毒作用减轻术后化疗和放疗带来的毒性反应,促进免疫功能和骨髓造血功能的恢复。对于早期病变、黏膜及黏膜下层周围淋巴结及组织未见转移的患者,经过根治性手术后,可通过中药长期维持治疗、定期复查,以巩固疗效并预防肿瘤复发和转移。

中医药参与口腔颌面肿瘤术后患者的远期康复治疗,需要根据手术损伤及患者体质特点,进行辨证论治。口腔颌面肿瘤术后患者手术创伤较大,术后恢复期机体免疫力较低,容易遭受病毒侵袭,导致炎症反应或肿瘤复发。因此,在中医治疗中,调节机体免疫功能,提高患者对抗肿瘤的能力,具有重要意义。中医药通过益气养阴、清热解毒、活血化瘀等治疗原则,结合辨证论治,为患者量体裁衣,制订个体化治疗方案。

口腔颌面肿瘤术后患者即使经过康复期,仍可能出现口干、口渴、口腔炎、吞咽困难、口腔溃疡等症状。此时可以采用中医治疗,针对这些症状,主要使用甘凉滋润、生津养阴的中药,如玄参、麦冬、生地黄、石斛、玉竹等。也可结合食疗,采用蜂蜜、芦根、竹叶、莲子心等,以缓解不适。

对于术后肿瘤复发和转移的预防,中医治疗也具有重要作用。中医药通过益气养阴、清热解毒、活血化瘀等方剂,调节免疫功能,提高患者对抗肿瘤的能力,预防肿瘤复发和转移。根据不同的证型,采用养阴润燥、滋肾养肝、清热解毒等中药组合,能够有效减少肿瘤细胞的生长与繁殖。

参阳方是上海交通大学医学院附属第九人民医院用于口腔癌术后康复的协定方,组成包括党参、黄芪、丹参、锁阳、女贞子等。经专家反复验证,参阳方已由上海中药制药三厂生产为质量合格的复方冲剂。通过 Logrank 法数据分析显示,参阳方显著提高了口腔鳞癌患者术后远期生存率。

手术治疗通过消除局部肿瘤以祛邪,取得近期疗效;而中医药则可在肿瘤围手术期及术后的辅助治疗或维持治疗阶段,依托辨证论治,以扶正祛邪为主要治疗原则,纠正治疗中出现的病理异常,恢复阴阳平衡。两者结合,能够最大限度优化手术治疗效果,在取得近期疗效的基础上,缓解症状、改善生活质量,并提高远期疗效。

## 第二节 ｜ 中西医结合化疗

近年来,随着化疗新药的研发、现有化疗药物新适应证的发现、创新给药方式和联合靶向治疗的应用,化疗效果显著提升。然而,化疗药物在杀伤肿瘤细胞的同时,不可避免地对正常组织细胞产生毒性作用,导致一系列不良反应。目前的临床治疗仍然存在一定局限性。例如,化疗药物造成的骨髓造血功能低下,采用集落刺激因子治疗只能促进血细胞的成熟,尽管可短期缓解症状,但无法真正改善骨髓的造血能力。大量研究表明,中医药的使用能够减缓化疗药物的毒性,改善化疗引起的肝肾功能损伤及骨髓功能损伤等,且中医抗癌治疗联合化疗可增强化疗效果。

### 一、中医药减轻化疗毒性

#### 1. 消化道反应

消化道反应是常见的化疗不良反应,发生率高达 $77.5\%\sim97.4\%$,通常表现为恶心、呕吐、腹泻、腹胀、食欲不振、便秘等症状。根据中医理论,化疗引起的消化道反应主要与脾胃虚弱、肝气上逆有关,治疗应以降逆止呕、健脾和胃、消食导滞、疏肝理气等为原则。临床上使用香砂六君子汤加减、半夏泻心汤加减配合化疗,可以显著改善恶性肿瘤患者化疗后的消化道反应。其他常用于改善消化功能的中药方剂,如橘皮竹茹汤、保和丸等,也具有一定疗效。针灸可调节胃肠道功能,促进消化道蠕动和排空;推拿则可舒缓胃肠道肌肉,缓解腹胀等不适症状。药物治疗的同时,适当辅以针灸、推拿等治疗方法,有助于缓解患者情绪,并预防消化道反应。

#### 2. 骨髓抑制

化疗药物在杀灭肿瘤细胞的同时,也会影响骨髓造血细胞的正常增殖与分化,导致骨髓抑制,进而引发白细胞、红细胞和血小板减少,严重时可出现危重的血象减低症状。西医主要通过注射重组人粒细胞集落刺激因子、IL-11、重组人血小板生成素、糖皮质激素,或在紧急情况下采用输血等对症治疗。尽管这些方法疗效确切、起效快,但长期使用可能引发疼痛、发热、毛细血管渗漏综合征等不良反应。现代研究表明,中医药对化疗后骨髓抑制的疗效显著,具有疗效好、不良反应少、作用时间长、价格低廉等优势。研究显示,在化疗的基础上加服健脾补肾中药,相比单纯化疗,前者能有效预防血小板减少。常用于防治化疗引起骨髓抑制的中药方剂有六味地黄汤、八珍汤、健脾丸、参苓白术散、六君子汤等,这些方剂具有滋阴补肾、填精养血、健脾益气的作用,有助于预防化疗引发的骨髓抑制和贫血等不良反应。

#### 3. 肝功能损伤

肝脏是人体的解毒器官,大部分化疗药物通过肝脏代谢,因此化疗容易引起药物性肝损伤。西医的保肝治疗通常采用谷胱甘肽来促进有毒物质的代谢,或使用糖皮质激素进行解毒。中药提取物,如甘草酸苷,具有良好的保肝效应,在临床应用中广泛使用。根据中医理论,药毒是肝脏功能受损的主要致病因素之一。运用中药方剂来减少化疗引起的肝损伤,可以发挥综合治疗的优势。芍药甘草汤中的白芍总苷、甘草酸等成分具有保肝降酶、解毒抗炎、抗肝纤维化等作用,能够显著改善肝细胞的变性和坏死。研究表明,由党参、黄芪、白术、茯苓、当归、白芍、甘草等中药材组成的护肝煎方,对化疗药物引起的肝损伤具有显著的预防作用,可以为临床用药提供参考。

### 4. 肾功能损伤

大多数化疗药物通过肾脏排泄,可能直接损伤肾小管和(或)肾小球,导致肾损害,也可能引起肾小管细胞的死亡和组织改变,最终导致急性肾损伤。经肾脏代谢的化疗药物,对肾脏细胞产生细胞毒作用,进而损害肾功能。化疗药物引起的肾损伤表现为蛋白尿、血尿等症状,严重时可导致肾功能衰竭、尿毒症,甚至危及生命。临床上常见的引起肾功能损伤的药物包括顺铂、依托泊苷、氮芥、甲氨蝶呤、环磷酰胺、氟尿嘧啶、丝裂霉素、三氧化二砷等。肾脏毒性在一定程度上限制了这些药物在肿瘤治疗中的广泛应用。中医临床基于扶正祛邪原则,对化疗药物引起的肾损伤具有显著疗效,常用的中药方剂包括四物汤、六味地黄汤加味、金水宝片或百令胶囊等。虫草菌提取物等药物可通过补益效应减轻药物引起的肾损伤,或在化疗后促进肾功能的恢复。

### 5. 心功能损伤

心肌细胞缺乏再生能力,化疗药物对心脏不仅能引起近期损伤,还可能导致远期毒性反应。化疗药物引起的心脏毒性,一旦出现明显的心肌病变,预后通常较差,致死率高达48%。化疗导致的心脏毒性反应临床表现各异,轻者可能无明显症状,仅有心电图改变;重者则可能导致心肌坏死,甚至引发致死性充血性心力衰竭。目前,常用的化疗药物中,蒽环类药物(如柔红霉素、阿霉素等)对心脏的毒性反应较为明显,尤其是柔红霉素和阿霉素,心脏毒性发生率较高。白消安片可能引起心肌内膜纤维化,丝裂霉素可能损伤心肌,阿糖胞苷可引发心包炎,环磷酰胺也可能导致心脏功能损伤。具有心脏保护作用的中药多为益气通络和活血化瘀类。中药注射剂对蒽环类药物心脏毒性的拮抗作用是研究重点,黄芪注射液、参麦注射液、丹参注射液和银杏叶提取物注射液对蒽环类药物所致心脏毒性可起到保护作用,并与心脏保护药物右丙亚胺产生协同效应。

### 6. 神经损伤

化疗药物对中枢神经系统具有明确的毒性作用。目前,分裂原活化蛋白激酶抑制剂紫杉醇对脑部的抑制引起了临床的广泛关注,大剂量注射或腹腔给药可抑制星形胶质细胞的活动和大脑突触传递功能。其他常用化疗药物如柔红霉素、表柔比星、吡柔比星、氟尿嘧啶、顺铂等也具有不同程度的神经毒性。化疗引起的神经损伤常表现为感觉障碍、四肢腱反射消失等症状,可能引发寒冷加重的周围神经病变和感觉异常,且随着累积剂量增加而加重。有些患者还可能出现运动神经病,表现为肌肉无力、萎缩或震颤,自主神经系统受损则可能导致肠功能障碍,甚至引发瘫痪性肠梗阻。中枢神经毒性反应可表现为癫痫、肢体麻痹、麻木、意识模糊等症状。中药治疗能够有效减轻化疗引发的神经毒性反应。黄芪桂枝五物汤加减、当归四逆汤、桃红四物汤、五苓散合四君子汤等方剂可改善患者的感觉异常,缓解疼痛,提升生活质量,具有确切的临床应用价值。

### 7. 免疫系统损伤

化疗药物可以直接损伤免疫细胞和组织,导致免疫功能受损。紫杉醇等药物通过直接作用于骨髓细胞,抑制巨噬细胞的功能,从而损害免疫细胞的正常功能。化疗药物还可能干扰免疫系统的正常运作,导致免疫调节紊乱,使机体对外界病原体的抵抗能力下降。化疗药物可引发机体的炎症反应,造成组织损伤。5-FU可引起骨髓抑制,导致骨髓造血功能受损,同时引发胃肠道黏膜的炎症反应,导致消化道症状。化疗药物还会释放大量细胞因子,引起免疫功能紊乱,5-FU会释放IL-6等细胞因子,进一步损害免疫系统功能。中医治疗化疗引起的免疫损伤通常从扶正解毒的角度出发,常采用健脾益肾或养气补气等治疗方法。常用方剂有香砂六君子汤、杞菊地黄汤、肾气丸、玉屏风散、八珍汤等,或者通过多方剂组合应用,以修复机体免疫功能,达到增强免疫力的效果。

### 8. 手足综合征

多种化疗药物可引起手足综合征,如卡培他滨、阿糖胞苷、环磷酰胺、多西紫杉醇、长春瑞滨等,其中以卡培他滨所致的手足综合征尤为严重。化疗药物引起手足综合征的机制尚未完全阐明,现有研究认为,化疗药物主要通过导致基底角化细胞空泡变性、真皮血管淋巴细胞浸润、角质化细胞凋亡及皮肤水肿等病理变化,进而引发症状。有研究指出,多柔比星脂质体引起的机制是药物分子在血液中循环时间过长,与角质层中的铜离子反应,激发氧应激,产生活性氧簇,直接损伤周围皮肤组织或通过介导释放白介素等炎症因子,导致皮肤细胞处于炎性状态,进而引发血管舒张、血管通透性增加等症状,导致皮肤发红、发热、肿胀等手足综合征表现。中医治疗化疗引起的手足综合征,主要通过对症治疗,改善患者症状和体征。从清热解毒、活血化瘀、调节免疫等方面入手,常用方剂有八珍汤、知柏地黄汤、血府逐瘀汤等,旨在提高免疫功能,改善血液循环,修复体表组织。

### 9. 其他化疗并发症

肿瘤患者常出现乏力、气短等症状,表现为癌性疲乏,化疗患者尤为明显。化疗导致癌性疲乏的机制较为复杂,主要与药物的不良反应、营养摄入不足、肿瘤本身引起的身体虚弱等多方面因素相关。化疗药物可能影响神经系统,导致患者出现疲乏、头痛、失眠等症状,还可能通过降低免疫功能,使患者更容易感染,进一步加重疲乏感。中医将癌性疲乏归为"虚劳",常见的病机包括气虚阴亏、肝肾不足等。治疗上主要采取补气养血、滋补肝肾的方法,常用方剂有补中益气汤、归脾汤、金水六君煎、肾气丸等,依据患者具体情况进行加减。

在肿瘤化疗过程中,由于多种原因,药物有时会渗漏到皮下组织,导致注射部位及相关区域出现疼痛、肿胀、红斑等反应。常见的临床处理方法包括冰敷、局部封闭和外科手术等,但在药物渗漏严重时,西医治疗效果有限,可能导致大片组织溃疡或坏死。在这种情况下,中医治疗可以提供更好的效果。中医药治疗化疗药物外渗,主要采用清热解毒、活血化瘀的治法。常用的治疗方剂包括仙方活命饮,配合外用如意金黄散。针灸、按摩等治疗手段也能有效缓解化疗药物外渗引起的疼痛和肿胀。

## 二、中医治疗增强化疗效果

中医药治疗可以增强化疗药物在体内对肿瘤细胞的杀伤作用,其机制可能与改善肿瘤组织的低氧微环境、提高肿瘤细胞对化疗的敏感性、清除肿瘤干细胞或肿瘤病毒等因素相关。中医药通过调节机体的免疫系统、修复受损的正常细胞、改善肿瘤微环境等多途径,能够提高化疗的效果,并减轻化疗所带来的不良反应。通过调节体内的气血平衡和肝肾功能,增强机体的自我修复能力,中药治疗有助于克服化疗过程中肿瘤细胞的耐药性,从而提高化疗的疗效。

### 1. 改善肿瘤低氧微环境

肿瘤微环境(tumor microcirculation)是指肿瘤内部的微小血管网络和液体流动系统,其中氧含量较低,主要由于肿瘤内血液循环受到限制,导致氧供应不足。肿瘤低氧微环境是肿瘤化疗抵抗的主要原因之一。化疗药物通过破坏肿瘤细胞的 DNA 来杀死肿瘤细胞,但肿瘤细胞生长在低氧环境中,限制了化疗药物的效能。化疗药物的作用依赖于破坏肿瘤细胞的能量代谢系统,而低氧环境使得化疗药物难以有效地破坏这一系统,从而降低了其杀伤效果。此外,低氧微环境还通过改变肿瘤细胞的信号传导系统,进一步影响化疗药物的作用。

丹参是活血化瘀的药物之一,具有促进血液循环、抑制炎症反应和改善微循环的作用。在肿瘤化疗过程中,配合静脉输注丹参酮针剂能够改善肿瘤局部微循环,促进组织代谢并提高机体免疫力,从而改善肿瘤低氧微环境,增强化疗效果。临床上,在化疗前采用活血化瘀类中药方剂加减治疗,也有助于改善肿瘤低氧微环境,常用的方剂包括血府逐瘀汤、犀角地黄汤等,结合水蛭、丹参、三棱、莪术、姜黄等具有破血行瘀效果的中药,能够增强血液循环,改善肿瘤局部的氧气供应,进一步提高化疗的疗效。

### 2. 清除肿瘤干细胞

肿瘤干细胞是肿瘤组织中一种具有自我更新和分化能力的细胞亚群,也被称为癌症干细胞。肿瘤干细胞可以自我复制并分化为不同类型的癌细胞,从而导致肿瘤的增长和扩散。与普通肿瘤细胞不同,肿瘤干细胞具有较高的耐药性和逃避免疫监视的能力,很难被放疗或化疗等传统治疗方法消灭。某些中药活性成分对肿瘤干细胞有诱导凋亡的效果。三氧化二砷是中药砒霜的活性成分,可以通过阻断与肿瘤干细胞相关的信号通路诱导肿瘤干细胞凋亡。姜黄素、槲皮素、人参皂苷、白藜芦醇等来自中药的天然活性分子,也在研究中显示具有诱导肿瘤干细胞凋亡的效应。采用含有这些活性成分的中药配合化疗可能通过抑制肿瘤干细胞途径增效。

### 3. 清除肿瘤病毒

肿瘤病毒是指能够引起肿瘤的病毒。病毒引起肿瘤的机制非常复杂。首先,病毒可以通过直接插入宿主基因组或产生致癌病毒蛋白来激活癌基因,从而诱发肿瘤的发生。其次,病毒可以通过改变细胞信号传导和转录因子的表达来影响肿瘤的发生和发展。某些病毒通过干扰细胞凋亡信号通路来促进肿瘤的发生。病毒还可以通过改变细胞周期和细胞分化来影响肿瘤的发生与发展。部分病毒通过干扰细胞周期信号通路,也能促进肿瘤的发生。病毒还可通过改变细胞外环境,影响肿瘤的发生与发展,有些病毒通过改变肿瘤细胞附着的基质来促进肿瘤的发生。

肿瘤病毒的种类繁多,最常见的包括乙型肝炎病毒和人类乳头瘤病毒。乙型肝炎病毒可引起肝癌,而人类乳头瘤病毒可引起宫颈癌和皮肤癌等。中医治疗病毒感染具有独特机制,能够通过抑制病毒复制、增强免疫力、调节气血平衡、阴阳平衡及脏腑功能等方式,消除与肿瘤发生相关的病毒。常用的中医方剂包括黄连解毒汤、五味消毒饮等,也可根据具体情况使用板蓝根、半枝莲、蒲公英、白头翁等单味药物。这在治疗口腔颌面肿瘤等与病毒感染相关的疾病时具有重要意义。

## 第三节 ｜ 中医辅助放射治疗

放疗是采用放射线的电离效应杀灭肿瘤细胞的治疗。电离辐射除了能杀灭肿瘤细胞外,还对正常组织细胞有损伤效应,造成不同程度的不良反应和远期毒性,且与剂量大小、照射部位和照射野大小密切相关。不同肿瘤类型对射线的敏感性也不同,鼻咽癌、上段食管癌、喉癌、纵隔淋巴瘤、肺癌、宫颈癌对放疗的敏感性很强,放疗可以带来良好的预后,但对于射线不敏感的肿瘤如肝癌、胰腺癌,放疗效果较差。

中医理论认为放射治疗对机体产生的不良反应主要为热毒,易耗损人体阴液,多表现为热毒炽盛、气阴两虚证。中医药配合放射治疗具有重要的临床意义。首先,中医药可有效减轻放疗不良反应,缓解口干、咽干、舌燥、口腔溃疡等相关症状,减少放射性食管炎、放射性口腔炎、放射性肺炎的发生率。其次,中医药能发挥放疗增敏作用,提高肿瘤细胞对放射线的敏感性,目前中医药治疗放疗并发症已受到越来越多的重视。

### 一、放射性皮肤损伤

皮肤放射性损伤可分为急性和慢性两类。急性损伤根据其严重程度分为四级,包括脱发、红斑、水疱和溃疡坏死。慢性损伤则可表现为皮炎、溃疡及皮肤癌等。治疗皮肤放射性损伤的首要措施是改善营养状态,增强整体健康,以促进组织的修复和愈合。还需采用镇痛、抗组胺药物和抗感染等方法进行辅助治疗。针对放射性溃疡,治疗重点是清除坏死组织、净化创面、改善局部血液循环、促进肉芽组织生长,并有效清除感染。可以使用氢地油、复生膏等外用药物,但严重情况下可能需要手术治疗以帮助愈合。如果出现放射性皮肤癌,应及时采取手术干预。

中医诊治放射性皮肤损伤时,通常将其归类为热毒蕴结、气血凝滞之证。治疗方案以清热解毒、活血润燥为主,常结合内服药物和外用药膏进行综合治疗。常用的方剂有五味消毒饮、犀角地黄汤和黄连解毒汤等,具体药方可根据患者情况进行调整。某些单味中药如紫草、芦荟、黄芩、龙血竭、地榆、乳香、没药等也可加入方中,以增强治疗效果。外用药物种类丰富,包括油剂、膏剂、汤液和散剂等,如如意金黄膏、烧伤膏和康复新液等,可与内服药物联合使用,效果更佳。

## 二、放疗后口干

在口腔癌或鼻咽癌等头颈部肿瘤的放疗过程中,放射线可直接或间接损伤唾液腺组织,导致细胞凋亡、坏死和纤维化等病理变化,从而影响唾液腺的分泌功能。放射性损伤可引起口腔黏膜炎症、溃疡等症状,进而加重口干。综合这些因素,放疗后口干在口腔颌面肿瘤患者中的发生率较高,且严重影响患者的生活质量和心理健康。

放疗后的口干症状通常会在一年左右逐渐缓解,可能是因为口腔黏膜的损伤开始恢复,唾液分泌逐渐恢复正常。然而,部分患者的口干症状可能持续数月甚至数年。为缓解放疗引起的口干,可以使用口腔保湿剂、唾液替代剂、口腔清洁剂等药物。患者还应注意保持口腔卫生,避免辛辣、油腻等刺激性食物,增加水分摄入,多吃水果和蔬菜,以保持口腔湿润和营养充足。在放疗前和放疗过程中,医生还可以采取一些预防措施,如调整放疗剂量、缩短治疗时间和采用局部保护措施,以降低口干的发生率和严重程度。

中医认为放射线具有热邪属性,射线导致的组织损伤主要源于热毒过盛,耗伤阴津,进而引发口干、口渴等症状。如果患者出现肺热引起胃热、胃火上炎,如口干、口渴、牙龈肿痛等,此时可以使用生地、玄参、麦冬、天门冬、沙参和天花粉等中药治疗。对于虚火上炎、内扰心神的症状,可以采用生脉散或麦味地黄丸治疗。若患者伴有心烦失眠,建议使用酸枣仁、夜交藤和黄连等药物。如果出现肺阴虚症状,可加入北沙参。若有黏膜溃疡,可加用蒲公英、白花蛇舌草等中药,以缓解放疗后口干的症状。此外,针刺廉泉穴、金津穴、玉液穴等,也能刺激唾液腺分泌,促进热邪排出,从而缓解口干症状。

## 三、放射性口腔炎

在放疗过程中,如果口腔黏膜所承受的电离辐射超过其耐受阈值,就可能引发急性口腔黏膜炎,通常发生在放疗后的 6 个月内。症状包括口腔溃疡、疼痛、流涎、口臭等,严重时可能伴随吞咽困难和呼吸困难等表现。为了预防口腔炎的发生,放疗过程中应采取措施,最重要的是保持口腔卫生。可使用氯己定含漱液漱口,若发生炎症,可改用淡盐水或苏打水含漱,或者定期使用含有利多卡因、硫糖铝、维生素 $B_{12}$ 等成分的漱口液,缓解疼痛并促进溃疡面愈合。如果伴随病菌、真菌或病毒感染,需根据不同情况使用相应的治疗方案:抗生素可用于细菌感染,真菌感染者可使用制霉菌液含漱,并全身口服氟康唑;病毒感染者则可局部使用抗病毒软膏。对于剧烈疼痛,可以局部或全身使用止痛药,外用如扶他林涂抹剂,内服如双氯芬酸片来缓解。

中医治疗原则主要以养阴清肺、解毒利咽、清热凉血、生津润燥为主。常用方剂包括五味消毒饮、普济消毒饮、玉女煎、犀角地黄汤、黄连解毒汤等。临床中可根据具体情况加减使用玄参、生地、麦冬、牡丹皮、白芍、薄荷、贝母、蜂房等药物。此外,还可使用口腔局部药物,如康复新液、口腔溃疡散、锡类散等,中成药复方珍珠口腔颗粒在临床上也有较好的效果,可视情况配合使用。

### 四、放射性骨髓炎

放射性骨髓炎是大剂量放射治疗后引起的骨坏死,继发于局部免疫低下并导致感染。它常发生在鼻咽部和口腔颌面部肿瘤患者接受大剂量放射治疗后,颌骨内的血管逐渐发生无菌性血管内膜炎。当放射剂量超过 50Gy 时,血管内膜肿胀增厚,管腔缩窄,经过数月或数年的照射后可能发生血管栓塞,导致骨质无法获得足够的营养,进而发生坏死,而骨膜则无法再生新骨。如果发生牙源性感染或拔牙等损伤,局部创口长时间不愈合,细菌容易入侵,引发放射性颌骨骨髓炎。

放射性颌骨骨髓炎病程较长,且发展缓慢,通常发生在放疗后的 0.5～3 年内。早期症状表现为持续性疼痛,伴随颌部软组织感染的体征,如牙关紧闭,随后可能出现破溃、流脓,并形成久治不愈的瘘管。死骨逐渐暴露,常见发热症状,患者体力逐渐下降,消瘦、贫血,呈现慢性消耗性状态。

对于放射性骨髓炎的治疗,通常采取保守疗法。全身使用抗生素,进行支持治疗和对症处理。局部应保持引流通畅,并注意口腔卫生,待死骨分离后可行手术摘除。此外,高压氧治疗也是一种有效的辅助方法。高压氧可通过杀菌、抑菌、促进死骨分离,可增加放射区动静脉的氧压,促进血管增生,从而增强组织修复和愈合的能力。

### 五、放射性肺炎

放射性肺炎是在放疗过程中,由射线对肺部的损伤引起的,最终可能导致肺纤维化。其临床症状包括咳嗽、咳痰、胸痛和呼吸困难等。放射性肺炎的特点是肺部充血、水肿、细胞浸润,逐步发展为肺纤维化。患者可能出现发热、气促、发绀、呼吸功能减退等症状,严重者甚至可能危及生命。一般来说,接受 40 Gy 及以上放射治疗的患者较易发生这种损伤,通常在一个疗程内表现为渗出性改变,晚期则为纤维组织增生。放射性肺炎多见于胸部肿瘤患者,如乳腺癌、食管癌和肺癌,但也有少数口腔颌面肿瘤患者在放疗后出现肺部炎症。

在中医治疗方面,放射性肺炎主要从热毒伤阴、灼伤肺络的病机进行辨治,治疗方法以养阴清肺为主。常用方剂包括养阴清肺汤、沙参麦冬汤等,可以根据患者的具体情况,加入杏仁、白芍、女贞子、百部、金银花、黄芩、黄芪等药物进行加减。与西医不同,中医药治疗放射性肺损伤贯穿整个过程,不仅能缓解肺炎症状,还能对肺纤维化的预防和治疗起到积极作用。

### 六、消化道反应

放疗引起的消化道反应因不同消化器官而表现不同。胃部通常出现恶心、呕吐、胃痛等症状;小肠则可能导致吸收不良综合征;结肠直肠则多见腹痛、腹泻、便血,甚至可能引发肠穿孔或肠梗阻等并发症。中医理论认为放射线具"火热毒邪"之性,再加上肿瘤患者长期病程造成脾胃虚弱、中气不足,病机多为本虚标实。因此,临床治疗主要通过健脾益气、清热解毒、清热燥湿、疏肝理气等方法。常用经典方剂包括参苓白术散、白头翁汤、葛根芩连汤、痛泻要方等,并根据具体症状适当加减。放射性肠炎常伴有里急后重、脓血便或鲜血便等症,治疗上应清热养阴、凉血止泻,常用的药物有生地榆、侧柏叶、棕榈炭、槐花、仙鹤草、马齿苋、白头翁等,必要时可配合手术治疗。对于恶心、呕吐、食欲不振及消化不良的症状,则以补脾益气、清热养阴为主,常用黄芪、党参、白术、麦冬、茯苓、沙参、鸡内金、旋覆花、代赭石、山楂、竹茹等药物进行调理。

### 七、心脏损伤

早在 20 世纪初,学者们就已提出,肿瘤放疗可能引发心脏损伤。胸部肿瘤在放射治疗中,由于射线照射到心脏组织,可导致心包炎、心肌纤维化、冠状动脉及传导系统损伤、心脏瓣膜病变等心脏并发症。乳腺癌、肺癌、颈部肿瘤及其他靠近心脏和胸部的肿瘤,接受放疗时,都有可能对心脏组织造成损伤。肿瘤放疗不仅会引起冠状动脉疾病,还可能导致心包疾病,其中最常见的有心包积液和心包炎;瓣膜疾病,如瓣膜钙化和纤维化;心肌疾病,如限制型心肌病及传导异常等。由于心肌细胞再生的限制,放疗引起的心脏损伤甚至可能在治疗几十年后才显现。中医治疗放射性心脏损伤,可选用益气养血的方剂,如生脉饮、玉屏风散,或者单味药如黄芪、红景天等,同时也可以使用改善冠脉循环的药物,如三七、红花等,来进行防治。此外,具有养血活血功能的中成药,如养血活血胶囊、八珍颗粒等,也能够发挥一定的疗效。

除了上述放射性损伤外,放疗还可能引发肝炎或膀胱炎等其他组织器官损伤,但由于距离及射线防护设备的限制,在口腔颌面肿瘤患者中发生的概率较低。与化学药物结合使用类似,具有抗癌作用的中药也能与放射治疗结合,进一步提高肿瘤治疗效果。根据目前的临床研究,中医通常从"热毒伤阴耗气"的角度来理解放射损伤的病因和机制,治疗方法主要是"补气养阴,清热解毒"。而对于津液亏耗、血瘀并存的患者,在滋补阴液的基础上,还需要兼顾活血解毒。现阶段,中西医结合放疗面临的主要问题是循证医学依据不足,针灸和药物外治等应用尚未得到充分发挥,未能充分体现中医药的特色。因此,中医与肿瘤放射治疗的结合,还需要在临床标准化和规范化的基础上,进一步深化和推广。

## 第四节 | 口腔颌面肿瘤患者的营养治疗

口腔颌面肿瘤是头颈部最常见的恶性肿瘤之一,也是全球十大恶性肿瘤之一。由于肿瘤生长在口腔及其相关解剖区域,患者在治疗过程中常常面临吞咽障碍、营养不良等问题。手术切除辅以术后放化疗是治疗口腔颌面肿瘤的主要方案,但术后患者通常处于癌细胞高消耗状态,导致约 80% 的口腔颌面肿瘤患者出现营养不良。

营养不良不仅会延缓伤口愈合,还可能增加感染及吻合口瘘等并发症的风险,延长住院时间,甚至危及患者生命。研究表明,科学的营养支持管理可以有效预防营养不良,促进术后恢复,提高患者生活质量。因此,口腔颌面肿瘤患者的营养治疗在治疗过程中占据重要地位。

口腔颌面肿瘤的营养管理不应仅依赖单一治疗方式,而应采取多学科协作模式。通过多学科团队的协同合作,制订个性化的营养支持方案,可以更精准地满足患者在治疗过程中的不同营养需求。主管医生负责整体的风险控制和营养管理,营养医生负责营养评估与方案设计,营养护士主导吞咽功能的康复训练和延续性护理,药剂师则负责推荐适当的营养制剂。通过医护合作,优化治疗方案,帮助患者恢复吞咽功能,最终实现更好的治疗效果和生存质量。

## 一、术前营养支持

术前营养干预在口腔颌面肿瘤患者的治疗中起着至关重要的作用。由于肿瘤位于口腔和颌面部,患者常常面临吞咽困难,尤其是肿瘤较大或涉及咽喉时,症状尤为严重。此外,口腔颌面肿瘤患者还常伴随恶病质和代谢紊乱,导致营养不良,进而影响治疗效果和预后。有效的术前营养干预不仅能够缓解这些问题,还能改善患者的营养状况和免疫功能,为后续治疗提供良好的基础。

术前营养评估是干预的基础,常用的工具包括营养风险筛查和营养不良通用筛查工具。这些工具能够帮助医生快速评估患者的营养状态和潜在的营养不良风险,为后续的干预措施提供数据支持。根据评估结果,医生可以制订个性化的营养支持方案。对于无法正常进食或吞咽困难的患者,鼻饲或胃管饲喂是常见的解决方案。通过鼻饲或胃管将营养液或肠内营养制剂直接送入胃肠道,确保患者在术前获得足够的糖类、蛋白质、微量元素和维生素等,从而防止营养不良并为手术提供充足的体力支持。

术前营养干预的目标是通过合理的营养补充,增强患者的体力、免疫功能,帮助其维持理想的体重和身体状态,减少术后并发症的发生。研究表明,科学的营养干预可以显著降低术后感染、伤口愈合延迟等并发症的发生率,同时有助于缩短住院时间,提高患者的整体生存质量。术前的营养支持还可以缓解肿瘤患者的高代谢状态,改善身体的抗压能力,为后续的放疗和化疗提供更好的适应能力。术前营养干预不仅提高了手术的耐受性,也有助于术后的快速恢复和长期生存。

## 二、术后营养治疗

口腔颌面肿瘤手术后,患者面临创伤修复、免疫功能恢复和体力恢复等挑战。术后,吞咽困难和口腔功能障碍使患者容易出现营养摄入不足,影响伤口愈合,增加术后并发症的发生风险。术后营养管理对患者的康复至关重要。

术后营养干预的首要任务是通过个性化评估,确保患者获得充足的营养支持。根据患者的临床表现与治疗需求,营养专家为其制订科学合理的营养方案。对于不能正常进食的患者,通过鼻饲或胃管等方式提供足够的营养,确保蛋白质、糖类、维生素及矿物质的充足摄入。这些干预措施有助于防止体重下降、肌肉萎缩及免疫功能衰退,促进创口愈合,减少感染风险。

术后早期营养支持是促进口腔颌面肿瘤患者恢复的关键。术后患者常因创伤修复需求而出现显著的营养缺失,早期营养干预能有效防止营养不良及相关并发症。营养支持方案应根据患者的具体情况进行调整,确保其摄入充足的糖类、蛋白质和必要的微量元素。

对于能够吞咽的患者,口服营养补充品,如高蛋白、高能量的饮品,能够帮助提供充足的营养。对于无法正常进食的患者,通过鼻饲或胃管为其提供流质或半流质食物,确保持续的营养支持。术后早期,充足的营养不仅有助于创伤修复,还能增强患者的免疫反应,减少术后感染的风险。应定期评估患者的体重、营养指标及胃肠功能,确保营养方案的优化与调整,进一步促进术后恢复。

口腔颌面肿瘤患者在接受放化疗后,常会出现吞咽困难、食欲减退、口腔黏膜炎等并发症,严重影响患者的营养摄入。放疗引起的口腔黏膜炎、咽喉痛及化疗引起的恶心呕吐,均可能加剧营养不良。

营养治疗应针对患者的具体症状进行支持。对于无法吞咽的患者,通过鼻饲或胃管提供易消化、低刺激的流质食物,并根据需要补充口服营养补充剂。对于恶心呕吐的患者,可使用止吐药物并调整饮食方式,选择少量多餐,避免刺激性食物。针对口腔炎症或口干症状,采取适当的口腔护理措施,减轻不适,促进食欲恢复。精确的营养干预能帮助患者应对放化疗带来的不良反应,维持良好的营养状态,促进术后康复,提升生活质量。

### 三、多学科团队协作模式

在口腔颌面肿瘤的治疗中,营养支持对于提高患者的治疗效果和生活质量至关重要。多学科团队协作模式通过整合不同专业的力量,在确保营养支持的持续性和有效性的同时,优化患者的治疗方案。以下是各专业团队成员在营养管理中的角色与责任。

#### 1. 主管医生的角色与责任

主管医生是患者治疗的核心,负责整体治疗方案的制订与调整,确保患者的治疗和营养支持同步进行。根据患者的具体病情,主管医生需评估患者的营养需求,尤其在术前、术后及放化疗期间,及时调整治疗方案。在患者出现营养不良或并发症时,主管医生负责制订干预措施,并与其他团队成员紧密合作,确保患者获得最佳的营养支持和治疗效果。

#### 2. 营养医生与营养支持

营养医生在治疗过程中负责为患者提供专业的营养评估和个体化的营养干预方案。对于口腔颌面肿瘤患者,尤其是在术后阶段,营养医生需评估患者的营养状况,及时调整营养支持方案。根据患者的病情,营养医生可能采用鼻饲或胃管饲喂等方法进行营养支持,确保患者获得足够的营养。营养医生还需监测患者的康复进程,调整营养方案以提高患者的治疗效果和生活质量。

#### 3. 营养护士在吞咽功能康复中的作用

营养护士在患者营养管理中的作用尤为重要,尤其是在吞咽功能康复方面。由于口腔颌面肿瘤患者术后常出现吞咽困难,影响正常饮食,营养护士通过评估和指导吞咽功能恢复,帮助患者恢复吞咽能力,改善营养摄入。此外,营养护士还负责日常的营养评估,及时识别和干预患者的营养问题,确保患者获得持续、有效的营养支持。

### 4. 药剂师在营养支持中的应用

药剂师在多学科协作中发挥重要作用,特别是在营养支持中负责选择合适的营养补充剂,并评估其与其他治疗药物的相互作用。药剂师根据患者的治疗方案和营养需求,推荐适合的营养制剂,确保患者在安全、有效的前提下获得足够的营养支持。同时,药剂师还需提供使用指导,帮助患者正确使用营养补充剂,优化治疗效果。

### 5. 中医师在营养治疗中的作用

中医师在口腔颌面肿瘤患者的营养支持中起着独特作用。中医师根据中医理论,通过辨证施治,帮助调节患者的脏腑功能和气血状态。对于术后患者,中医可以使用中药、针灸等手段,改善患者的食欲、促进消化吸收,缓解术后不适,提高患者的体力和免疫力。中医的治疗方法可以与现代医学的营养支持相辅相成,增强患者的整体康复能力,进一步改善患者的生活质量。

## 四、食欲增强剂

口腔颌面肿瘤患者常因肿瘤本身及其治疗引起的不良反应出现食欲减退,尤其在晚期肿瘤患者中,这种症状尤为明显。肿瘤进展、化疗、放疗及手术等治疗手段可能加重食欲不振,导致患者体重急剧下降、营养不良,甚至发展为恶病质,表现为体重显著减少、肌肉萎缩、疲乏无力等症状,是晚期肿瘤患者常见的并发症之一,不仅影响患者的生活质量,还与患者的生存期密切相关。

癌性厌食症(cancer anorexia-cachexia syndrome,CACS)是肿瘤患者常见的并发症,通常伴随着食欲减退、体重减轻、蛋白质和脂肪消耗加剧等特点,这一症状直接影响肿瘤患者的营养状况,并可能影响治疗效果。为了应对癌性厌食症,改善食欲,增强患者的营养状态,临床上使用了多种食欲增强剂。食欲增强剂通过不同的机制作用于患者的食欲中枢,促进食物摄入,并改善患者的体重和肌肉质量。常用的食欲增强剂包括甲地孕酮、地塞米松等西药,以及某些中药和中药方剂。

甲地孕酮是合成的孕激素,广泛用于改善癌性厌食症。其机制主要通过作用于食欲中枢,增加食欲并改善患者的能量摄入。甲地孕酮能够刺激下丘脑的特定受体,提升食欲相关激素的水平,从而改善肿瘤患者的食欲。传统的甲地孕酮制剂通常通过口服给药,但近年来,甲地孕酮的纳米制剂已经成为研究和临床应用的热点。纳米技术的应用使甲地孕酮能够通过纳米颗粒的包裹,提高药物的生物利用度和稳定性,减少首过效应,延长药物的作用时间,尤其适用于需要长期治疗的患者。纳米制剂的优势在于更高的药效和较少的不良反应,为癌性厌食症的治疗提供了新的选择。

地塞米松是一种类固醇药物,常用于增强肿瘤患者食欲、缓解癌性厌食症。地塞米松通过抑制体内的炎症反应、调节免疫系统及改善能量代谢,能够显著提高患者的食欲。其抗炎作用能够减轻由肿瘤引起的局部或全身性炎症反应,间接改善患者的食欲和整体健康状态。尽管地塞米松能够有效促进食欲,但长期使用类固醇药物可能导致水肿、骨质疏松、免疫抑制等不良反应,在使用时需要严格控制剂量和疗程。

中药在改善癌性厌食症方面也发挥了重要作用。中医认为癌性厌食症的发生与脾胃虚弱、气血不足、湿热滞胃等因素密切相关。调理脾胃功能、益气养血、清热解毒等中医治疗方法,有助于患者恢复食欲,改善患者的营养状况。常用的中药如人参、黄芪、白术、山药等,均具有补气养血、健脾益胃的作用。相关中药方剂,如四君子汤、补中益气汤等,能够通过调和脾胃、提升气血,促进食欲恢复。此外,现代研究还表明,一些中药成分具有抗癌、抗炎、增强免疫的作用,缓解癌性厌食症的症状,提高患者的生存质量。

# 第五节 ┃ 中西医结合在口腔颌面肿瘤的发展趋势

作为一门新兴学科,中西医结合肿瘤学将中医和西医的理论、方法及技术有机融合,致力于肿瘤的研究和防治。中西医结合肿瘤学在中国的发展历经三个阶段:初期的探索阶段、发展的缓慢期及快速发展阶段。随着理论和技术的不断创新与完善,中西医结合肿瘤学为中国医药科学开辟了一条创新的研究道路。在口腔颌面肿瘤的治疗领域,尽管中西医结合的应用逐步得到关注,但仍处于初期阶段。该领域的系统性研究尚需进一步深化,尤其在理论整合与临床实践的结合方面。只有通过中医和西医从业者的共同努力,才能推动中西医结合肿瘤学与口腔颌面肿瘤学的深度融合与发展。

## 一、中医药全程参与是中西医结合发展的趋势

口腔颌面部组织结构复杂,口腔颌面肿瘤的治疗具有显著的专科特点。目前,外科手术仍然是口腔颌面肿瘤治疗的主要方法,并在治疗中占据主导地位。序贯治疗的概念最初源于 20 世纪末对唇腭裂患者的治疗,指的是将多种治疗手段结合并按照特定顺序进行安排,从而更有效地影响肿瘤的治疗效果与预后。邱蔚六院士基于长期临床经验,提出了"术前新辅助化疗→手术→放疗→中医中药"这一治疗方案,并证明其对口腔颌面鳞状细胞癌有显著疗效,显示出中医药在口腔癌术后治疗中的重要辅助作用,能够加速患者康复并有效预防肿瘤复发或转移。

与序贯治疗理念相对,中医肿瘤治疗领域的学者主张中医药全程参与治疗,即中医药不仅参与西医治疗之后的辅助治疗,还应在围手术期及放化疗过程中也发挥积极作用。中医药的全面介入,可以最大限度地提升治疗效果。

中医药强调"治未病"的理念,即通过调节饮食、作息、情绪等方面预防肿瘤的发生,或通过中医治疗口腔癌前病变,如扁平苔藓等。同时,中医药注重情志调节,通过疏解情绪、减轻压力等手段提高免疫力,发挥预防癌症的作用。

在肿瘤治疗过程中,无论是围手术期的辅助治疗,还是化疗、放疗等现代治疗方法,中医药都能发挥显著作用。术前,中医药通过调理体质、增强免疫力,有助于降低手术风险;术后,中医药可促进创口愈合,缓解术后疼痛及不适,加速患者恢复;在化疗和放疗过程中,中医药能有效减轻治疗不良反应,改善患者的生存质量。尤其是在化疗过程中,中医药通过调节机体内环境,减少化疗药物对肝肾等重要器官的毒性,增强化疗的疗效。

通过辨证,根据患者的个体差异量身定制治疗方案,针对不同的症状和并发症,采取

个性化治疗手段，以最大限度提高治疗效果。特别是在晚期肿瘤的治疗中，中医药具有不可忽视的独特优势。晚期肿瘤患者通常身体虚弱，治疗难度较大，中医药通过调节机体环境、增强免疫功能、改善不适症状，能够显著延长患者的生存期，提升生活质量。

## 二、内外合治是未来中医临床模式

中医内治是通过内服药物调节人体平衡、治疗疾病的基本方法，具有持久效果。在肿瘤治疗中，内治主要采用中草药制剂，包括汤剂、丸剂等，这些药物通过调节人体内环境，抑制肿瘤生长并控制其扩散，从而达到治疗目的。现代中药注射剂通过静脉等途径给药，也属于内治范畴。中医内治遵循整体观和辨证论治的原则，既能通过药物的化学作用直接杀灭肿瘤细胞，也能通过调节气血、阴阳、脏腑功能等，增强免疫力以辅助治疗肿瘤。

中医外治则是在中医学理论的指导下，通过药物、手法和器械等手段，治疗身体表面如皮肤、黏膜及孔窍等部位的疾病。中医外治在口腔颌面肿瘤治疗中占有重要地位，涉及针灸、推拿、拔罐、熏洗、熨敷、热敷及药物导入等多种治疗方法。口腔颌面肿瘤的病理类型复杂，患者对外观和功能的保留有较高需求，因而中医外治在治疗过程中具有独特的意义。

外治与内治相辅相成，二者紧密联系。清代吴师机曾言："外治之理，即内治之理；外治之药，亦即内治之药，所异者法耳。"《审视瑶函》中亦指出："治内失外是为愚，治外失内是为痴，内外兼治是为良医。"因此，综合运用中医内治与外治，有助于提升口腔颌面肿瘤的治疗效果。在临床应用中，外治往往是关键环节，能够针对症状进行更直接的干预。

超声促透给药技术在国内外的医学研究中逐渐成熟，并在中医领域得到了广泛应用。在肿瘤治疗中，超声技术通常与中药方剂相结合，主要用于缓解放化疗并发症、癌痛、恶性肠梗阻、胸腹腔积液及感染等症状的治疗。临床研究表明，采用中药镇痛方（如川乌头、草乌头、细辛等）通过超声导入治疗，效果显著，优于传统的布桂嗪肌肉注射止痛。有研究显示，超声透皮导入大承气汤对肠癌术后恢复具有显著效果，改善了患者的肛门排气、排便时间及进食时间等指标，且优于对照组。2014年，世界中医药学会联合会成立了肿瘤外治法专业委员会，超声透药技术在肿瘤治疗中的应用得到了越来越多的关注。

透皮给药的主要屏障是皮肤的角质层，角质层由角化细胞和细胞间质（排列有序的脂质分子）构成。现代医学提出的透皮给药系统或经皮治疗系统通过皮肤表面给药，达到局部或全身治疗效果。与传统给药方式不同，透皮给药避免了消化道的酸碱影响及肝脏的首过效应，同时具有持续控制给药速度、稳定血药浓度的优点。此外，透皮给药部位可以随时调整，中断治疗的风险较低，具有安全、无创和便捷的特点。目前，透皮给药的促进方法包括透皮促进剂、离子电渗、电致孔法、超声促渗和激光导入等。

传统中药外治方法，如黑膏药（铅膏剂）或蜂蜜等为基质的制剂，常与中药粉末混合直接贴敷于皮肤，然而这种方法存在制备工艺粗糙、透药率低、易弄脏衣物等缺点，逐渐被淘汰。随着中西医结合技术的发展，现代透皮给药技术在中医肿瘤外治中已取得显著临床效果。超声透皮给药技术广泛应用于肿瘤治疗，尤其是在口腔癌、鼻咽癌等头面部肿瘤的治疗中，取得了良好的治疗效果。

在肿瘤治疗的中西医结合研究中,超声电导技术与循经透皮给药的结合应用,尤其是在口腔癌和鼻咽癌治疗中,药物可以直接作用于头面部经穴,通过药物与穴位治疗的结合,发挥局部治疗和整体调理的双重优势。药物与超声电导技术结合,通过经络传导作用,能够将药物引导至经穴并在穴位处形成高浓度聚集,进而通过经络传导至肿瘤病灶,发挥治疗作用。这种治疗方法不仅能直接杀灭肿瘤细胞,还能促进癌毒通过表皮排出,为口腔颌面肿瘤的临床治疗提供了新的思路和方向。

### 三、个体化治疗特征越来越显著

随着科学技术的不断进步,西医肿瘤治疗的个体化发展趋势愈加明显。传统的肿瘤治疗模式通常依赖于统计数据和标准化治疗,而个体化治疗则更加注重患者的个体差异和个性化需求。个体化治疗依据患者的基因组信息、病理特征、生物学特征及生活习惯等多方面差异,制订精准的治疗方案,从而提高治疗效果和患者的生存率。通过结合多种治疗方法,个体化治疗力求达到最佳效果。

精准医学作为现代医学的前沿理念,已在全球范围内得到广泛认可。精准医学的基础是个体化医疗,旨在通过基因组学、蛋白组学等研究,结合大数据分析,找到肿瘤治疗的精准靶点,运用分子影像等先进诊断手段,为患者量身定制治疗方案,提供高效、低毒、费用合理且预后良好的治疗。肿瘤个体化治疗基于患者的多种信息,制订更为精准的治疗方案,以此提高治疗效果和患者生存率。精准医学与肿瘤个体化治疗相辅相成,二者结合能更好地提升治疗效果和生存率。精准医学下的个体化诊疗是近年来医学界的重要研究方向,特别是在肿瘤靶向治疗和免疫治疗领域,取得了显著进展,CTLA-4和PD-1免疫检查点抑制剂的应用,已成为全球肿瘤精准治疗的典范。

中医治疗肿瘤强调辨证施治,依据患者的体质和病情,进行个体化的治疗方案设计。尽管中医和西医属于不同的医学体系,各自的理论和治疗方法也有所不同,但在个体化治疗方面的理念一致。西医肿瘤个体化治疗通过基因组、病理特征等信息为基础制订精准治疗方案,而中医肿瘤个体化治疗则通过辨证分析,依据个体差异设计个性化治疗方案。两者在治疗理念上的共通性,为中西医结合提供了基础。随着中西医结合的不断深化,应当充分发挥中医药在治疗中的优势,尤其是在减轻西医治疗的不良反应方面,具有重要的潜力。同时,中医也应加强现代科技手段的应用,通过中西医结合,进一步提升治疗效果,充分发挥出中医的治疗优势和特色。

# 各 论

## · 第六章 ·

# 唇　癌

唇癌（cheilocarcinoma）是指发生于唇红黏膜（自然闭口状态下外显的唇红黏膜组织）及口角联合（口裂向后 1 cm 范围内的黏膜）区域的恶性肿瘤，以下唇最为常见。肿瘤细胞通常通过淋巴管转移至下颌下淋巴结及颏下淋巴结，下唇中部癌细胞转移时，常伴随颏下淋巴结肿大。根据国际抗癌联盟制定的肿瘤分类标准，唇内侧黏膜的恶性肿瘤应归为颊黏膜癌；唇部皮肤来源的恶性肿瘤则归入皮肤癌范畴；唇癌的定义严格限定为原发于可见唇红黏膜的癌。基于这一分类，唇癌已从口腔癌的范畴中独立出来，但也有学者从广义角度建议将唇癌归为口腔癌范畴。

中医学对唇癌的认识可追溯至明代。《疮疡经验全书》中描述了"茧唇"："此证生于嘴唇，其形似蚕茧，故名之。……始起如小瘤，如豆大，或再生之，渐渐肿大，合而为一，约有寸厚，或翻花如杨梅，如疙瘩，如灵芝，如菌，形状不一。"其中"唇茧"一症，与现代医学对唇癌的描述相符。此后，《医宗金鉴·茧唇》进一步记载："初起如豆粒，渐长若蚕茧，坚硬疼痛，妨碍饮食。……若溃后如翻花，时津血水者属逆。"上述内容不仅对唇癌的特征进行了详尽记录，还对预后作出了判断。

## 第一节 ｜ 发 病 概 况

唇癌的发病率在不同地区存在显著差异。在西方国家，唇癌发病率相对较高，且男性略高于女性；而在我国，发病率相对较低，男女比例大致相当。过度紫外线照射是唇癌的重要诱发因素，长期暴露在阳光下的人群唇癌的发病风险显著增加。近年来，我国唇癌发病率呈上升趋势，可能与城市化、工业化等环境因素的改变有关。

唇癌的发病年龄多集中于 50 岁以上人群，主要诱因包括长期阳光暴露和吸烟。此外，上皮角化、皲裂、白斑、疣等慢性病变若长期不愈，也可能发生癌变。下唇是唇癌的高发部位，下唇与上唇发病比例约为 9∶1，在国外可达 20∶1。发生于唇红部位的唇癌几乎全部为鳞状细胞癌，其中绝大多数为高分化类型。

# 第二节 | 症 状 表 现

　　唇癌通常发生在唇的一侧,尤其是在下唇的中、外 1/3 部位。病变类型可以表现为增殖型、疣状型等外生性病变,也可能呈现为溃疡型。早期肿瘤常为疱疹状或结痂的肿块,随着疾病进展,肿块可能同时伴随增殖与溃疡,边缘外翻,呈现高低不平或菜花状。多数患者无明显自觉症状,且肿瘤生长较慢,病程平均可持续超过两年。若发生感染,则可能出现疼痛和出血。到了晚期,肿瘤可扩展至全唇,并可能侵犯到颊部、唇肌、前庭沟,甚至颌骨。下唇癌因其对口唇闭合功能的影响,常常导致严重的唾液外流。

　　唇癌的转移率相较于其他口腔癌较低,且转移发生较迟。下唇癌的转移主要发生在颏下和下颌下淋巴结,而上唇癌则常转移至耳前、腮腺区、下颌下及颈深部淋巴结。统计数据显示,早期(Ⅰ期)唇癌几乎没有淋巴结转移,而在Ⅱ、Ⅲ期的转移率大约为 70%;Ⅳ期病例的淋巴结转移率则可高达 88.6%。极少数晚期唇癌病例可能发生远处转移。唇癌大多数为鳞状细胞癌,腺癌和基底细胞癌相对少见。下唇癌的发病主要集中在下唇的中、外1/3 之间的唇红缘部黏膜。早期通常表现为疱疹样或结痂样肿块,或者局部黏膜增厚,接着可发展成火山口状溃疡或菜花样肿块。肿瘤生长缓慢,通常没有明显症状。随着病程进展,肿瘤会向周围皮肤和黏膜扩展,深入肌肉层,晚期可波及口腔前庭及颌骨。下唇癌常向颏下和下颌下淋巴结转移,而上唇癌则较早发生转移,并且转移区域较广,主要涉及耳前、下颌下及颈深部淋巴结。

# 第三节 | 诊断与鉴别诊断

　　唇癌的临床诊断相对明确,常规活检可用于确诊唇癌的病理类型。对于一些无法明确诊断的唇部慢性病变,应及早或定期进行活检,以利于早期发现。根据国际抗癌联盟的分类标准,原发于唇内侧黏膜的肿瘤应被归类为颊黏膜癌,而发生于唇部皮肤的肿瘤则应纳入面部皮肤癌的范畴。对于局部广泛侵犯的晚期唇癌患者,应详细询问病史,明确原发病灶的位置,以便进一步的诊疗。

## 一、唇炎

　　早期唇癌需与慢性唇炎相区分。唇炎是一种以口唇干燥、皲裂、脱屑为主要临床表现的黏膜病。严重者可表现为唇肿胀、糜烂,伴有炎性渗出物,形成血痂或脓痂,疼痛明显,常伴有灼热感。部分患者还可能出现高热、肌肉和关节疼痛、头痛、咳嗽等全身症状,甚至伴随红斑性水疱。通过活组织病理检查,可与唇癌进行鉴别。

## 二、唇乳头状瘤

唇乳头状瘤是一种发生在唇部的良性肿瘤,通常呈现带蒂的菜花状肿块。该肿瘤通常通过手术切除治疗,预后良好,且活检结果通常不含癌细胞。

## 三、血管瘤

血管瘤是一种病程较长的良性病变,通常在婴幼儿期被发现,常见于唇部、颊部及舌部。多为海绵状血管瘤,可能是单发或多发,大小不一,形态各异,表面光滑,呈暗紫色,质软且具有压缩性。由于血管瘤可能发生于唇部,并且与唇癌的临床表现相似,在诊断时需特别注意其鉴别。

唇癌还应与角化棘皮瘤、乳头状瘤、梅毒性唇下疳及盘状红斑狼疮等疾病进行鉴别。

# 第四节 │ 临 床 治 疗

## 一、西医治疗

唇癌的治疗原则是尽早切除病灶,采用以手术为主的综合治疗方案。对于早期病变较小的唇癌,激光治疗、低温冷冻治疗、放射治疗或手术治疗均可取得良好的疗效。外科手术是最常用且最有效的治疗方法,对于中晚期患者及有淋巴转移的病例,需要结合外科手术进行治疗。即使晚期患者没有明显淋巴转移,仍应进行选择性颈淋巴清扫术;一旦临床证实发生转移,则需进行治疗性颈淋巴清扫术。唇癌切除后,术者应根据缺损的大小和范围,精心设计修复方案,采用拉拢缝合、邻近组织滑行或转移组织瓣进行即刻修复。

唇癌的手术治疗应遵循肿瘤外科原则:对于较大原发灶的病例,应采用矩形切除而非"V"形切除,以确保周围组织的充分切除。唇癌切除后,需立即进行整复。对于晚期病例,应在手术基础上结合放射治疗、化学药物治疗和中医药等综合治疗手段。

唇癌的转移率较低,最常见的是颈部淋巴结转移。若发生淋巴结转移,治疗性颈淋巴清扫术是主要治疗方法。根据国际研究者的报告,治疗性颈清扫术与选择性颈清扫术在存在隐匿性转移的患者中的生存率无显著差异。首次治疗后出现淋巴结转移,再次进行颈清扫术的成功率与初诊时进行清扫术无明显差异。少数发生转移的晚期患者,通过适当手术治疗,仍可获得较高的生存率。对于体积较大、未分化或低分化的癌症,且累及口角或上唇的病例,可以考虑选择性颈淋巴结清扫术。对于肿瘤累及中线的病例,应根据临床分期、病理类型等因素,决定是否进行同期或分期双侧颈淋巴结清扫术。如果上唇癌转移至耳前或腮腺区,则应进行保留面神经的腮腺全切除术。

## 二、中医治疗

中医认为口唇属脾所主,唇癌的发生与脾胃密切相关。《医宗金鉴》指出:"茧唇脾胃积火成,初如豆粒渐茧形,痛硬溃若翻花逆,久变三消定主凶。"这一理论认为,唇癌的形成源于脾胃积火,最初表现为小如豆粒的肿块,逐渐增大并呈蚕茧形状,伴有坚硬疼痛,进而引发溃疡和流血。如果病变未及时治疗,可能演变为"三消"症状,预示病情严重。在临床中常见术后患者接受中医治疗,目的主要是防止肿瘤复发或转移。此外,亦有一些放弃手术或面临复发的患者选择中医抗肿瘤治疗。

**1. 脾胃炽热**

**主症**:唇部肿大坚硬,痂皮呈蚕茧状,或表现为干燥皲裂、裂口糜烂、渗水流血,灼热疼痛,伴有口渴、咽干、口臭、大便干结、小便黄等症状;舌质红,苔黄厚,脉数。

**治法**:清热泻火,解毒化痰。

**方药**:凉膈散合清胃散。

这两方联合使用,凉膈散能够清上泻下,清胃散则具有清胃凉血的功效。二者合用可有效清热解毒,缓解病症。方中连翘有清解上焦毒素的作用,黄连、黄芩、淡竹叶、薄荷等具有清热解毒、疏散上焦火气和清胃热的效果。栀子帮助引热下行,川大黄、朴硝则泻火通便,缓解中焦燥热郁结。生地、牡丹皮、当归能滋阴凉血、消肿止痛,升麻则可促进药物进入脾胃经脉,清热解毒,升阳作用。炙甘草调和诸药,缓解大黄和朴硝的泻火效果。若伴有心烦失眠、口渴面赤等心火上炎症状,可加木通(或通草代替)以清利小肠,促进心火下泄。

**2. 阴虚火旺**

**主症**:唇部肿硬溃烂,呈菜花状,疮面色紫暗或污秽,时有血水流出,痛如火燎,伴有腰膝酸软、五心烦热、两颧潮红、头晕耳鸣等症;舌红无苔,脉细数。

**治法**:滋阴降火,凉血解毒。

**方药**:知柏地黄汤加味。

知柏地黄汤出自《医宗金鉴》,为六味地黄丸加黄柏、知母而成,具有滋阴、清虚热的功效。方中熟地滋阴补肾,山萸肉补肝肾,山药补脾肾,泽泻利湿,牡丹皮清泄虚火,茯苓健脾渗湿。知母和黄柏则加强滋阴降火作用。可根据具体情况加石斛、天花粉、紫草等药物,进一步滋阴凉血、生津清热。

**3. 毒瘀互结**

**主症**:口唇肿块红肿,溃疡出血,疼痛剧烈,伴心烦不眠、口燥咽干、大便干结、小便黄赤等症;舌红或红绛,苔黄干或黄厚,脉弦数。

**治法**:清热解毒,活血化瘀。

**方药**:血府逐瘀汤合西黄丸加减。

血府逐瘀汤具有行气活血、化瘀解毒的作用,西黄丸用于清热解毒、消肿止痛。两方结合能有效缓解肿瘤引起的疼痛,清热解毒。若肿块坚硬,伴有颈部淋巴结肿大,可加浙贝母、生牡蛎或全蝎、蜈蚣等以软坚散结;若热毒明显或出现脓性分泌物,可加土茯苓、野菊花、生栀子等以清热解毒。

## 三、其他疗法

皮癌净粉剂是地方医院的经验方,常用于无法手术的唇癌治疗,并且积累了丰富的应用经验。皮癌净的主要成分包括红砒、指甲、头发、大枣(去核)、碱发白面等,经过烧制后制成粉剂。在使用时,可将其研末直接敷于肿瘤疮面,或调成膏状涂抹于患处。使用前,需先用双氧水或生理盐水将疮面清洗干净。

## 第五节 ｜ 预 后 与 预 防

　　唇癌的预后与肿瘤分期密切相关。早期唇癌的 5 年生存率可高达 93%,中期唇癌的 5 年生存率为 65%,而晚期唇癌的 5 年生存率仅为 33%。总体而言,唇癌的预后较为良好,但具体的生存期仍需根据个体情况进行评估。治疗方式也是决定预后的关键因素,早期发现并治疗唇癌显著提高治愈率。

　　唇癌的预防应从日常生活中培养健康的习惯。首先,避免嚼食槟榔,减少烟酒的摄入。女性应尽量减少唇部化妆品(如口红)的使用,避免唇部受强光照射,从而减少唇部的应激反应。习惯性咬嘴唇可能会对唇腺产生刺激,进而诱发癌变。对于有习惯性咬嘴唇的儿童,家长可在其唇部涂抹可食用的苦味物质或使用防止咬唇的装置;成人则应通过意志力克服这一不良习惯。

· 第七章 ·

# 舌　癌

舌癌(carcinoma of tongue)是口腔最常见的恶性肿瘤之一。舌癌的高发年龄为40～60岁,男性患者多于女性,但近年来女性的发病率呈上升趋势,且发病年龄有年轻化的趋势。舌癌的常见部位为舌缘,其次为舌尖、舌背和舌根等。舌癌的病变发展迅速,病程较短,大多数患者在发病1年内就诊。舌癌的发病率高、发展快、易转移,恶性程度高,预后差,治疗也相对复杂。

在中医学中,虽然没有明确的舌癌病名,但有许多类似的记载,如舌岩、舌菌、舌疳、舌蕈等。《外科真诠》提到舌癌为"舌岩,舌根腐烂如岩,心火上炎所致……其症最恶,难以调治"。直到清代,医家们才对舌癌有了较为明确的认识,并开始有相关医案记载。

## 第一节 ｜ 发 病 概 况

舌癌是口腔癌中最常见的恶性肿瘤之一,占口腔癌的32.3%～50.6%,头颈部恶性肿瘤的5%～7.8%,以及全身恶性肿瘤的0.8%～1.5%。相比欧美国家,我国的舌癌发病率较高。约85%的舌癌发生在舌体,其中舌中1/3的侧缘部位是最常见的发病部位,约占70%;其他部位如舌腹(约20%)和舌背(约7%)也可能发生,舌前1/3的近舌尖部位最少见。男性的发病率高于女性,男女比例约为1.78∶1,平均发病年龄约为60岁。

舌癌的发生原因与多种因素密切相关,主要包括长期的慢性机械性刺激,如牙齿残冠、残根、不良修复体等;过度吸烟、饮酒及慢性炎症等。部分病例可由癌前病变发展而来,常见的癌前病变包括白斑、红斑、慢性溃疡、舌炎、扁平苔藓和黏膜下纤维变性等。此外,HPV感染也是舌癌的一个重要风险因素。HPV通过口腔接触传播,随着性行为的变化,近年来HPV相关口腔肿瘤的发病率逐渐增加。

## 第二节 | 症 状 表 现

舌癌中,鳞状细胞癌多发生在舌前 2/3 部,属于口腔癌;而腺癌则通常位于舌根(舌后 1/3),属于口咽癌。舌根部也可能发生未分化癌和淋巴上皮癌。舌癌的主要临床表现为舌痛、出血和溃疡,容易发生淋巴结转移。常见症状包括舌体局部肿块、溃烂、灼痛,并常累及舌肌,导致舌运动受限,表现为语言不清、进食困难及吞咽障碍等。

晚期舌癌可蔓延至口底和下颌骨,导致全舌固定;向后发展可侵犯舌腭弓和扁桃体。舌根部的肿瘤或继发感染者常伴随剧痛,并可能辐射至耳部、颞部及同侧头面部。舌癌的早期常伴有区域淋巴结转移,转移率较高。舌癌的颈淋巴结转移通常发生在一侧,但如果肿瘤发生在舌背或跨越舌中线,也可能向对侧颈淋巴结转移。位于舌尖的肿瘤常向颏下和深颈淋巴结转移;舌前部肿瘤多向下颌下和深颈上、中淋巴结群转移;舌根部肿瘤则主要向下颌下或深颈淋巴结转移,也可能扩展至茎突后和咽后部淋巴结。此外,舌癌还可通过血行转移至肺和肝脏等远处组织。

## 第三节 | 临 床 治 疗

### 一、西医治疗

舌癌的临床治疗以外科手术为主,辅以综合治疗。对于早期患者,为保留舌功能,可以选择间质内放射治疗,控制病变后再进行原发灶切除及颈淋巴结清扫。然而,一些患者对放射治疗反应不佳。

手术切除时,切缘应至少为 1.5 cm,常见手术包括半舌、部分舌或全舌切除。对于小病灶的舌癌,可以沿舌体长轴进行纵向切除,以尽量保留舌体的纵向长度,从而减少对舌功能的影响。

对于缺损超过一半的患者,可以考虑即刻进行血管化肌皮瓣或游离皮瓣舌再造,以恢复舌体的形态和功能。对于晚期舌癌,若病变已波及口底或下颌骨,则需要进行同侧舌、颌、颈联合根治术。如对侧有淋巴结转移,则应进行双侧颈淋巴结清扫。

由于舌癌的颈淋巴结转移率较高,除早期无淋巴结肿大的病例外,通常建议进行选择性或功能性颈淋巴结清扫。对于有远处转移的患者,则不适宜进行手术治疗。术后复发的患者可以考虑化疗、放疗及中医药辅助治疗。

### 二、中医治疗

中医认为外感六淫、饮食失调、情志不畅、久病失养等因素可诱发舌癌,其主要病机包括正气亏虚、阴阳失调、邪毒乘虚入体、邪滞于舌等,导致舌功能失调、火热毒瘀和瘀阻络脉,最终形成舌癌。舌癌病位在舌,与心、脾、肾三脏密切相关,特别是心、脾。《医宗金鉴》指出:"此证由心、脾毒火所致。"舌属于心,心开窍于舌,因此舌病与心的关系密切。舌边属脾,脾脉络于舌旁,肾之津液出于舌下,舌癌的发生与脾、肾功能失调也有密切关系。

从辨证角度看,舌癌属于本虚标实,虚证常见阴虚、气阴两虚,实证常见火热、气滞、毒瘀互结。多数患者预后较差。舌癌的治疗可以结合中医辨证分型,在不同阶段进行针对性治疗。

**1. 心火上炎**

主症:舌部肿物较硬,舌体形态改变,活动时明显,或见表面溃疡糜烂,疼痛难愈,口气腥臭,心烦口干、小便黄;舌尖红,苔薄黄,脉细数。此证型多见于舌癌发病初期。

治法:清心泻火,解毒散结。

方药:导赤散加味。导赤散引心经火邪自下而出,生地凉润,滋阴凉血制心火;木通清心利水,竹叶清心除烦,甘草解毒。可加黄连、黄芩、牡丹皮、莲子心等增强清心凉血解毒作用。

**2. 热毒蕴结**

主症:肿物硬,增大凸起,舌体活动受限,边缘不整,灼热疼痛,伴溃疡出血或脓臭腥秽,口干口苦,大便秘结;舌红,苔黄,脉弦数。此证型多见于伴有口腔感染者。

治法:清热泻火,解毒散结。

方药:黄连解毒汤合犀角地黄汤加味。黄连解毒汤泻火解毒,犀角地黄汤清解上焦瘀热,两方结合,黄连清上焦火,黄柏清下焦火,栀子清泻三焦之火,犀角凉血,地黄、赤芍、牡丹皮散积化瘀。可加半枝莲、浙贝母等增强抗癌效果。

**3. 痰浊凝滞**

主症:肿物深大,表面污浊,或溃疡糜烂,边缘不清,流涎腥臭,伴胸闷乏力或心烦,口淡乏味;舌质红,苔黄厚腻,脉滑。

治法:健脾化痰,软坚散结。

方药:二陈汤合半夏厚朴汤加味。二陈汤燥湿化痰,半夏厚朴汤行气散结,二者共奏行气化痰、祛浊散结之功。可加生黄芪、薏苡仁健脾益气,浙贝母、夏枯草清热化痰,软坚散结。

**4. 气滞血瘀**

主症:肿物大,舌体固定,形如莲花外翻,溃疡深,污秽恶臭,易出血,透舌穿腮,面色晦暗;舌质暗淡或有瘀点,舌下脉络青紫,脉涩或弦。

治法:活血化瘀,解毒散结止痛。

方药:血府逐瘀汤合犀角地黄汤加味。血府逐瘀汤行气活血,犀角地黄汤凉血化瘀,两方结合,行气化瘀,解毒抗癌。可加三七、山慈菇等增强活血破血,祛瘀抗癌效果。

**5. 气血两虚**

主症:常见于肿瘤术后或放疗化疗后,面色苍白无华,头晕目眩,消瘦乏力,气短懒言,动辄汗出;舌质淡,舌体胖有齿痕,脉沉细无力。

治法:益气养血,扶正固本。

**方药**：八珍汤加味。八珍汤由四君子和四物组成,补气养血,强健体力。可加生黄芪、肉桂、浮小麦、五味子等,增强温补气血、益气生津、除烦敛汗的效果。

### 三、其他疗法

番硇砂、人中白各 1.5 g,瓦上青苔、瓦松、青鸡矢各 3 g,麝香、冰片各 0.3 g。

用法:用磁针刺破病变部位,少许点上以上药方炼制而成的丹药。

## 第四节 | 预 后 与 预 防

一般而言,早期舌癌的治愈率较高,而晚期的治愈率则较低。临床分期越早,治愈的可能性越大。患者的年龄、身体健康状况及心理状态等,都会影响舌癌的预后。舌部由于拥有丰富的淋巴管和血液循环,加上其频繁的机械运动,常受牙齿摩擦或损伤,导致转移的风险增高,因此晚期预后通常较差。

为了预防舌癌,应注意清除牙齿的残根、残冠、锐利的牙齿边缘、不良的修复体等,这些都可能刺激舌部。保持身体和心理的健康,戒烟戒酒,避免食用过热的食物,养成细嚼慢咽的好习惯,纠正进食过快的不良行为,避免咬伤舌头。对于长时间未愈的溃疡、糜烂,或舌部增生、结节的变化,应提高警觉,必要时进行活体组织病理学检查。

# 第八章

# 牙 龈 癌

　　牙龈癌(carcinoma of gingival)是口腔癌中常见的肿瘤,生长较为缓慢。下牙龈的发病率高于上牙龈,且男性发病率较女性更高。发病年龄大多在 40~60 岁。

　　牙龈癌是口腔颌面部常见的恶性肿瘤之一,占全身恶性肿瘤的约 1%。该癌症大多为中、高级分化癌,容易发生区域性淋巴转移,具有较大危害性。常用的治疗方法包括放疗、化疗和手术治疗等。临床上,牙龈癌对放疗和化疗的反应较差,常导致原发病灶失控。

　　在中医中并未明确提到"牙龈癌"这一病名,但与"牙疳"相似,经典文献中提到的"牙菌"和"牙蕈"也与牙龈癌相关。清代高秉钧在《疡科心得集》中指出:"牙菌生于牙龈,其形状紫黑色,高低如菌。"清代许克昌在《外科证治全书》中提到:"(口菌)多生在牙龈肉上,隆起形如菌,或如木耳,紫黑色。"余景和在《外证医案汇编》中有"牙蕈,形似核桃,坚硬如石,由心胃之火煎熬而成"的记载。

## 第一节 ┃ 发 病 概 况

　　牙龈癌常见于下牙龈,主要发生在 50 岁以上的男性。无论是起源于颊(唇)侧还是腭(舌)侧,牙龈癌都可通过牙尖向对侧蔓延,外侧可侵袭到唇颊沟,内侧则可侵犯口底和腭部。上牙龈癌可能破坏上颌窦底部,穿透骨质进入上颌窦,进而成为继发性上颌窦癌。下牙龈癌则可能波及下颌骨,晚期甚至会导致病理性骨折。

　　在口腔癌中,牙龈癌位列第二,仅次于舌癌。据统计,口腔癌和唇癌的病例中,牙龈癌约占 18%,排名第二。下牙龈癌明显多于上牙龈癌,两者的比例约为 3∶1。男性的发病率高于女性,且多见于 40~60 岁。随着口腔卫生保健知识的普及,牙龈癌在口腔癌中的发生比例呈逐年下降的趋势。

## 第二节 | 症 状 表 现

牙龈癌多为分化程度较高的鳞状细胞癌,临床上可表现为溃疡型或外生型,其中溃疡型较为常见。癌症通常始于龈乳头或龈缘区,初期为表浅淡红的溃疡,随后可能出现增生。由于黏骨膜与牙槽突附着紧密,癌症容易在早期侵犯牙槽突的骨膜及骨质,导致牙齿松动。如果将其误认为普通牙病并拔除牙齿,可能会造成牙床损伤且难以愈合,从而使病变迅速向颌骨发展,导致更多牙齿松动和疼痛,最终可能导致牙齿脱落。

牙龈癌常伴有继发性感染,肿瘤区出现坏死组织,触碰时易出血。肿瘤体积较大时,还可能引起面部肿胀,并逐渐浸润皮肤。牙龈癌侵及骨质后,X线片可显示虫蚀状不规则吸收的恶性肿瘤骨质破坏特征。

牙龈癌常伴有下颌下淋巴结转移,晚期则可能累及颈部深层淋巴结。如果癌症位于前牙区,特别是在下前牙区,可能会导致颏下、下颌下或双侧颈淋巴结的转移。

## 第三节 | 诊断与鉴别诊断

牙龈癌的诊断需要通过组织活检来确诊。早期牙龈癌,尤其是局限在牙龈缘或牙龈乳头部时,容易被误诊为牙龈炎或牙周炎。特别是在早期弥漫性牙龈边缘溃疡伴随疼痛时,还可能误诊为牙龈结核。因此,在诊断这些疾病时,临床医生应警惕牙龈癌的可能性。

与下颌骨原发性颌骨内癌的鉴别要点包括:

(1)下颌骨原发性颌骨内癌通常在早期就出现下唇麻木或疼痛的症状。

(2)肿胀表现为骨性肿胀,而非软组织的增生性膨胀。

(3)牙齿在早期出现松动甚至脱落,且常为多个牙齿。

(4)脱落的牙齿所在的牙槽内可见新生物,或者通过活检证实为癌变。

(5)X线片显示肿瘤从下颌骨中央向外周蔓延,甚至出现病理性骨折。

## 第四节 | 临 床 治 疗

牙龈癌由于早期就有可能侵犯骨质,因此其治疗主要以外科手术为主,化疗和放疗通常作为辅助治疗手段,或者用于姑息治疗。中医学认为牙龈归脾所主,治疗时重点关注脾胃功能的调理,尤其是脾胃蕴积、化火生毒的辨证施治。

### 一、西医治疗

牙龈癌的治疗以外科手术为主,因为绝大多数牙龈癌分化较高,且对放射治疗不敏感。如果采用大剂量放射治疗,容易导致放射性骨髓炎,因此放射治疗一般仅适用于未分化的牙龈癌。早期牙龈癌可使用低温治疗。

### 1. 外科治疗

早期牙龈癌应进行牙槽突切除,而不仅仅是局部牙龈切除。较晚期的病例需要进行下颌骨或上颌骨的次全切除术。如果癌肿已侵入上颌窦,需进行全上颌骨切除术。如果肿瘤侵犯了下颌神经管(导致下唇麻木),应行孔间骨段切除术。对于已穿入上颌窦的病例,首先进行上颌窦前壁开窗手术,探查肿瘤是否已进入上颌窦后,才能进一步行上颌骨次全或全切除术。对于已侵犯邻近组织的晚期牙龈癌,根据情况可考虑进行扩大的根治性切除术。

在下颌骨缺损的情况下,可考虑进行血管化或非血管化的同期植骨,并可在植骨的基础上进行种植体植入,以恢复咀嚼功能。上颌骨缺损可采用钛网支架骨移植术或赝复体修复。

下牙龈癌的颈淋巴结转移率约为 35%。临床上,早期的上颌牙龈癌如果淋巴结未发生转移,可以选择严密观察;若发现有转移,应进行治疗性颈淋巴结清扫术。对于早期的下颌牙龈癌,可以考虑同期进行肩胛舌骨上颈淋巴清扫术或功能性颈淋巴结清扫术。

晚期牙龈癌如果已超越中线或一侧接近中线,可能发生对侧颈淋巴结转移,因此应根据具体情况调整手术方案。

### 2. 放射治疗

牙龈癌早期容易侵犯骨质,且颌骨对放射线的耐受性较低,高剂量放射治疗可能导致放射性骨坏死。因此,放疗一般只用于 T1 期、无骨受侵的外生型病变,或者那些不适合手术的患者。除了上述 T1 期病变,放疗通常不作为根治手段。对于术后切缘不净或安全边界不足的病例,术后放射治疗可降低局部复发的风险。T4 期病变、没有手术指征、存在手术禁忌证或拒绝手术的晚期病例可以考虑姑息性放疗,但其疗效通常较差。

术前放射治疗结合手术,特别适用于那些已经有骨受侵的患者。放射治疗时通常采用同侧正交楔形照射,或两斜野加同侧电子线补充照射,照射原发灶及同侧上颈淋巴引流区。对于上牙龈癌,考虑到常常会侵犯上颌骨及上颌窦,照射野需要包括同侧上颌窦。术前放射治疗和手术之间的间隔通常为 2~4 周。

## 二、中医治疗

中医认为,齿为骨之余,牙龈则属脾胃所主,所以本病的发生多因肾经亏耗,阳明胃火,心胃积热或肾虚火热上炎成毒所致,辨证总属本虚标实,治疗实证应注重清泻胃火或养阴清心,虚证则重视滋阴降火。术后患者重视活血生肌促进康复,而对于接受放射治疗的患者,则围绕放疗并发症,重视解毒与养阴治法的应用。治疗过程中应注意虚实的关系,强调整体与局部用药相结合,内治与外治相结合。

### 1. 脾胃热盛

主症:形体壮实,牙龈肿块伴溃疡,易出血,疼痛剧烈,口气臭秽;舌红,苔黄腻或厚腻,脉弦滑。

**治法**：清热泻火，凉血解毒。

**方药**：黄连解毒汤合玉女煎加减。

黄连解毒汤清热燥湿，泻火解毒，玉女煎清胃滋阴退热；方取黄连、黄芩、黄柏、栀子、石膏、知母，甘苦相合，有清热泻火，滋阴解毒之功；熟地、麦冬、牛膝则有滋阴降火之功；诸药合用共奏泻火养阴、抗癌解毒之效，可酌情配伍半边莲、仙鹤草、三七等品，如见肿块坚硬者，重用半边莲，并加蒲公英以解毒散结；有出血者，加仙鹤草、三七、鲜芦根以止血；疼痛甚者，加乳香、没药、乌药、延胡索以活血止痛。

**2. 心火上炎**

**主症**：牙龈肿块，周围黏膜色红，疼痛，口渴喜饮，心烦，常伴失眠多梦，小便黄赤，大便干燥；舌尖红，苔黄，脉数。

**治法**：清心泻火，解毒散结。

**方药**：导赤散合犀角地黄汤加味。

导赤散引心经火热从下而出，犀角地黄汤为治疗瘀热之代表方。方中木通常用通草代之，另加灯心草助力；犀角则以水牛角代之，合淡竹叶、地黄、牡丹皮、赤芍，诸凉血解毒之品，发挥消肿散结之力；见疼痛甚者，加桃仁、元胡以活血止痛，溃疡出血者，加仙鹤草、地榆以止血；大便干结者，加大黄、厚朴以通腑泄热；心烦失眠者，加柏子仁、夜交藤以宁心安神；另可酌加白花蛇舌草、半边莲、连钱草、灵芝、干蟾等抗癌中药。

**3. 肾虚火炎**

**主症**：牙龈微红微肿，疼痛隐隐，龈肉萎缩，牙齿松动或脱落，口燥咽干，常伴腰酸腿软，腰痛乏力，容易疲乏，头晕眼花；舌质红嫩，少苔，脉细数。

**治法**：补肾滋阴，降火解毒。

**方药**：知柏地黄汤合左归丸加减。

知柏地黄汤滋肾阴，退虚火；左归丸则在滋肾阴之上复有引火下行之力；熟地、山萸肉、山药、泽泻、牡丹皮、茯苓为六味地黄丸基本方；黄柏、知母退虚火，加入龟甲胶、鹿角胶血肉有情之品，沟通任督二脉；菟丝子、牛膝培补下焦，引火归元；全方共奏养阴退火、扶正抗癌之功。若兼见神疲懒言、倦怠乏力者，加黄芪、党参、白术以健脾益气；见口苦心烦者，加黄芩、生栀子以清心泻火；兼口咽干燥者，加石斛、生地以养阴生津；出血较重者，加仙鹤草、地榆、白及以凉血止血；潮热盗汗者，加银柴胡、地骨皮、青蒿以清虚热。

**4. 热毒灼络**

**主症**：多发生于接受放疗的患者，可见口腔黏膜红肿、充血、糜烂、溃疡，咽部肿痛，唾液减少等症，常伴大便干燥；舌质红，有裂纹，苔少或无苔，脉数。

**治法**：清热解毒，养阴生津。

**方药**：五味消毒饮合生脉散加减。

五味消毒饮清热解毒，消散热邪，生脉饮甘酸养阴，益气生津；方取金银花、蒲公英、紫花地丁、天葵子、野菊花诸品发挥解毒消肿之功，可酌情加入蜂房、玄参、蝉蜕等增强效应；取人参、麦冬、五味子发挥益气养阴的效应，促进受损的经络康复，亦可加入地黄、天冬、玉竹、石斛等品佐助。

### 三、其他疗法

牙龈癌放射治疗者应注重中医药对放射性损伤防治的应用。如牙龈癌早期表现有热盛毒聚,邪正交争,可见牙龈肿块,疼痛,舌红苔黄,脉数有力。治疗以清热解毒为主,用药有黄连、黄芩、牡丹皮、生栀子、紫花地丁、白花蛇舌草、半边莲、半枝莲、蒲公英等。如牙龈癌中期,火热邪毒进一步入里,熏蒸脏腑经络,表现为牙龈肿块溃烂、翻花,疼痛剧烈,口气臭秽,口干喜饮,尿少色黄,大便干,舌红苔黄或黄腻,脉数。治当攻补兼施,扶正抗癌,药用黄连、牡丹皮、赤芍、夏枯草、金银花、山豆根、七叶一枝花、麦冬、玄参、白茅根等。如属肿瘤晚期,邪盛正衰,气血亏虚,表现为形体消瘦,牙龈肿痛,龈肉萎缩,牙齿松动或脱落,舌质暗红苔薄白或薄黄,脉细弱。治以扶正养阴、补益气血(滋阴降火)为主,药用黄芪、党参、太子参、当归、白术、玉竹、生地、麦冬、玄参等。

## 第五节 | 预 后 与 预 防

牙龈癌的五年生存率较高,可达到 60% 以上,但上、下牙龈癌的预后差异较大,下牙龈癌的预后通常较好。牙龈癌的预后与肿瘤的大小、是否侵及骨质,以及是否存在淋巴结转移密切相关。为了预防牙龈癌,应养成良好的饮食习惯,避免食用过烫、过辣、过硬的食物,并戒烟戒酒。同时,保持良好的口腔卫生习惯,饭后漱口,使用软毛牙刷刷牙。确保营养均衡,特别是多食用动物肝脏和胡萝卜,以防止维生素 A 缺乏。及时治疗牙龈炎、龋齿等口腔疾病。如果出现牙龈肿痛、牙痛或牙龈出血等症状,应及时就医。一旦经过检查确诊为牙龈癌,应尽早进行相关治疗,以提高治愈率和生存率。

## 第九章

# 颊 黏 膜 癌

颊黏膜癌（carcinoma of buccal mucosa）是发生在颊部黏膜的癌症，是常见的口腔癌类型之一。此类癌症多见于 40～60 岁的成年人，男性发病率高于女性。患者通常在病程的第一年内就诊。颊黏膜癌包括源自黏膜或皮肤的肿瘤，主要病理类型为鳞状细胞癌，少数为腺癌、恶性混合瘤或黑色素瘤。通常情况下，源自皮肤的肿瘤被归类为面部皮肤癌，只有那些原发于颊黏膜的癌肿才被称为颊黏膜癌。

## 第一节 | 发 病 概 况

颊黏膜癌是常见的口腔癌之一，根据全国不同地区的统计资料，颊黏膜癌在口腔颌面肿瘤中的发病率仅次于牙龈癌或舌癌，排在第二或第三位。在我国台湾省，颊黏膜癌的发病率居口腔颌面肿瘤首位，可能与当地居民习惯嚼食槟榔有关。在全球范围内，颊黏膜癌的构成比例因地区而异。在南亚地区，特别是南印度，口腔癌占全身恶性肿瘤的 15%～23%，而颊黏膜癌在口腔癌中的比例可高达 50%。相反，在欧美地区，颊黏膜癌仅占口腔癌的 2%～10%，位列口腔癌的第六至第八位。颊黏膜癌的发病年龄高峰出现在 50～59岁，约占 33.65%；其次为 40～49 岁和 60～69 岁，分别占 25.7% 和 23.83%。与西方国家相比，我国颊黏膜癌患者的发病年龄要早 10～20 年。颊黏膜癌的患者以男性为主，但近年来女性发病率有所上升，男女比例逐渐趋于接近。

## 第二节 | 症 状 表 现

颊黏膜癌患者通常表现为颊部出现肿块、溃烂及疼痛，溃疡型表现较为常见。溃疡基底不平，常见大小不等的颗粒状肉芽。基底部分常有浸润性肿块，容易侵犯肌层，甚至扩展至皮下和皮肤。皮肤受到侵蚀时，可出现红肿、硬结、皮肤粘连或破溃。肿瘤向上或向下发展时，可能侵犯龈颊沟和牙槽骨；向后侵犯则可能涉及翼下颌韧带和软腭，导致张口受限。若侵犯至颏孔区,可能引起下唇麻木。偶见浸润型,黏膜下可触及硬结,边界不清,且常常浸润黏膜及周围组织。颊黏膜癌通常会转移至同侧下颌下及颈部深层淋巴结,偶尔也可转移至腮腺淋巴结,而远处转移较为罕见。

颊黏膜癌患者常伴有明显的癌前病损或癌前状态,其中最常见的是白斑的恶变,发生率可达 10% 以上。少数患者有颊黏膜扁平苔藓的病史,且其中以萎缩型或糜烂型扁平苔藓发生恶变的比例较高。早期的颊黏膜癌大多表现为溃疡型,初期为颊黏膜的溃烂,随后逐渐向周围及深层组织浸润扩展;有时也可能向口腔内增生凸起。早期颊黏膜癌通常不会导致张口受限,但一旦颊肌,甚至咀嚼肌受到侵犯,张口受限的症状会逐渐出现,直到最终牙关紧闭。晚期的颊黏膜癌可能越过龈颊沟,侵犯上下颌骨,并蔓延至软硬腭、口底、口角等部位;甚至可能向外浸润,穿透皮肤,形成面颊部外露的肿瘤。

## 第三节 ┃ 诊断及鉴别诊断

颊黏膜癌 90% 以上来源于口颊黏膜上皮,少数则源自颊黏膜下的小唾液腺,主要为鳞状细胞癌。典型的颊黏膜癌较易诊断。CT 检查通常显示,颊黏膜癌多为颊间隙区软组织肿块形成,偶见不规则增生形态;MRI 检查中,病变在 T1 加权像表现为等信号,在 T2 加权像则呈现混合信号或高信号,边缘不规则。然而,要确定癌前病变及慢性溃疡,尤其是结核性溃疡是否恶变,仍需进行活体组织病理学检查。

早期颊黏膜癌的糜烂溃疡需与糜烂型扁平苔藓、黏膜慢性溃疡,特别是由于残冠、残根等慢性刺激引起的创伤性溃疡相鉴别。后者在去除刺激因素如拔除残根、残冠或磨除锐嵴后,疼痛会迅速减轻,溃疡也会逐渐缩小、愈合。对于有局部肿胀或张口受限的患者,应与单纯感染,特别是颌周间隙的慢性感染,以及低毒性边缘型颌骨骨髓炎相鉴别。

颊黏膜癌还需与结核性溃疡相鉴别。结核性溃疡常伴有活动性肺结核或既往肺结核病史,表现为溃疡较浅,边缘不齐、不硬,表面不平滑,常有灰黄污秽渗出液,并伴随疼痛,且有时呈多发性。

## 第四节 ┃ 临 床 治 疗

外科手术切除肿瘤原发灶是治疗颊黏膜癌的基本原则。中、晚期患者仅依赖外科手术治疗的复发率较高,因此通常采用以手术为主的综合治疗方案。手术前可先进行化疗以缩小肿瘤,手术切除后补充放射治疗,并结合中医药治疗,以提高治愈率并减轻西医治疗产生的不良反应。

### 一、西医治疗

早期颊黏膜癌应采用手术治疗,而中晚期患者则需采取综合治疗。对于小范围的早期颊黏膜癌,也可以选择放射治疗、激光治疗或冷冻治疗。对于放疗效果不佳或癌瘤范围较大的病例,可在术前先进行化学药物治疗(如平阳霉素),待肿瘤缩小后再进行手术切除。若切除后存在较大缺损或肿瘤已侵犯皮下及皮肤,可以进行颊部全层切除。对于无法直接拉拢缝合的创面,可采用颊垫、带蒂皮瓣或游离皮瓣进行修复,以防止因瘢痕挛缩引起张口受限。

晚期颊黏膜癌若已侵犯颌骨并伴有颈部淋巴结转移,建议实施颊、颌、颈联合根治术。术后若出现洞穿性缺损,可用额部、颈后或胸部皮瓣进行即刻修复,或待肿瘤控制后再进行整复手术。由于颊黏膜癌的颈淋巴结转移率较高,通常建议进行选择性颈清扫术。对于 T3 以上的颊黏膜癌患者,一般推荐进行颊腮(颌)颈联合根治术,术后补充放射治疗,特别是腮腺区的放射治疗。

## 二、中医治疗

颊面部涉及手阳明大肠经、足阳明胃经、足厥阴肝经、手太阳小肠经及手少阳三焦经等多个经络,其中以阳明经为主。颊黏膜癌可归因于肌肉之邪,通常与脾胃热毒上攻有关。治疗上,除了清解阳明、攻毒抗癌外,还需重视情志郁结、气机不畅、脾虚肝郁、血瘀等证候。

### 1. 阳明热毒

主症:颊黏膜局部红肿热痛,或表面溃疡,常伴有口干、口苦、口臭、口中黏腻、大便秘结、小便黄少。舌质红,苔黄腻,脉数。

治法:清热解毒,润下通便。

方药:小承气汤合竹叶石膏汤加味。

小承气汤主治阳明腑实证,竹叶石膏汤专清阳明经络的邪毒。此方中的大黄用于攻邪,石膏与竹叶甘寒化热并解毒,且有养阴作用,枳实、厚朴、半夏行气化痰,佐以人参、甘草护脾胃。临证时可适当加入白花蛇舌草、白茅根、败酱草、半枝莲等药物,增强抗癌解毒功效。

### 2. 气滞血瘀

主症:颊部肿块坚硬,表面不平,边界不清,逐渐增大,时有疼痛,伴口干、口苦、食欲不振、大便干结。舌质紫暗或有瘀斑,脉涩。

治法:行气活血,化瘀消肿。

方药:血府逐瘀汤合失笑散加味。

血府逐瘀汤理气行血,失笑散散瘀止痛。两者合用能理气消肿、活血散瘀、通络止痛。方中药物包括桃仁、当归尾、红花、牛膝、柴胡、枳壳、赤芍、川芎、五灵脂、蒲黄等,必要时可加三棱、莪术、丹参、地鳖虫等,以增强攻逐瘀血的效果。

### 3. 脾胃湿热

主症:颊部肿块坚硬,表面不平,边界不清,逐渐增大,伴口干、口苦、食欲不振、大便溏泄。舌质红,苔黄腻,脉滑数。

治法:清热利湿,健脾和胃。

**方药**：藿朴夏苓汤合五味消毒饮加味。

藿朴夏苓汤能宣通气机、燥湿利水，五味消毒饮清热解毒。二者合用能清气分湿热，宣畅中焦气机。方中药物有藿香、淡豆豉、白蔻仁、厚朴、半夏、杏仁、茯苓、猪苓、泽泻、生薏苡仁、银花、野菊花、蒲公英、紫花地丁、天葵子等。若湿邪偏重，可加车前子、大腹皮等；若热偏重，可加黄连、黄芩等清热燥湿药物。

### 4. 肝郁脾虚

**主症**：颊部肿物溃疡糜烂，基底凹凸不平，边缘不整，疼痛明显，伴性急易躁或抑郁心烦，肋胁胀痛，月经不调，口淡无味，不思饮食，小便黄，大便溏。舌色暗淡，舌体胖大有齿痕，脉弦细涩。

**治法**：健脾理气，舒肝化郁。

**方药**：逍遥散合柴胡疏肝散。

逍遥散调和肝脾，疏肝解郁，养血健脾；柴胡疏肝散则可疏肝理气，活血止痛。二者合用，能健脾疏肝，理气消肿止痛。药物包括当归、柴胡、白术、生姜、茯苓、薄荷、陈皮、川芎、枳壳、白芍、炙甘草、香附等。若肿胀明显，可加入板蓝根、蒲公英、黄芩、土牛膝等；若疼痛剧烈，可加入乌药、姜黄、延胡索等药物。

### 5. 气血两虚

**主症**：面部肿块溃破后久不愈，皮肤破溃变色，质地坚硬，伴神疲乏力、头晕、心悸等症。舌淡苔白，脉细弱。

**治法**：益气养血，扶正固本。

**方药**：八珍汤加味。

八珍汤由四君子汤和四物汤组成，具有补气养血的功效。人参大补元气，熟地滋阴补血，白术健脾补气，当归补血，茯苓健脾养心，芍药养血敛阴，川芎行气活血，炙甘草益气和中，姜枣调和脾胃，促进气血化生。临证时可加入生黄芪、肉桂等，以增强温补气血的效果。若出现烦躁、多汗等症，亦可加入浮小麦、五味子，以益气生津，除烦敛汗。放疗后或术后可用六味地黄汤合生脉散进行调治。

## 三、其他疗法

早期颊黏膜癌可考虑采用低温冷冻或激光治疗。康复新液是一种中药制剂，具有促进组织修复、改善微循环和增强免疫力的作用。在颊黏膜肿瘤的治疗过程中，康复新液对于缓解口腔溃疡、牙龈出血等症状效果显著。针刺治疗通过刺激相关穴位，能够缓解疼痛、改善微循环并提高免疫力。在颊黏膜癌的治疗中，针刺可以与口腔漱口液、康复新液等药物联合使用，从而取得更好的治疗效果。

# 第五节 ｜ 预 后 与 预 防

颊黏膜癌是口腔常见肿瘤，在印度南部及东南亚国家的发病率较高，在我国的发病率仅次于牙龈癌和舌癌。其预后受肿瘤分期、治疗方法、患者年龄和健康状况等多种因素影响。早期发现、确诊和治疗是提高预后的关键。若能早期发现并进行恰当治疗,大多数颊黏膜癌患者可望治愈。然而,如果肿瘤分期较晚或出现远处转移,预后则较差。国内外相关研究表明,颊黏膜癌的五年生存率在 $22\%\sim70\%$ 之间,不同地区差异较大。

口腔黏膜白斑病和扁平苔藓是颊黏膜癌的癌前病变,发现这些病变时应积极治疗,防止其癌变。保持心情愉悦、身心健康、饮食清淡并加强营养,适当锻炼,以提高抗病能力。同时,应戒烟戒酒,避免过热食物,避免黏膜受到刺激或咬伤。对于长期不愈合的溃疡、糜烂、增生、结节或发生突然增大或形态改变的情况,应及时取活体组织进行病理检查,以防溃疡或癌前病变恶化。早期发现,早期治疗。

# 第十章

# 口 咽 癌

口咽位于咽部的中段,是口腔向后延伸至咽部的部分,构成上消化道的起始部分。口咽的上界为软腭口腔侧,下界延至会厌谷,前界为舌根,外侧为扁桃体窝和咽侧壁,后界为咽后壁。口咽两侧为咽旁间隙,后方为咽后间隙,前方为舌下间隙。

口咽癌主要包括舌根癌、扁桃体癌、软腭癌和口咽后壁癌,约占头颈部恶性肿瘤的7%。其中,90%~95%为鳞状细胞癌,病灶位置较深,侵袭性强,且早期即有淋巴结转移,因此预后较差。发生在口咽部的恶性肿瘤,除早期病变外,往往累及多个邻近解剖结构。晚期病例有时难以明确肿瘤的确切原发部位。鉴于口咽部恶性肿瘤的转移途径、临床生物学行为及治疗原则具有一定的共性,对于累及口咽部多个解剖区域的肿瘤,通常统称为口咽癌。

## 第一节 | 发 病 概 况

口咽癌的发病率在所有恶性肿瘤发病率中排名第十位,患者约占恶性肿瘤总患者数的5%。超过75%的病变发生在扁桃体,且多数为单侧发病,90%以上的病理类型为鳞状细胞癌。吸烟、嚼食槟榔、摄入酒精及感染 HPV 是口咽癌的主要危险因素。

根据统计,目前全球口腔癌和口咽癌新增病例约为45万例,死亡人数为24万,分别占所有新增恶性肿瘤患者和死亡人数的3.1%和3.0%。全球口咽癌发病率最高的地区为美拉尼西亚,其次是中南亚和西欧。东亚和西非地区的口腔癌及口咽癌发病率最低,约为每年2/10万。

口咽癌通常发生在40~70岁的人群,男性患者较为常见,男女比例为2.7:1。在我国,城市地区的口咽癌发病率和死亡率明显高于农村,且呈现上升趋势。

## 第二节 | 症 状 表 现

口咽癌以原发于腭扁桃体者最多,占全部口咽癌的60%;其次为咽壁、舌根和软腭。

口咽肿瘤的病理类型比较复杂,临床上以上皮来源的各种癌最多见,其次为淋巴瘤。由于部位深,口咽癌早期多无明显的自觉症状,常易被忽视。较常见的症状有吞咽或语言时异物感或疼痛,根据癌肿所在部位可表现出一些特征性症状,如原发于咽侧壁的癌肿可出现反射性耳内痛及耳鸣、重听、耳聋等耳咽管阻塞症状。原始于舌根部可出现反射性耳颞部疼痛。由于口咽癌颈淋巴结转移率较高,有些患者就诊时常以颈上或颌下包块为主诉。发病部位有明显肿块,呈实质性,多为腺上皮癌、淋巴瘤和其他肉瘤。呈外生溃疡状,表面有坏死物质,肿块浸润范围较广者,常为鳞状细胞癌或未分化癌。颌下颈部常可及肿大淋巴结。

## 第三节 | 诊断与鉴别诊断

早期口咽癌的诊断较为困难,当临床出现吞咽异物感或疼痛时,应及时进行口咽部检查和内镜检查,必要时可进行 CT 或 MRI 检查。晚期病例诊断相对容易,活检可以明确诊断。对于腺源性口咽癌或淋巴瘤,活检取材较为困难,可考虑进行手术探查或术中冰冻活检以明确诊断,诊断与治疗可同步进行。B 超检查有助于了解颌下及颈部淋巴结的情况。CT 或 MRI 检查则有助于评估病灶的范围、浸润深度及淋巴结转移情况。喉镜检查和活检可以明确病灶部位和范围,外生性肿块可直接取活检以确诊。

口咽癌需与舌根异位甲状腺、舌根淋巴滤泡增生、慢性扁桃体炎及会厌囊肿相鉴别。约有 1/3 的口咽癌与 HPV 感染相关。目前,口咽癌被分为 HPV 相关性鳞状细胞癌和非 HPV 相关性鳞状细胞癌。HPV 相关的口咽癌通常表现为咽部肿块、颈部肿大、疼痛和声音嘶哑等症状,而非 HPV 型口咽癌则通常表现为咽部疼痛、瘙痒、干燥等症状。HPV 型口咽癌患者通常有多个性伴侣、吸烟、饮酒等病史,而非 HPV 型口咽癌患者则通常没有这些病史。两者之间可以通过 HPV 的 DNA 检测进行鉴别。

## 第四节 | 临 床 治 疗

### 一、西医治疗

口咽癌的治疗需要在肿瘤的根治和生活质量之间找到平衡。放疗和手术治疗是口咽癌的两大主要治疗手段。大多数口咽癌患者对放疗效果较好,尤其是未分化或低分化癌、扁桃体癌及淋巴瘤。由于广泛手术切除可能对言语和吞咽功能产生影响,20 世纪 80 年代以来,许多临床研究探索了放、化疗联合治疗口咽癌,手术通常仅用于对放、化疗不敏感的肿瘤类型,如软腭癌、舌根癌和腺上皮癌,这些肿瘤应优先采取手术为主的综合治疗。

在口咽癌的早期阶段,放疗和手术治疗的疗效相似,但通常更倾向于选择放疗。放疗不仅能够覆盖原发灶、颈部淋巴结和咽后淋巴结,还能取得理想的治疗效果。调强适形放疗的应用可提高局部控制率,并提供更好的功能保护。如果选择手术治疗,可采用经口 $CO_2$ 激光或机器人手术,这些方法创伤较小,近年来备受推崇,当然,仍需结合颈部淋巴结清扫术。

晚期口咽癌的治疗方式仍存在争议。一种观点主张采用同步放化疗或诱导化疗加同步放化疗的非手术治疗模式,手术仅用于肿瘤残留或复发病例的挽救治疗。另一种观点则主张手术加术后放、化疗的治疗模式。

近年来,口咽癌的治疗理念发生了显著变化,单纯放疗如今被认为仅适用于局限性早期病例或晚期病例的姑息性治疗。除这些情况外,多数病例倾向于采用手术、放疗和化疗相结合的综合性多学科治疗。口咽癌治疗失败的主要原因是局部复发。过去认为对放疗不敏感的肿瘤可通过外科切除后补充放疗以降低复发率,而对于累及磨牙后三角的肿瘤,手术切除范围需适当扩大;对足量放疗后原发灶或颈部转移灶仍有残存者,可考虑进行挽救性手术切除。

HPV 相关口咽癌在临床表现、治疗反应和预后上与非 HPV 相关口咽癌有所不同。HPV 相关口咽癌患者通常是非吸烟和非饮酒者,肿瘤分化程度差,分期较晚,易发生淋巴结转移,但对放疗和化疗的敏感性较高,预后相对较好,但仍有较高的复发风险。

## 二、中医治疗

口咽癌的发病部位位于舌根与咽及其附属器官。中医认为,心开窍于舌,而舌根又为肾所主。咽部是人体气血的要冲,是经络循行的枢纽,既是食道的起始点,又是呼吸的门户,因此与肺、脾、胃有密切关系。正如《重楼玉钥》所云:"咽者咽也,主通利水谷,为胃主系,乃胃气之通道也",因此口咽癌的中医治疗常从心、肺、脾、胃入手,采用综合治疗方法。

### 1. 热毒蕴肺

**主症**:常伴有声音嘶哑、咽痛、咽部异物感或吞咽不利,咳嗽无痰,咯痰量少,痰中带血丝,口渴,尿黄,大便干结;舌质红,苔薄黄或无苔,脉浮数。

**治法**:宣肺清热,解毒消肿。

**方药**:泻白散合黄连解毒汤加味。

泻白散清泻肺热,黄连解毒汤解毒泄热,二者合用可清解肺热、解毒散结。药材包括桑白皮、地骨皮、黄连、黄柏、山栀、黄芩等;若大便干结,可加大黄、玄参以通腑;若声音嘶哑严重,可加胖大海、木蝴蝶;若有纳呆、困倦,可加淮山药、紫苏、薏苡仁;若痰热明显,可加半夏、杏仁、浙贝母、竹茹;若热毒重且咽喉溃烂,可加锦灯笼、牛蒡子、生地、苦参等。

### 2. 痰浊凝聚

**主症**:言语低沉,声音沉闷,咽喉不适,咳嗽咯痰,痰多且黏白,胸闷身重,纳呆便溏,口中黏腻;舌苔白腻,脉弦滑或缓滑。

**治法**:健脾化痰,解毒散结。

**方药**:二陈汤合涤痰汤加减。

基本方由茯苓、橘红、制半夏、制南星、僵蚕、党参、石菖蒲、竹茹、莪术、甘草、山豆根等组成。若痰郁发热,可加金银花、连翘;若痰中带血,可加白茅根、黛蛤散、仙鹤草、血余炭、藕节;若胸胁胀痛,可加全瓜蒌、延胡索、制乳香、制没药;若声音嘶哑严重,可加胖大海、木蝴蝶、玄参、贝母;若痰热明显,可加黄芩、杏仁、蒲公英、马勃;若热毒重且咽喉溃烂,可加锦灯笼、牛蒡子、生地、白花蛇舌草等。

### 3. 肝气郁结

**主症**:咽喉疼痛,声音嘶哑,咳声低弱,神疲乏力,口苦咽干,吞咽困难,妨碍饮食,头晕目眩,胸胁胀痛;舌燥,苔薄黄,脉弦。

**治法**:疏肝解郁,清泄肝火。

**方药**:丹栀逍遥散合化肝煎加味。

丹栀逍遥散健脾和营,疏肝清热,发挥疏肝理气、泄热和胃的作用。与化肝煎合用,共奏疏肝泻火、解毒消积的功效。药材包括牡丹皮、栀子、当归、白芍、茯苓、白术、柴胡、薄荷、生姜、青皮、陈皮、芍药、土贝母、泽泻等,必要时可加入半枝莲、白花蛇舌草、射干、山豆根等,加强抗癌解毒效果。若痰中带血、心烦易怒者,可加夏枯草、牛蒡子;若大便秘结者,可加大黄、厚朴。

### 4. 阴虚火旺

**主症**:声音嘶哑,咽喉干涩,喉部疼痛,腰膝酸软,五心烦热;舌质红干,苔黄,脉细滑数。

**治法**:养阴滋肾,解毒散结。

**方药**:知柏地黄汤合导赤散加减。

知柏地黄汤滋肾水、退虚热,导赤散清热解毒。二者合用,共奏养阴解毒并引火下行的作用。药物包括知母、黄柏、熟地、山萸肉、山药、茯苓、泽泻、通草、生地、甘草等。若有咯血者,可加仙鹤草、血余炭;若自觉气短、自汗者,可加党参;若低热者,可加地骨皮、青蒿。

### 5. 气血亏虚

**主症**:发声不扬,声音嘶哑,咽喉疼痛,气短喘促,语音低微,形体消瘦,多汗口干;舌淡红或嫩红,脉细弱。

**治法**:益气养阴,润肺化痰。

**方药**:百合固金汤合生脉散加减。

百合固金汤养阴润肺,化痰止咳;生脉散益气生津,敛阴止汗。两方合用,能敛肺气,养肺阴,并有化痰利咽的功效。药材包括百合、生地、熟地、麦冬、玄参、白芍、当归、贝母、桔梗、人参、五味子、甘草等。若有咽喉干燥疼痛者,可加西青果、山豆根;若口干舌绛明显者,可加知母、沙参;若食欲不振者,可加谷芽、麦芽、神曲;若汗多、气短者,可再合玉屏风散。

## 三、其他疗法

中成药西黄丸具有清热解毒、抗癌止痛的效果,可用于口咽癌的治疗。中医外治方面,可选用中医定向透药,如消癌平注射液、苦参注射液、榄香烯注射液等,透药部位可选择咽喉两旁或颌下。

## 第五节 | 预 后 与 预 防

　　口咽癌的预后与其分型、分期、治疗方式和生存期等因素密切相关。早期口咽癌经过积极治疗,五年生存率可达 90% 以上;而晚期口咽癌则预后较差,五年生存率不到 10%。因此,早期发现并及时治疗口咽癌是提高其预后的关键。

　　预防口咽癌需要从多个方面入手,包括改正不良生活习惯,保持良好的口腔卫生,均衡的营养摄入,定期进行口腔保健检查,及时修复义齿等修复体,并养成正确的清洁口腔的方法和习惯。此外,健康饮食、保持口腔卫生、及时发现口腔疾病和异常症状、及时就诊也是重要的预防措施。

# 第十一章

# 涎腺癌

唾液腺，又称涎腺，主要负责分泌唾液，帮助消化食物和保持口腔湿润。唾液腺分为大唾液腺和小唾液腺。大唾液腺包括腮腺，分布在两侧耳屏前；颌下腺位于下颌骨下缘的下颌窝内；舌下腺位于舌根底部。小唾液腺包括唇腺、颊腺、舌腺、腭腺和磨牙后腺等。唇腺分布于唇红的黏膜处。颊腺位于口颊黏膜；腭腺位于上颌硬腭区，在软腭和悬雍垂也有分布；舌腺的舌前腺位于舌腹面的舌系带两侧，舌后腺在舌根部和舌侧缘处；磨牙后腺分布在磨牙后区的黏膜下。

涎腺肿瘤是发生在唾液腺的常见疾病，其中大多数为良性，但也有一部分为恶性。涎腺癌是由涎腺上皮组织发生的恶性肿瘤，任何有涎腺的部位都可能发生，常见来源包括大涎腺、腮腺、颌下腺和舌下腺，也可来源于小涎腺（多见于腭腺）。临床上常见的类型包括腮腺癌、颌下腺癌、舌下腺癌和小涎腺癌等。病理类型包括黏液表皮样癌、乳突状囊腺癌、腺泡细胞癌、腺样囊性癌、腺癌、鳞癌和未分化癌等。

## 第一节 ｜ 发 病 概 况

在口腔颌面肿瘤中，涎腺肿瘤是口腔颌面部的第二大类肿瘤，任何年龄段的人群均可发生涎腺肿瘤。良性肿瘤多见于较年轻人群，而恶性肿瘤则更常见于年长者。男女之间的发病差异不明显，高发年龄段通常为 40～60 岁。吸烟、酗酒等不良习惯及不健康的饮食习惯可能是诱发唾液腺肿瘤的因素。近年来，我国唾液腺肿瘤的发病率呈逐年递增的趋势，这可能与环境污染、辐射暴露及不良生活习惯的增加有关。

## 第二节 ｜ 症 状 表 现

涎腺肿瘤多数为良性，少数为恶性肿瘤，最常见的发病部位是腮腺，其次是颌下腺、腭部的小唾液腺、舌下腺及其他部位的小唾液腺。恶性者常见的前三位依次为黏液表皮样癌、腺样囊性癌和涎腺导管癌,多发生于腮腺和腭部的小唾液腺。小唾液腺中最常见的是黏液表皮样癌、腺样囊性癌。腭部的小唾液腺主要分布在硬腭的腺区、软腭及腭垂。

涎腺癌早期可为低度恶性表现,即病情缓慢,肿块范围小,活动,颈淋巴结也不能触及,很难与良性肿瘤相鉴别;晚期可为高度恶性表现,即生长迅速,肿块范围大,不能移动,边界不清,可有疼痛,发生于腮腺者可有面瘫,所属淋巴结可发现继发肿块。涎腺造影表现为侵蚀性破坏,出现分支导管破坏、碘油外漏等恶性肿瘤表现,CT 片可见腺体被边界不清的肿块破坏或挤压移位,造影剂可渗入肿块中。

## 第三节 | 诊断与鉴别诊断

涎腺癌通常在早期没有明显症状,直到肿瘤发展到一定程度时,才会出现肿胀、疼痛、破溃等症状。影像学检查是诊断涎腺癌的重要手段,包括腮腺造影、超声检查等。组织学上,涎腺癌通常表现为癌细胞密集、簇状生长,并可能侵犯周围组织。涎腺癌的血清肿瘤标志物水平也可能异常升高,最相关的肿瘤标志物是 CA199,检测 CA199 水平可以辅助诊断并评估治疗效果。

涎腺癌需要与其他发生在唾液腺的疾病进行鉴别,包括慢性涎腺炎症、涎腺良性肿瘤、多形性腺瘤及神经源性肿瘤。

(1)慢性涎腺炎症。慢性涎腺炎症通常表现为涎腺区域的疼痛和肿块,但肿块的质地较韧,边界清晰,通常与涎腺癌肿块的硬质和不清晰边界不同。

(2)涎腺良性肿瘤。涎腺良性肿瘤与涎腺癌的病理特征不同,涎腺癌的细胞密集、簇状生长,并可能侵犯周围组织;而良性肿瘤的细胞较为分散,不会侵犯周围组织。

(3)神经源性肿瘤。神经源性肿瘤通常表现为浸润性生长,可能会侵犯周围组织,这一点与涎腺癌的特征不同。

## 第四节 | 临 床 治 疗

### 一、西医治疗

西医治疗以手术治疗为主,放射治疗和化学治疗等可作为辅助治疗。

唾液腺肿瘤的治疗以手术方式为主,根据肿瘤的临床表现及病理类型采用不同的手术方式。对唾液腺肿瘤的临床病理学特点进行研究,有利于提高对唾液腺疾病的认识与治疗方案的制订,对临床工作有重要的指导意义。

## 二、中医治疗

### 1. 热毒郁肺

主症：常伴有面颊烘热，可有头痛，耳堵塞感或耳鸣，咳嗽，痰色黄，口苦咽干，大便干结；舌红，苔薄黄或黄腻，脉滑数。

治法：清热解毒，润肺止咳。

方药：银翘散合清气化痰丸加减。

银翘散清解上焦风热毒邪，清气化痰丸降火化痰宣肺，二者合用可奏宣肺清热，化痰解毒之功，药用银花、连翘、淡竹叶、荆芥、牛蒡子、豆豉、薄荷、桔梗、芦根、黄芩、瓜蒌子、半夏、天南星、陈皮、杏仁、枳实、茯苓、甘草诸品。若身热、口干烦躁者，加生石膏、知母；鼻衄色鲜红者，加白及、茜草根；若头痛明显者，加重楼、川芎。

### 2. 肝郁痰凝

主症：胸胁胀满，口苦咽干，烦躁易怒或情志抑郁，可见头晕目眩，或伴颈下肿大，时有唾血；舌淡红或舌边红，舌苔薄白，脉弦或滑。

治法：疏肝解郁，理气化痰。

方药：半夏厚朴汤合柴胡疏肝散加味。

半夏厚朴汤解郁散结，柴胡疏肝散疏肝理气，两方合用共奏疏肝行气，化痰散结之功，药有半夏、厚朴、大腹皮、紫苏、茯苓、生姜、柴胡、白芍、枳壳、川芎、香附诸味。若面颊肿甚，可加夏枯草、板蓝根、蒲公英；如唾血，可加白及、茜草、侧柏叶；如咽喉肿痛，加射干、牛蒡子、山豆根、胖大海。

### 3. 气滞血瘀

主症：常有刺痛，或面颊皮肤麻木，或口唇紫暗，胸闷气短；舌质暗红、青紫或有瘀斑，舌苔薄白或薄黄，脉弦涩。

治法：理气化痰，消瘀散结。

方药：血府逐瘀汤合越鞠丸加味。

血府逐瘀汤功能行气消瘀，越鞠丸清热解郁，两方同用可以发挥化痰解毒，消瘀散结之功效，方中有桃仁、红花、当归、生地、牛膝、川芎、桔梗、赤芍、枳壳、苍术、六神曲、香附、栀子、甘草诸品。若头痛明显，加白芷、天葵子；若血涕色黑暗，加茜草根、仙鹤草；若烦躁易怒者，加白蒺藜、钩藤。

### 4. 阴虚津亏

主症：常见于放、化疗后，可有齿衄，咽干舌燥，口渴喜饮，头晕耳鸣，大便干结；舌红，少苔或无苔或有裂纹，脉细或细数。

治法：养阴生津。

方药：知柏地黄汤合生脉散加味。

知柏地黄汤为六味地黄汤方加入黄柏、知母两味退虚热的药物组成，生脉散则采用了甘酸养阴之理，两方合用增强养阴生津之力，药物包括知母、熟地、黄柏、山茱萸、山药、牡丹皮、茯苓、泽泻、人参、麦冬、五味子诸品。若患者低热缠绵，加地骨皮、青蒿、白薇、炙鳖甲;若出现口腔溃疡,加土茯苓、蜂房;头晕耳鸣甚者,加女贞子、菟丝子、杜仲;若大便干燥者,加瓜蒌仁、火麻仁;若气血亏虚,加何首乌、黄精、补骨脂、鸡血藤、黄芪。

### 三、其他疗法

涎腺癌以手术治疗为主,但近年来,辅助放疗在治疗涎腺癌中的应用逐渐受到重视。对于病理类型分化差或病期较晚的患者,术后加放疗能够有效提高疗效。中成药西黄丸口服可以缓解放疗引起的局部肿胀等并发症,而使用康复新液漱口,则有助于促进放疗后的组织康复。此外,中医定向透皮给药也能发挥一定的治疗效果。可选用的药物包括消癌平注射液、苦参注射液,或者将生半夏与鲜龙葵捣成糊状,外敷于局部皮肤,帮助缓解症状并促进康复。

## 第五节 | 预 后 与 预 防

涎腺癌的治疗效果受到多种因素的影响,包括患者的年龄、病变部位、病理类型和分期等。一般而言,涎腺癌的 5 年局部控制率为 50%～60%,五年生存率为 70%～80%。早期诊断对患者的预后有显著影响,早期患者的五年生存率可达到 90% 以上,而晚期患者的五年生存率仅为 20%。尽管治疗后的近期生存率较高,但远期生存率呈递减趋势,3 年、5 年、10 年及 15 年的生存率明显下降。因此,涎腺癌患者的预后观察期应延长至 10 年以上。在治疗过程中,患者应积极配合康复治疗,并定期复查,及时发现和处理可能的复发或转移。

涎腺癌的具体病因尚未完全明确,但环境因素、物理因素和内分泌因素等可能在其发生中起到一定作用。为了预防涎腺癌的发生,建议避免吸烟、饮酒、食用辛辣食物等刺激性物质,保持适度运动以增强免疫力,并避免接触紫外线、X 线及其他放射性物质等潜在致癌物质。如果出现与涎腺癌相关的临床症状,如无痛性肿块、局部疼痛、麻木或张口受限等,应及时到正规医院进行筛查。早期发现、早期诊断和早期治疗是提高治愈率和生存率的关键。

# 第十二章

# 颜面皮肤癌

颜面部皮肤癌常见于胚胎发育过程中形成的裂隙部位，如鼻唇沟、鼻翼、鼻额部、内眦和眼睑等区域。皮肤癌主要分为黑色素瘤和非黑色素瘤。黑色素瘤是一种恶性程度较高的肿瘤，容易发生远处转移，因此需要特别重视。黑色素瘤的临床诊治已形成独立且完整的体系，本书将专门讨论这一部分。

非黑色素瘤的常见类型包括基底细胞癌和鳞状细胞癌。基底细胞癌是最常见的皮肤癌之一，通常发生在皮肤的暴露部位，尤其是面部、颈部和手臂。它的生长较为缓慢，且远期转移较少，但如果未经治疗，也可能局部侵袭并引起损伤。鳞状细胞癌则较为侵袭性，可能发生转移，尤其是在免疫功能低下的患者中较为常见。对这两类肿瘤的早期诊断和治疗非常关键，以减少并发症和提高患者的生活质量。

## 第一节 | 发病概况

非黑色素性皮肤癌是白种人中最常见的癌症之一，在黑种人和黄种人中的发病率则明显低于白种人。根据最新的统计数据显示，美国每年新增皮肤癌患者超过 100 万人，其中约 8 000 人死于皮肤癌。具体来看，基底细胞癌的发病率在男性为 218/10 万，女性为 121/10 万；鳞状细胞癌的发病率在男性为 61/10 万，女性为 23/10 万。

值得注意的是，我国的皮肤癌发病率明显低于西方国家，仅为（2～3）/10 万，且发病率在不同地区和人群中存在较大差异。尽管我国的皮肤癌总体发病率较低，但随着生活方式的变化和人群老龄化的加剧，皮肤癌的发病率呈现逐年上升趋势。尤其在一些高紫外线照射区域，皮肤癌的发病率相对较高。此外，随着皮肤癌的早期诊断手段不断进步，发现病例的数量也在增加。在都市化进程中，白领人群和老年人群体的皮肤癌发生率也有明显上升的趋势。

## 第二节 │ 症 状 表 现

基底细胞癌发展缓慢,晚期可破坏局部软组织,甚至邻近的软骨和骨组织。基底细胞癌在临床病理学上可分为多个亚型:

(1)结节型和结节溃疡型在头颈部最为多见,表现为中央凹陷,边缘呈卷状。

(2)浅表型好发于躯干,特别是背部,生长极慢,也可发生糜烂或浅溃疡。

(3)局限硬皮样或硬化型表现为浸润性、黄色、硬化性瘢痕状的斑块,触之硬。

(4)色素型表现为棕黑色素结节,需与黑色素瘤鉴别。

(5)野火型为多中心型的基底细胞癌,多发生于面部,表现为溃疡和瘢痕组成巢状斑块。

其他包括巨大外生型基底细胞癌、基底鳞状细胞癌,后者的生物学行为和病理学特征介于基底细胞癌和鳞状细胞癌之间。

鳞状细胞癌早期呈现为浸润性红斑或斑块,生长速度较基底细胞癌迅速。中期,中央部分会破坏形成溃疡,边缘宽而高,呈菜花状外翻,溃疡底高低不平,常合并感染而有黏稠的脓液及结痂,有恶臭味,同时患者会有轻度疼痛。晚期,鳞状细胞癌可侵入深部组织,发生淋巴结转移和内脏转移。其他尚有汗腺癌,但汗腺癌发生于颜面部者极少,发病年龄多在 40～60 岁,临床表现为皮下浸润结节,质硬,与皮肤粘连,偶尔可溃破。汗腺癌的恶性程度较高,易发生区域性淋巴结转移和远处血道转移。

## 第三节 │ 诊断与鉴别诊断

皮肤癌的诊断通常较为简便,可通过病理检查确诊。基底细胞癌有时会含有黑色素沉着,可能被误诊为恶性黑色素瘤,但与恶性黑色素瘤相比,基底细胞癌病程较慢,溃疡有愈合趋势,且不常伴随卫星结节。此外,基底细胞癌还可能伴随颌骨角化囊肿和其他畸形,称为痣样基底细胞癌综合征。皮肤癌的鉴别诊断需要注意,寻常性狼疮表面有结节但无典型的结节性卷曲边缘;梅毒晚期病损无蜡样结节,溃疡边缘平整且病程较快;红斑狼疮表面附有鳞屑,皮肤萎缩并呈鲜红色,且无卷起的蜡样边缘;还需与低度恶性鳞癌、假癌性增生、慢性溃疡、尖锐湿疣及角化棘皮瘤进行鉴别,高度恶性鳞癌则需与梭形细胞肉瘤及无色素恶性黑色素瘤鉴别区分。

## 第四节 | 临 床 治 疗

### 一、西医治疗

#### 1. 手术治疗

皮肤癌的首选治疗方法是手术,边界难以确定和多次复发的皮肤癌,最好使用显微镜监控下的外科切除,称为 Mohs 显微手术。这项技术是先将病变组织切除,再对镜下残留有癌细胞的组织另行切除,直到切除组织中不再查到瘤细胞为止。手术原则是彻底切除病变,尽量保留正常组织。基底细胞癌的手术范围通常在 0.5 cm 以上,切除即可获得较好的安全缘;鳞状细胞癌的手术范围须更扩大,一般切缘应距边缘 1 cm。术后缺损应立即修复,若侵入深层肌、软骨或骨组织,应作大块切除。可行游离皮瓣移植,立即行功能性修复。

#### 2. 放射治疗

放射治疗常用于鳞状细胞癌,但对于病变小于 1 cm 的鼻和眼睑附近、未侵入深层骨骼或软骨的基底细胞癌,因某种原因不适合手术切除的患者和拒绝手术治疗者,可采用放射治疗。对于基底部已固定的皮肤癌,放疗也可作为综合治疗的一部分。放射治疗还适用于广泛破坏的基底细胞癌,特别是头皮巨大损害者,采取转移皮瓣修复术并配合术前、术中放疗,为以往认为不能切除的病例提供了手术治疗的机会。

放射治疗效果与手术相似,放疗常发生严重的皮肤反应,带有较大范围皮肤色素沉着或皮下组织纤维化,影响面容。放射治疗不宜作为常规治疗方法,而且对年轻患者有区域淋巴结转移、发生在瘢痕基础上的基底细胞癌,以及放疗后复发或未控制患者放疗是绝对禁忌。颜面部皮肤癌一旦发现区域性淋巴结转移,应作治疗性颈淋巴清扫术,术后酌情放疗。对汗腺癌的转移病灶,为防止复发,常规行颈淋巴清扫术,并追加术后放疗。

### 二、中医治疗

皮肤癌在中医多采用内外合治,头面在人体属阳位,易受阳邪,颜面部恶性肿瘤多以清热疏风、攻毒祛邪为基本治法,晚期患者宜兼顾益气养血、补肺健脾等扶正治疗。

#### 1. 风热湿毒

主症:皮肤时有瘙痒、红肿、疼痛,口干咽燥,咳嗽,咽喉肿痛,偶伴有发热和头痛症状,皮肤肿瘤初起如米粒或黄豆大小丘疹,暗红色,中央可有灰色痂,严重者可出现溃疡,甚或流脓血,味恶臭或为渗液所盖,日久不愈如菜花样;舌质红绛,苔黄腻,脉滑数。

治法:疏风清热,化湿解毒。

方药:荆防败毒散合黄连解毒汤加味。

荆防败毒散逐风化湿,黄连解毒汤清热解毒,二者相合外可疏风通络,内可解毒祛邪,药物组成有荆芥、防风、羌活、独活、柴胡、前胡、枳壳、茯苓、桔梗、川芎、黄连、黄柏、黄芩、栀子等；可酌加白花蛇舌草、半枝莲、藤梨根、红豆杉、干蟾等抗癌之品。若伴虚热者加地骨皮、青蒿以除虚热；肿块坚硬者加蜈蚣、全蝎等攻毒软坚；疼痛较重者，加乳香、没药以活血止痛。

### 2. 肝郁血燥

**主症**：皮肤小结节，质硬，边缘高起，色暗红，溃后不收口，菜花状，触之易出血，伴情绪急躁，心烦易怒，时有胸胁苦满；舌尖红，苔薄黄或薄白，脉弦细。

**治法**：疏肝理气，养血润燥。

**方药**：丹栀逍遥散合四物汤加味。

丹栀逍遥散理气解郁清热，四物汤养血活血，两方共用发挥内可疏肝养血，外可理气散结解毒的功效，药用牡丹皮、栀子、当归、茯苓、芍药、白术、柴胡、地黄、当归、川芎、甘草诸品。若有胸闷者加厚朴、郁金以宽胸理气；出血者加生地榆、白及、仙鹤草、侧柏叶以凉血止血。

### 3. 血瘀痰结

**主症**：肌肤甲错，皮肤起小丘疹或小结节，逐渐增大，中央糜烂、结黄色痂，边缘隆起，边界不清，有蜡样结节，发展缓慢，或可长期保持完整之淡黄色小硬结，最终破溃；舌黯红，苔腻，脉沉滑。

**治法**：活血化瘀，祛痰软坚。

**方药**：血府逐瘀汤合二陈汤加味。

血府逐瘀汤理气活血消瘀，二陈汤化湿痰，二者合用共奏祛瘀化痰、软坚解毒之功，药物组成有桃仁、红花、生地、当归、赤芍、川芎、柴胡、枳壳、牛膝、桔梗、半夏、陈皮、茯苓、甘草组成；可酌加白僵蚕、瓜蒌、牡蛎、蜂房增强化痰软坚之力。若大便溏薄者加薏苡仁、党参、莲子以健脾止泻；腹胀纳呆者加佩兰、薏苡仁醒脾化湿；皮肤瘙痒者加防风、地肤子、金银花以疏风解毒。

### 4. 脾肺痰湿

**主症**：皮肤肿物呈囊状，内含较多黏液，色蜡黄，逐渐增大，亦可破溃流液，其味恶臭，伴咳嗽咯痰，或有畏寒，食少纳呆，腹胀消瘦；舌暗红，苔腻，脉滑。

**治法**：宣肺祛痰，健脾化湿。

**方药**：清气化痰丸合六君子汤加味。

"肺为储痰之器，脾为生痰之源"，痰湿证多为肺湿脾虚，清气化痰丸宣肺化痰以去其标，六君子汤健脾理气治其本，药有半夏、陈皮、胆南星、茯苓、瓜蒌仁、黄芩、苦杏仁、枳实、党参、白术、甘草组成。若形瘦气弱者加黄芪、山药以健脾益气；夜寐不宁者加炙远志、酸枣仁、合欢皮以宁心安神；破溃流液多者加白鲜皮、地肤子以加强燥湿解毒之力。

### 5. 气血两虚

**主症**：多见于术后或放疗后患者，其症可见神疲乏力，面色萎黄，头晕目眩，少气懒言，皮肤肿块腐溃、恶肉难脱，稍有触动则污血外溢；舌淡，苔白，脉细或弱。

**治法**：补益气血，扶正祛邪。

**方药**：八珍汤合玉屏风散加味。

　　八珍汤为四君子汤合四物汤而成，玉屏风散则是益气疏风之剂，两方合用可以益气养血，祛风解毒，药物组成有党参、白术、茯苓、地黄、白芍、当归、川芎、防风、黄芪等。若腰膝酸冷，加补骨脂、杜仲、续断以益肾；兼五心烦热、口干、咽燥者加女贞子、旱莲草、山茱萸以养阴；脘腹痞满者加陈皮、半夏、苏梗以理气宽中；大便溏薄、纳差者加山药、薏苡仁、扁豆、芡实、鸡内金以健脾消食。

### 三、其他疗法

　　低温冷冻或激光治疗适用于切除难度较大的部位或多原发性皮肤癌的原发灶，也可用于经其他治疗方法后出现的局部复发灶。药物治疗可分为局部应用和全身应用两种。局部应用适用于原发灶小且为首次发生的病例，常用药物包括 5％ 的 5 - Fu 油膏和 0.1％～0.2％ 的吡美莫司乳膏。全身应用则用于局部浸润性和转移性皮肤癌，特别是已发生骨转移的病例。化疗药物如顺铂、平阳霉素和环磷酰胺常用于联合治疗，以减轻药物毒性并增强疗效。免疫治疗适用于多发性皮肤癌，常通过涂布二硝基氯苯使机体致敏，3～4 周后注射或涂布少量药物于患处，24～72 小时后可见肿瘤部位出现迟发型变态反应，表现为红肿坏死，最终角化。

　　对于无法接受西医治疗的患者，可使用三品一条枪粉外敷治疗，具有蚀疮腐、解毒消肿的功效。药物组成包括：明矾 60 g，白砒 45 g，雄黄 7.2 g，乳香 3.6 g，研细备用。用法是将药粉 0.3～0.6 g 撒布于癌灶处，再用凡士林纱布覆盖并固定，每天更换敷料 1 次，连续 3～5 天使用一次。

## 第五节 ｜ 预 后 与 预 防

　　皮肤癌的治疗效果通常较好，特别是基底细胞癌，其 5 年治愈率超过 95％。基底细胞癌的治疗后复发率较低，且多采用手术切除、放射治疗或局部药物治疗，术后康复情况良好。鳞状细胞癌的五年生存率也在 90％ 以上，但由于其发展较快，尤其是局部浸润或伴有转移的病例，治疗方案可能包括手术、放疗、化疗或免疫治疗等。相比之下，汗腺癌的预后较差，五年生存率仅约 50％。该病恶性程度较高，易发生局部及远处转移，治疗上通常需要综合手术切除、放疗及化疗等手段。因此，皮肤癌患者在治疗后需要进行长期随访，尤其是对于鳞状细胞癌和汗腺癌的患者，定期检查有助于早期发现复发或转移，及时采取有效治疗，确保更好的生存预后。

# 第十三章

# 恶性黑色素瘤

恶性黑色素瘤(malignant melanoma)亦称黑色素瘤(melanoma)或黑色素癌,是由黑色素细胞恶变而来的肿瘤,其恶性程度高,多发生于皮肤,也可发生在黏膜(包括内脏黏膜)、眼葡萄膜、软脑膜等不同部位或组织。我国人群好发于肢端皮肤(足底、足趾、手指末端和甲下等部位)和黏膜(鼻腔,口咽,上、下消化道等)。发生于口腔黏膜的恶性黑色素瘤有两个特点:①在口腔所有恶性肿瘤中,黑色素瘤是恶性程度最高的肿瘤,这一点与皮肤恶性黑色素瘤有很大差别。②黑色素瘤在口腔黏膜的发病率极低。

## 第一节 | 发 病 概 况

恶性黑色素瘤具有一定的种族特性,白种人最易发生皮肤恶性黑色素瘤,而黄种人及黑种人则以黏膜恶性黑色素瘤最为常见。恶性黑色素瘤的平均发病年龄在欧美国家为50～55岁。在美国,皮肤恶性黑色素瘤的年发病率约为9.3/10万(男性)与8.7/10万(女性)而在澳大利亚,年发病率高达15/10万。我国上海市的一项流行病学资料显示,上海皮肤恶性黑色素瘤的年发病率仅为0.37/10万,远远低于国外的统计数据。

颌面部的恶性黑色素瘤常在色素痣的基础上发生,主要是由交界痣或复合痣中的交界痣成分恶变而来。而口腔内的恶性黑色素瘤则常来自黏膜黑斑,约30%的黏膜黑斑有恶变的风险。损伤、慢性刺激、不恰当的治疗均为诱发恶性黑色素瘤的原因。此外,其发生与内分泌和营养因素也有一定关系。例如,青春期前很少发生恶性黑色素瘤,而妊娠则可能导致肿瘤的快速发展。因此,早期处理颌面皮肤痣,尤其是口腔黏膜黑斑,是预防恶性黑色素瘤最有效的措施。口腔颌面部恶性黑色素瘤占所有口腔颌面部恶性肿瘤的比例不足2%,其中绝大多数发生在口腔黏膜,只有极少数发生于皮肤。

## 第二节 ｜ 症 状 表 现

面部皮肤及口腔黏膜的任何部位,只要有黑色素细胞存在,理论上都可以发生恶性黑色素瘤。临床上,皮肤恶性黑色素瘤与黏膜恶性黑色素瘤的生长方式有所不同。皮肤恶性黑色素瘤主要有两种生长方式:早期为放射性扩张型生长(radial growth phase),这种类型的恶性黑色素瘤包括雀斑型、浅表扩散型及末梢性斑状恶性黑色素瘤,其特点是恶性黑色素细胞沿真皮基底膜层水平方向扩展。放射性扩张型生长期较短,随后迅速进入垂直向生长期(vertical growth phase),即恶性黑色素细胞开始侵犯下层结缔组织,并向上下方向扩展,结节型恶性黑色素瘤即属于这种生长方式。

恶性黑色素瘤发生于黏膜的情况与皮肤上有所不同。临床表现上,黏膜恶性黑色素瘤多呈末梢型斑状恶性黑色素瘤,晚期则类似结节型恶性黑色素瘤。常见于腭部、牙龈及颊部的黏膜。肿瘤初期表现为黑色斑块,突出于黏膜表面,通常不伴有任何症状,因此临床上容易漏诊或误诊。随着肿瘤的生长,常会向周围扩散,且浸润至黏膜下层,甚至影响骨组织,造成牙槽突及颌骨的破坏,导致牙齿松动。肿瘤进一步发展可导致血供匮乏、溃疡形成,甚至引起出血或继发感染等。如果病情继续恶化,患者可能出现吞咽困难或张口受限等症状。

恶性黑色素瘤常在早期就发生广泛转移,约70％的病例会转移至区域淋巴结。肿瘤还可以转移至肺、肝、骨、脑等重要器官,预后较差。由于口腔黑色素瘤缺乏专门的临床分型标准,目前一般参照皮肤黑色素瘤的临床分型进行诊断和治疗。

## 第三节 ｜ 诊断与鉴别诊断

临床上,口腔颌面部恶性黑色素瘤的诊断通常依据其特征性的黑色斑块、发展迅速的肿瘤特征及晚期的表现。晚期症状包括疼痛、溃疡、出血、患牙松动、坏死、恶臭、引流淋巴结肿大及固定等。对于早期的黑色斑块,需与黏膜色素痣和蓝痣等相鉴别。无色素性黑色素瘤由于临床特征不明显,必须与口腔鳞状细胞癌、腺癌、肉瘤等进行鉴别。恶性黑色素瘤最显著的特征是其病灶发展迅速,确诊通常依靠组织病理学检查。

口腔黏膜原发的恶性黑色素瘤与未分化癌等均属于高度恶性肿瘤,具有极高的转移概率。血道转移较为普遍,临床上对于疑似恶性黑色素瘤的口腔病灶,通常严禁取活检。临床经验表明,常规切取活检可能导致肿瘤的机械挤压、术中出血和缝合等操作,进而引发肿瘤细胞脱落、种植、播散及转移,造成严重后果。因此,从肿瘤外科学的角度来看,恶性黑色素瘤不宜采用常规活组织标本检验。目前,适宜的病理检查技术主要有以下两种:

### 1. 冷冻活检

冷冻活检是一种将肿瘤组织冷冻至低温状态进行检验的方法。此时,细胞会处于休眠或半休眠状态,细胞活性下降,从而减少了肿瘤细胞转移的风险。同时,色素细胞对低温的敏感性较强,有助于在处理口腔黏膜原发病灶时减少肿瘤转移的概率。冷冻活检是过去 30 年来常规使用的活检方法。其缺点是冷冻过程可能改变组织的形态,影响镜检时的形态观察和诊断,特别是无法进行组织病理学的分类。

### 2. 激光活检

激光活检使用高能激光束进行组织切除,利用激光与组织非接触的特点,可以避免机械压迫和挤压带来的负面影响。激光束的高温具有杀死肿瘤细胞的作用,并且具有良好的止血效果。应用激光活检能够有效避免肿瘤细胞的种植和转移问题,同时解决术后创面开放的问题。由于其符合无瘤原则,激光活检在某些情况下值得提倡。

## 第四节 临 床 治 疗

恶性黑色素瘤的治疗难度较大,目前 5 年生存率较低。汇总专家意见,成功治愈恶性黑色素瘤的关键在于采取综合治疗方案,包括重视原发灶的处理、颈部淋巴清扫、辅助化疗、免疫治疗及中医治疗等。综合序列治疗的实施能够有效提高患者的治愈率和生存质量。尤其是早期发现并及时处理原发病灶,结合精准的淋巴清扫及个体化的辅助治疗,可以显著降低转移风险,改善预后。因此,恶性黑色素瘤的治疗需要多学科的合作,采取全方位、个性化的治疗策略。

### 一、外科治疗

口腔颌面部恶性黑色素瘤的原发灶通常较为表浅,治疗时宜采用冷冻治疗,临床上常使用液氮冷冻疗法。由于恶性黑色素瘤多发生在腭部、牙龈等部位,传统的冷冻器械头往往无法覆盖肿瘤的较大范围,多采用铺置药棉后直接喷注液氮的方法来进行冷冻治疗。治疗过程通常使用局部阻滞麻醉,并根据病灶的深浅调整冷冻时间,通常冷冻时间为2.5～5 分钟,冻融过程重复 2～3 次。对于腭部病灶,如果浸润较深,且腭骨水平板已明显侵及,或者上颌骨受侵犯时,除了冷冻治疗外,还应结合手术切除,以确保肿瘤的彻底清除。

恶性黑色素瘤具有较高的颈淋巴结转移风险,且往往表现为双侧转移。数据表明,对于临床患者,行选择性颈淋巴结清扫术的患者 5 年生存率明显高于未接受颈淋巴结清扫术的患者。因此,在原发灶处理后的 1 个月内进行颈淋巴结清扫术较为适宜。术式上,双侧功能性颈淋巴结清扫术是首选,清扫的颈淋巴结区域应根据原发灶的部位,选择Ⅰ、Ⅱ、Ⅲ、Ⅳ等区域进行清扫,以确保最大限度地去除潜在的转移灶。

### 二、免疫治疗

特异性免疫治疗通过应用肿瘤特异性抗原(如瘤苗等)来刺激机体的免疫系统。该治疗方法涉及将恶性黑色素瘤组织制成瘤苗注射到患者体内,以促使产生针对肿瘤的免疫反应。瘤苗可以来自自体、同种异体或体外培养的肿瘤细胞,经过化学、生物或物理等处理手段使其灭活,并增强其肿瘤抗原性。有研究者使用神经氨酸酶处理或致敏的恶性黑色素瘤细胞制成瘤苗,并与卡介苗联合应用,用于术后辅助治疗 1.5 mm 皮肤浸润的原发性恶性黑色素瘤患者,结果显示该方法可使患者的 5 年生存率达到 80%。

非特异性免疫治疗则使用胸腺素、细菌菌苗、多糖类物质及合成佐剂等,最常用的方法是卡介苗皮肤划痕法。卡介苗划痕法包括在皮肤上纵横各划 5 cm 长的 10 道划痕,形成方块后在划痕处注射卡介苗疫苗。该治疗通常每周 1 次,持续 3 个月,之后每 2~4 周 1 次,持续 3 个月,再每 3 个月 1 次进行维持治疗。

尽管此疗法有效,但也存在一定的不良反应。接种后数月内,患者可能在肿瘤附近的区域淋巴结出现冷脓肿,接种部位可能发生溃疡,同时伴有发热、乏力、消瘦等全身症状。此外,短小棒状杆菌菌苗(经过物理加温和甲醛灭活处理)也可作为免疫治疗手段,注入机体后能促进网状内皮系统增生,激活巨噬细胞,增强其吞噬活性和溶酶体的抗肿瘤功能。黑色素瘤细胞对此方法也表现出较好的敏感性。

免疫治疗的适应证主要包括:①肿瘤局部注射疗法。仅适用于表浅肿瘤,若肿瘤已浸润至皮下组织则不适用。②原发灶或转移灶切除后及化疗后的患者。免疫疗法可作为辅助治疗手段。③晚期播散性病例。在无法手术切除的情况下,免疫治疗可作为免疫化学治疗的一部分。

### 三、化学治疗

恶性黑色素瘤的化疗药物中,首选达卡巴嗪,这是目前研究最广泛的一种药物,其有效率为 18%~31%。所有病例中,达卡巴嗪治疗后病变完全消退的比例为 5%~13%。长春新碱和长春碱也具有一定的疗效。临床上,常采用联合化疗方案,其中 DAV 方案(维奈克拉联合"3+7"化疗方案)被认为是黑色素瘤的首选化疗方案。此外,PAV 方案、LPO 方案和 VBD 方案等也可用于治疗,具体选择需根据患者的病情制订合适的治疗方案。

### 四、分子靶向治疗

尽管大部分恶性黑色素瘤的分子靶向药物单独使用的疗效尚不理想,但与化疗药物联合使用的疗效令人鼓舞。一项多中心随机双盲临床对照实验比较了单用达卡巴嗪与达卡巴嗪联合索拉非尼的治疗效果,结果表明,联合治疗组的中位生存期为 21.1 周,而达卡巴嗪单药治疗组为 11.7 周。目前,关于黑色素瘤分子靶向治疗的研究进展较为丰富,包括血管内皮生长因子抗体 Aflibercept、Src 激酶抑制剂达沙替尼、Nab 紫杉醇联合贝伐珠单抗、贝伐珠单抗联合雷帕霉素靶蛋白抑制剂依维莫司、吉非替尼等,这些靶向治疗方案正成为治疗黑色素瘤的潜在有效手段。

### 五、中医治疗

中医典籍没有黑色素瘤的名称,但早期文献中已有对相关疾病现象的论述,常将此病称为黑子、黑疗等。中医学认为,黑色素瘤的发病原因主要为脏腑虚损和外邪毒素侵袭。

对于本病的发生,《诸病源候论·黑痣候》中提到:"黑痣者,风邪搏于血气,变化所生也。夫人血气充盛,则皮肤润悦,不生疵痕,若虚损,则黑痣变生。"《外科正宗·黑子》中提到:"黑子,痣名也。此肾中浊气混滞于阳,阳气收束,结成黑子,坚而不散。"这些论述表明,恶性黑色素瘤的基本病因是在虚损基础上的外邪侵袭,或阳气束结引起血瘀气滞,瘀血聚集,最终化生癌毒。

### 1. 热毒蕴积

**主症**:肿块呈黑色或杂色,或红肿溃烂,灼烧疼痛,或渗血脓肿,伴有烦躁不眠,口干、口苦,大便干燥,尿红黄;舌红,苔黄腻,脉滑数。

**治法**:清热解毒,活血消肿散结。

**方药**:五味消毒饮合仙方活命饮加减。

五味消毒饮功能清热解毒,消散疔疮,仙方活命饮则有清热解毒,消肿散结之功效。两方合用,共同发挥抗癌解毒、消肿散结的作用。药物包括白芷、贝母、防风、赤芍、当归尾、甘草、皂角刺、路路通、天花粉、乳香、没药、金银花、陈皮、野菊花、蒲公英、紫花地丁、天葵子等。如果肿痛明显,可以加入半枝莲、白花蛇舌草、藤梨根、红豆杉、干蟾等品,增强抗癌解毒效果;如有发热、溃疡流脓,可加入生石膏、知母、竹叶、地骨皮、桑白皮等,强化清热解毒作用。

### 2. 痰湿凝聚

**主症**:肿块结节隆起,质地坚硬,不红不肿,轻微疼痛,可溃疡渗出,周围瘙痒,可能伴有恶心、肢体困倦、胸闷、咳嗽、哮喘等;舌质轻,舌胖,苔厚腻,脉滑。

**治法**:祛湿理气,化痰散结。

**方药**:二陈汤合半夏厚朴汤加味。

二陈汤燥湿化痰,理气和中,半夏厚朴汤行气散结,降逆化痰。二者合用,奏行气祛湿、化痰散结之效。药物包括半夏、茯苓、厚朴、生姜、苏叶、大腹皮、陈皮、甘草等。如果毒邪凝聚,疼痛明显,可以加入生石膏、知母、竹叶等;如有皮肤瘙痒,可加入羌活、独活、荆芥、防风等祛风通络;如有大便稀溏,可以加入泽泻、车前子等,增强祛湿健脾之力。

### 3. 瘀毒内结

**主症**:肿块黑紫色,坚硬不均匀,局部刺痛,伴胸闷心烦,或皮肤甲错;舌暗红色,有瘀斑,舌苔白,脉弦涩。

**治法**:活血祛瘀,解毒散结。

**方药**:桃红四物汤合四妙勇安汤加减。

桃红四物汤由四物汤加桃仁、红花组成,功在养血活血,四妙勇安汤功能清热解毒,活血止痛,二者合用增强凉血解毒之力。药物包括熟地、当归、白芍、川芎、桃仁、红花、金银花、玄参、甘草等。若有发热,可以加入连翘、桑白皮、地骨皮、青蒿等;如有胸闷心烦,可以加入枳壳、香附、大腹皮等行气消积之品。

### 4. 气血两虚

**主症**:肿块破裂,流水时间长,难以愈合。常见于手术、放疗、化疗后体虚或晚期疾病。气血不足,腐肉难脱,面色无华,倦怠乏力,少气懒语,口淡无味,食物少,头晕;舌质淡白,边缘有齿痕,苔薄白或少,脉细无力。

治法:益气养血,扶正祛邪。

方药:八珍汤合生脉散加味。

八珍汤益气补血,生脉散益气养阴、生津补血。两方合用,气血双补,具有生脉补元之力。药物包括当归、川芎、白芍、熟地、人参、白术、茯苓、炙甘草、麦冬、五味子。若见低热缠绵,可加入黄连解毒汤;如肿块破裂溢液,或伴大便溏薄,可加入莲子、诃子、芡实,以收敛正气,促进溃口愈合。

# 第五节 ｜ 预 后 与 预 防

恶性黑色素瘤的预后通常较差,早期临床资料显示,单纯手术治疗的 5 年生存率几乎为零。然而,随着近年来免疫治疗的进展,黑色素瘤患者的 5 年生存率逐渐提高。研究表明,影响患者生存率的因素包括病理类型、临床分期、原发灶的处理、颈淋巴结的处理及综合治疗手段的施行次序等。

积极治疗可能的癌前病变对于预防恶性黑色素瘤具有重要意义。口腔颌面部的黑色素斑,尤其是牙龈乳头和腭部的黑色病灶,应该早期处理,并进行组织检查,以便鉴别恶性黑色素瘤。常见的蓝痣、色素斑等病变,也可以视为黑色素瘤的癌前病变。特别是对于发生在牙龈的少数不规则、迅速发展的无色肿块,也需要与无色素性恶性黑色素瘤进行鉴别诊断。

# 第十四章

# 软组织肉瘤

软组织肉瘤由间叶组织分化而成,起源于人体软组织内的纤维组织、脂肪组织、横纹肌、平滑肌、间质组织、滑膜组织及血管和淋巴管等结构。其主要临床表现包括肿块、疼痛、局部肿胀及运动功能障碍等,常见发病部位为四肢、躯干及头颈部。口腔颌面部软组织肉瘤常见于口腔、颌骨及面部软组织,其临床症状包括口腔内肿块、牙龈肿胀、牙齿松动、面部肿胀及局部疼痛等。常见的病理类型包括纤维肉瘤、平滑肌肉瘤、脂肪肉瘤等。

## 第一节 | 发病概况

软组织肉瘤主要发生在 30～50 岁的人群中,男女发病率之比为(2～3):1。在所有成人恶性肿瘤中,软组织肉瘤约占 1%,而在儿童恶性肿瘤中则约占 15%。肢体部位为最常见的发病部位,占所有软组织肉瘤的 50%;其次是胃肠道来源,占 25%;腹膜后为 15%～20%;头颈部发病率相对较低,仅占 9%。软组织肉瘤的预后相对较好,5 年生存率为 50%～60%。目前已明确的组织亚型超过 50 种,常见的包括恶性纤维组织细胞肉瘤、脂肪肉瘤、平滑肌肉瘤、未分化肉瘤、滑膜肉瘤及恶性周围神经鞘瘤等。软组织肉瘤具有较高的转移倾向,最常见的转移部位为肺;而来自腹腔的肿瘤则倾向于转移至肝脏和腹膜。口腔颌面部软组织肉瘤在头颈部肿瘤中较为少见,但其恶性程度较高,且具有强烈的浸润性。此外,头颈部特殊的解剖结构使得肿瘤难以广泛彻底切除,特别是对于那些范围广泛、反复复发的复杂病灶,治疗更加棘手,术后复发率较高,预后较差。

## 第二节 | 症状表现

超过半数的患者首次就诊时,肿块为主要症状。肿块通常呈不规则形状、分叶状或结节状,其硬度受组织来源和血供状况的影响。软组织肉瘤多数表现为无痛性肿块,其中横纹肌肉瘤和脂肪肉瘤的质地较为柔软。早期肿块可能具有一定的活动性,随着病情进展,肿瘤逐渐固定,活动性减弱,甚至可能完全固定。若肿瘤转移至肺部,可能引发咳嗽、胸痛、气促等症状;而若转移至腹膜后,则可引起肠道或输尿管梗阻。当肿瘤侵犯周围神经、骨骼等结构,或伴随感染时,则可导致明显的疼痛。

## 第三节 | 诊断与鉴别诊断

软组织肉瘤与良性肿瘤相比,通常缺乏特征性表现,因此鉴别诊断存在一定难度。软组织肉瘤的体积较同类良性肿瘤大,且通常不具备明显的包膜,这是其共同特征。尽管肉瘤快速生长可能压迫周围组织并形成假包膜,但在显微镜下观察时,其与正常组织之间并无明显界限。针吸活检因其操作简便、费用低、并发症少且准确度高,已成为首选的诊断方法。MRI 则因其能够增强肿瘤与周围肌肉、血管等组织的对比度,从而能从多个角度详细描述肿瘤与邻近组织的关系,成为辅助外科医师术前评估肿瘤切除可能性的关键影像学检查手段,已被广泛认可为软组织肉瘤的首选影像学检查方法。

## 第四节 | 临 床 治 疗

软组织肉瘤首选治疗方法为手术治疗。由于化疗对该病的敏感性较差,效果有限;而放疗作为局部治疗方法,也存在一定局限性。尽管部分患者在治疗后症状得到缓解,但复发率依然较高,提示需要更为个体化和综合的治疗策略。

### 一、西医治疗

软组织肉瘤目前以综合序列治疗为主,最佳治疗方法是在肿瘤外正常组织内作扩大切除后行辅助放射治疗。主要原则为:①低度恶性且肿瘤直径<5 cm 的肉瘤以广泛手术切除为主要治疗手段,但当肿瘤≥5 cm 时应结合术中所见,一旦可疑残留需附加放疗和(或)化疗。②高度恶性软组织肉瘤,如瘤径<5 cm,应行广泛切除＋放疗＋化疗;瘤径≥5 cm 时则需要采用放疗＋热疗＋手术＋化疗。头颈部软组织肉瘤淋巴结转移少见,仅为4%～6%,因此除有转移外,一般不做区域性预防性颈淋巴清扫术。如出现单个肺转移灶,目前多主张手术切除后辅以化疗。如出现肝脏转移,一般采用介入治疗。

### 二、中医治疗

中医认为软组织肉瘤属于肉瘤、筋瘤、石疽、癥瘕、积聚等范畴。《医宗金鉴》云:"脾主肌肉,郁结伤脾,肌肉浅薄,土气不行,逆于肉里,致生肉瘿、肉瘤,宜理脾宽中、疏通戊土、开郁行痰……"其病因多由痰凝、瘀血、热毒所致,尤其认为痰凝阻滞经络,壅塞不通,久而成块,成为本病的主要根源。治疗上,可着重疏理脾胃,化痰开郁,散结驱邪。

### 1. 寒凝瘀滞

主症：肉瘤初期，局部肿块，皮色无明显变化，钝痛，昼轻夜重，遇寒加剧，压痛不明显；舌质淡紫，苔薄白，脉沉迟。

治法：温阳散寒，通络止痛。

方药：阳和汤加味。

阳和汤出自《外科证治全生集》，用于治疗阴疽，具有温阳补血、散寒通滞的功效。基本方由熟地、白芥子、鹿角胶、肉桂、麻黄、姜炭和甘草组成。临床中可根据需要加威灵仙、制川乌、路路通、麻黄、细辛等，以增强温阳散寒之力。如有食欲不振者，可适量加入苍术、薏苡仁、白术、半夏、砂仁等以化脾湿。

### 2. 痰湿流注

主症：肿块部位肿胀疼痛，质地坚硬或有破溃流脓，或有清液溢出，身体倦怠，四肢沉重，大便稀溏或粘滞不畅；舌胖嫩，舌质淡，苔白滑腻，脉滑或滑数。

治法：健脾利湿，化痰消肿。

方药：导痰汤加减。

导痰汤出自《济生方》，药物包括半夏、陈皮、茯苓、枳实、天南星、甘草。若脾虚纳呆，可加入党参、白术、薏苡仁、六神曲、麦芽等；若病灶部位肿胀疼痛，可加乳香、没药、羌活、独活；如有恶心呕吐者，加淡竹茹、旋覆花；气虚明显，脓液清稀者，加黄芪托毒排脓。

### 3. 瘀毒内结

主症：局部肿块迅速增大，表皮颜色暗沉，疼痛剧烈，或伴肢体活动障碍，或出现发热、口渴、便干等症状；舌质紫暗，或有瘀斑，苔薄黄，脉弦数或涩。

治法：清热解毒，化瘀散结。

方药：犀角地黄汤合西黄丸加味。

犀角地黄汤具有凉血化瘀、解毒的作用，西黄丸也有化瘀解毒的功能，两者合用，药物包括牛角、赤芍、牡丹皮、牛黄、麝香、乳香、没药等，可根据需要加三七、山慈菇、半枝莲、土鳖虫、白花蛇舌草等，增强活血破瘀、抗癌作用。若伴低热或局部发热者，可加黄柏、黄连、山栀子、地骨皮、知母、芦根等以清热解烦，红肿热痛明显者加紫花地丁、败酱草等。

### 4. 脾肾两虚

主症：局部肿块逐渐增大，麻木疼痛，或肿块溃疡、流脓清稀，长时间不愈，面色淡黄或㿠白，四肢寒冷乏力，腰膝酸软，夜尿频多，食欲差，大便稀溏；舌质淡，舌体胖嫩，苔白滑，脉弱或沉濡。

治法：温补脾肾，扶正祛邪。

方药：香砂六君子汤合右归丸加味。

香砂六君子汤健脾化湿，右归丸温补肾气，两方结合，可发挥健脾补肾、扶正驱邪的功效。方药包括人参、白术、茯苓、半夏、陈皮、砂仁、木香、熟地、附子、肉桂、山药、山茱萸、菟丝子、鹿角胶、枸杞子、当归、杜仲等。若胃脘胀满不适，可加入乌药、延胡索、枳壳、厚朴；

若完谷不化、下利清谷者,加赤石脂、肉豆蔻、六神曲、山楂;若胁下肿块坚硬不移,可加三棱、莪术、鳖甲、水蛭、槟榔等。

**5. 肝肾阴虚**

主症:局部肿块肿胀疼痛,皮色暗红,疼痛难忍,日轻夜重,低热,盗汗,或有头晕目眩,口干咽燥,或鼻衄、齿衄,胸闷胁痛,形体消瘦,体力衰弱;舌红,苔少或干,脉细数或弦。

治法:滋补肝肾,降火解毒。

方药:知柏地黄汤合二至丸加味。

知柏地黄汤由六味地黄汤加知母、黄柏组成,具有养肾阴、退虚火的功效;二至丸专门用于清热养阴,两方合用,滋补肝肾,降火解毒。方药包括熟地、山茱萸、山药、茯苓、泽泻、牡丹皮、黄柏、知母、女贞子、旱莲草等。如伴有低热缠绵不退者,可加青蒿、山栀子、淡竹叶;如夜间不安者,加黄连、夜交藤、酸枣仁、珍珠母;如胸闷胁痛者,加乌药、延胡索、枳壳;如血瘀内阻者,加桃仁、红花、紫草;若有阳虚表现者,可加入菟丝子、淫羊藿;若血虚明显,可加入枸杞子、鸡血藤等。

## 三、其他疗法

对于发生在口腔颌面部的软组织肉瘤,除了常规治疗外,中医外治法如膏药局部用药也可作为辅助治疗。具体方法如下:

**1. 麝香回阳膏**

成分:麝香、梅片、红花、儿茶、乳香、没药、黄连、黄柏、白芷、血竭、独角莲、自然铜、黄芩等。

制法:将上述药材研磨成细末,混合蜜和陈醋调匀,制成膏状,外敷患处。

适应证:适用于软组织恶性肿瘤局部红肿、烘热、疼痛或溃破腐臭的情况。

**2. 黑消膏**

成分:生川乌、生草乌、生天南星、生半夏、生磁石、公丁香、肉桂、制乳香、没药各15g,制松香9g。

制法:将药物研磨成粉,混合冰片、麝香各6g,装瓶密封备用。

使用方法:取适量药粉撒于膏药或油膏上,外敷于患处。

适应证:用于软组织恶性肿瘤阴证未溃的情况。

**3. 蟾蜍止痛膏**

成分:蟾蜍、生川乌、生天南星、细辛、红花、七叶一枝花、生白芷、姜黄、冰片等。

制法:用橡胶氧化锌末基质加工成中药橡皮膏,外贴于患处。

适应证:适用于疼痛剧烈的软组织恶性肿瘤。

**4. 其他外用中药**

独角莲和轻粉可用于治疗滑膜肉瘤。

斑蝥150只,75%乙醇100ml浸泡7天,过滤后煮沸备用。使用时,将3ml滤液与7ml 2%氢氧化钠混匀,注射腐蚀肿瘤。适用于纤维肉瘤、血管肉瘤、神经纤维肉瘤等。

川芎30g,草乌30g,用水醋适量调和成糊状,敷于患处,适用于脂肪肉瘤。

# 第五节 | 预 后 与 预 防

口腔颌面部软组织肉瘤是一种罕见的恶性肿瘤,虽然其发病率较低,但其危害性极大。如果未能及时治疗,可能会导致患者生命危险。由于口腔颌面部软组织肉瘤难以完全切除,以及放疗效果受限等原因,其局部复发率可高达 48%。然而,对于一些特殊亚型如横纹肌肉瘤胚胎型、脂肪肉瘤黏液型等,由于对放射线较为敏感,术后辅以放疗可显著降低复发率。总体而言,软组织肉瘤在经过扩大切除术后的 5 年生存率为 45%～68%,术后局部复发率为 14%～45%,而 12%～31% 的患者可能发生远处转移。

在预防方面,首先应尽量避免接触有害物质和辐射源,如化学物质、重金属、放射线等。其次,保持良好的生活习惯和心态同样重要,如充足的睡眠、合理的膳食及适量的运动都有助于提高身体的免疫力,从而预防软组织肉瘤的发生。此外,定期检查口腔、咽喉等部位也是预防口腔颌面部软组织肉瘤的重要措施。

# 第十五章

# 骨 源 性 肉 瘤

骨源性肉瘤(osseous sarcoma)根据组织来源可分为骨基本组织肿瘤和骨附属组织肿瘤。骨基本组织肿瘤包括由骨、软骨、骨膜等组织衍生的肿瘤;骨附属组织肿瘤则源自血管、脂肪、神经、骨髓网状组织等。骨源性肉瘤可发生在任何颌面部骨组织中,但最常见于上、下颌骨。此类肿瘤通常发生在青少年中,且很少发生淋巴结转移。然而,单纯依靠手术治疗常常难以避免局部复发,并且容易沿血道发生远处转移,特别是对于高度恶性和晚期病例的骨肉瘤。

## 第一节 | 发 病 概 况

骨骼系统的恶性肿瘤相对较少,仅占全身其他系统恶性肿瘤的 0.2%。国外研究表明,骨肉瘤和尤因肉瘤较为常见,其次是软骨肉瘤、纤维肉瘤和恶性纤维组织细胞瘤,后者通常是从原发性良性肿瘤或长期接触放射治疗基础上演变而来。根据国内五所口腔病理科的统计数据,骨源性肉瘤占全部口腔颌面部恶性肿瘤的 2.1%(161/7 643),其中以骨肉瘤(99/161,61.5%)和软骨肉瘤最为常见。

## 第二节 | 症 状 表 现

骨源性肉瘤多发于青少年,淋巴结转移的发生率较低。与上皮性恶性肿瘤相比,骨源性肉瘤更常见于 10~20 岁的儿童和青少年,且发病率在男女之间没有明显差异。它通常发生在上颌和下颌骨,表现为颌面骨的进行性膨胀,常伴有表面皮肤血管扩张和充血。早期症状多表现为局部间歇性隐痛,逐渐转为持续性疼痛。随着病情进展,颌骨逐步被破坏,可能出现多个牙齿松动或脱落、张口受限及功能障碍等症状。晚期患者常出现体重下降、贫血和恶病质,若发生肺转移,还可能出现胸痛和咯血。影像学检查通常显示颌骨有由内向外的骨质破坏,可能伴或不伴随新生骨形成。

骨源性肉瘤有多种病理类型,不同类型表现出不同的症状,主要包括:

## 一、骨肉瘤

骨肉瘤是最常见的原发性恶性骨肿瘤,主要由肿瘤细胞生成的骨组织或类骨组织构成。尽管大多数原发性骨肉瘤呈现典型表现,但其组织形态学差异较大,常见的类型包括典型骨肉瘤(45%)、成纤维细胞型骨肉瘤(9%)、软骨母细胞型骨肉瘤(27%)、细胞退变型骨肉瘤(17%),以及毛细血管扩张型骨肉瘤、低度中心型骨肉瘤等亚型,后者占 2%。在这些类型中,含骨组织较多的肿瘤称为成骨性骨肉瘤,其恶性程度较低,生长较慢,通常发生在骨皮质。而含骨细胞分化较低且骨化程度较少的骨肉瘤称为溶骨性骨肉瘤,其恶性程度较高,生长较快,常发生在骨松质。骨肉瘤主要通过血液途径转移,较少发生淋巴结转移,肺是最常见的转移部位,其次是脑和骨。由放射治疗引起的骨肉瘤通常是低度恶性的,因放射治疗广泛应用,故其发生率较高。

## 二、软骨肉瘤

软骨肉瘤是较为常见的恶性骨肿瘤,由软骨细胞发生并产生软骨组织而非骨组织。根据病因可分为原发性和继发性软骨肉瘤,后者多由软骨瘤、骨软骨瘤及佩吉特病等恶变引起。软骨肉瘤根据部位和组织学表现可分为透明型、黏液型、纤维软骨型和混合型。原发性软骨肉瘤通常发生在 30~60 岁,平均发病年龄为 40~45 岁,20 岁以下较为罕见,男性多于女性。早期软骨肉瘤通常无疼痛感,随着肿瘤增大,表面变得不平且质硬。一旦出现疼痛,肿瘤会迅速生长,预后较差。软骨肉瘤一般不发生转移,尤其是淋巴道或血道转移。

## 三、尤因肉瘤

尤因肉瘤主要起源于骨髓腔,常见于管状骨,发生在颌面骨者不到 3%,且下颌骨较上颌骨更为常见。该病属于内皮细胞性骨髓瘤,1939 年首次被确认并命名为尤因肉瘤。尤因肉瘤的细胞来源尚无定论,学者普遍认为其可能来源于神经,属于小圆细胞肉瘤。临床表现通常为快速发展的痛性肿块,伴随体温升高。多见于 5~20 岁青少年,男性稍多于女性。由于伴随面部红肿和发热,易与骨髓炎混淆。尤因肉瘤常转移至肺、颈部淋巴结及其他远处骨骼。

## 四、骨恶性纤维组织细胞瘤和骨纤维肉瘤

骨恶性纤维组织细胞瘤(malignant fibrous histiocytoma of bone)起源于组织细胞,是一种罕见的恶性骨肿瘤,于 1972 年首次被证实为骨的一种独立性疾病。以前被称为骨纤维肉瘤的病理类型,现大多被认为是骨恶性纤维组织细胞瘤,或其他类型的高度恶性骨肿瘤。骨恶性纤维组织细胞瘤可分为原发性和继发性两种,原发性与某些遗传因素、骨折、纤维结构不良和佩吉特病等相关,继发性则多为放射治疗引发的。

## 第三节 | 诊断与鉴别诊断

骨性肿块伴有疼痛、麻木、功能障碍等临床症状,是诊断骨源性恶性肿瘤的主要依据。X 线检查可以发现骨源性恶性肿瘤的特点包括:①骨破坏与骨增生或骨残存同时存在。②牙在肿瘤中多呈漂浮状而非移位状。③已突破骨皮质的骨源性恶性肿瘤,在软组织肿块阴影中可见不规则骨化区,呈环形钙化和壳状瘤骨。骨肉瘤将骨膜自骨面刮下产生反应性新骨,呈日光放射状、板状、葱皮样;晚期骨膜自皮质骨掀起处与新生骨成三角形(Codman 三角)。

CT 和 MRI 可以更精确地对肿瘤进行解剖定位,提高了手术安全切除缘的可靠性,且可以揭示隐匿性、跳跃性转移灶。

碱性磷酸酶主要存在于骨肉瘤细胞的细胞膜及外板层,骨源性肉瘤患者往往伴有血清碱性磷酸酶升高,血清碱性磷酸酶被认为是骨肉瘤患者肿瘤活动性的重要生物学标志。骨源性恶性肿瘤有较高的血道转移率,胸片是临床检查诊断的常规辅助手段。必要时可进一步行 CT 检查或 ECT 检查,以排除远处转移。

骨源性肉瘤需要与骨髓炎、原发性颌骨内癌、牙源性肉瘤、骨巨细胞瘤及软骨瘤相鉴别。急性骨髓炎与溶骨型骨肉瘤的临床表现相似,但前者发病急,有感染病灶,面部红、肿、热、痛显著,白细胞及体温明显升高,X 线见软组织广泛肿胀。慢性骨髓炎与成骨型骨肉瘤相似,但前者有急性期过程。原发性颌骨内癌与牙源性肉瘤病变的 X 线表现除具有颌骨中心性破坏特点外,还有牙源性肿瘤特别是囊性病损等特征。但最终鉴别常常需依据病理活检才能确定。骨巨细胞瘤属溶骨性改变,发病年龄与部位均与骨肉瘤相似,早期症状亦相似。但一般不出现神经症状和功能障碍,生长速度也较慢。但Ⅱ～Ⅲ级骨巨细胞瘤亦属恶性肿瘤,因此活检非常必要。软骨瘤呈骨性突起,基底较宽,边界清,无软组织包块,面部无疼痛,X 线检查骨质无破坏。

## 第四节 | 临 床 治 疗

### 一、西医治疗

对骨源性恶性肿瘤的治疗,20 世纪 70 年代前主要采用手术切除,但预后较差,据国内外报道其术后生存率在 20% 左右。多柔比星、大剂量甲氨蝶呤、顺铂、异环磷酰胺、博来霉素、放线菌素 D 等都被用于骨肉瘤的术前、后化疗,并取得很好疗效,使患者术后生存率提高到 39%～61%。而综合治疗较单纯化疗(大剂量甲氨蝶呤化疗)更有效。肿瘤生长动力学实验发现,微小转移灶比大块原发灶对化疗药物更敏感,诱导化疗可在术前及时杀死微小转移灶,最大限度地控制原发灶,以利原发肿瘤局部完整切除。同时可依据术后肿瘤标本药物性肿瘤细胞坏死情况,判断术前化疗效果;也可对术后标本进行肿瘤化疗药物敏感性检测,指导术后化疗药物的选择。术后推荐继续化疗,以防肿瘤复发和转移。据斯隆-凯特林癌症研究所报道,肿瘤术前化疗坏死率大于 90%,患者术后生存率可达 91%;而肿瘤坏死率小于 90%,则术后生存率仅为 38%。肿瘤坏死程度与预后有密切关系。另据报道术前大剂量甲氨蝶呤不敏感者,术后改用顺铂,随访 48 个月,无瘤生存率为 75%,接近化疗敏感者(76%)。

骨肉瘤对放疗不敏感,但对不能手术切除或拒绝手术切除的患者,也可采用放疗加化疗的联合治疗方案。而对于手术切缘阳性或手术不彻底者,放疗也可作为补充治疗。手术、化疗和放射治疗也常作为综合治疗尤因肉瘤的方法。

## 二、中医治疗

中医很早就有关于骨肿瘤的典籍记载,《灵枢·刺节真邪》曰:"已有所结,气归之,津液留之,邪气中之,凝结日以易甚,连以聚居,为昔瘤。以手按之坚,有所结,深中骨,气因于骨,骨与气并,日以益大,则为骨疽。"马王堆汉墓帛书《五十二病方》则提出使用白蔹等中药治疗骨疽。中医治疗骨肿瘤,初期多宜攻毒法,中期多宜托毒消散,后期多宜补养固本,具体根据临床辨证分型制订相应的治疗方案。

### 1. 阴寒凝滞

主症:多见于局部肿瘤初起,肿块连及周边组织酸楚轻痛,或无疼痛,肢体畏寒,舌淡苔白,脉紧或沉迟。

治法:温阳逐寒,散结消积。

方药:阳和汤加减。

阳和汤出自《外科证治全生集》,主治阴疽,具有温阳散寒、补血通滞之功,药有熟地、白芥子、鹿角胶、肉桂、麻黄、姜炭、甘草诸味,可酌加补骨脂、威灵仙、细辛、川乌诸品以增强温通之力,若寒凝较甚者,可适当加重川乌用量,若寒邪伤阳、气虚无力温化者,可加黄芪、桂枝以补气、温通经脉,亦可伍入蜈蚣、全蝎血肉有情之品增强解毒攻毒之力。

### 2. 热毒结聚

主症:病变局部疼痛、肿胀结块,肿块迅速增大,可以感觉皮肤温度升高,皮色发红或变青紫,肢体活动障碍,口渴,便干结,尿短赤,或兼面部烘热,舌苔黄或黄厚而腻,脉弦数或滑数。

治法:解毒清热,消肿散结。

方药:四妙勇安汤加减。

四妙勇安汤出自《验方新编》,治脱骨疽,功能清热解毒,活血止痛,由金银花、玄参、当归、甘草四味组成,可酌情加入蒲公英、肿节风、龙葵、白花蛇舌草、半枝莲、赤芍、牡丹皮诸品,以增强清热凉血解毒抗癌之功效,如果热盛伤津,患者见口气热臭、口干、口苦者可加生石膏、知母、炒山栀;毒邪蕴结,红肿热痛明显者加紫花地丁、败酱草或蜂房等解毒消肿之药。

### 3. 痰湿流注

**主症**：病变局部肿胀疼痛，质硬或破溃，或伴有咳嗽咯痰，痰质黏稠，或有饮食纳呆，肢软乏力，或有大便稀溏，舌质淡，体胖嫩，苔白滑腻，脉滑或濡数。

**治法**：化痰祛湿，解毒散结。

**方药**：导痰汤加减。

导痰汤出自《济生方》，由二陈汤加天南星、枳实而成，药物有半夏、陈皮、茯苓、枳实、天南星、甘草组成，如遇脾虚纳呆，酌情伍入党参、白术、薏苡仁、六神曲、麦芽诸品，如病灶部位漫肿疼痛，可酌加乳香、没药、羌活、独活；恶心呕吐者加淡竹茹、旋覆花；气虚明显，脓液清稀者，加黄芪托毒排脓。痰阻于内、气机不畅者加厚朴、苍术；偏于寒者加麻黄、肉桂、细辛。

### 4. 瘀血内结

**主症**：面色晦暗无华，口唇青紫，病灶处持续疼痛，肿块固定不移、坚硬，时有刺痛，表面肤色发暗，或有肌肤甲错，舌质紫暗或有瘀斑、瘀点，脉涩或弦、细。

**治法**：活血逐瘀，软坚散结。

**方药**：血府逐瘀汤合西黄丸加减。

血府逐瘀汤出自《医林改错》，具有行气活血，化瘀解毒的功效，西黄丸出自《外科证治全生集》功能清热解毒、消肿止痛，两者合用可以起到活血逐瘀、凉血解毒、通络散结止痛的功效；若热毒明显，甚或流脓时，加土茯苓、野菊花、生栀子以清热解毒；瘀血阻滞、疼痛甚者加刘寄奴、生蒲黄、檀香；肿胀结块、坚硬如石者伍入蜈蚣、地鳖虫、干蟾诸品增强抗癌解毒消肿之力。

### 5. 肝肾阴虚

**主症**：形体消瘦，局部肿块隐痛不绝，皮色红，时有烘热，朝轻暮重，口干咽燥，或有咳嗽，甚至咯血丝痰或有腰痛膝软，肌肤甲错，苔少或干黑，脉涩或细数。

**治法**：滋肾养肝，降火解毒。

**方药**：知柏地黄汤合二至丸加味。

知柏地黄汤出自《医宗金鉴》，由六味地黄汤加知母、黄柏而成，功在养肾阴，退虚火；二至丸出自《医便》，功在补益肝肾，滋阴凉血，两方合奏滋补肝肾，降火解毒之功，方药包括熟地、山茱萸、山药、茯苓、泽泻、牡丹皮、黄柏、知母、女贞子、旱莲草诸味；若伴有低热缠绵不退者，加青蒿、山栀子、淡竹叶；夜寐不安者加黄连、夜交藤、酸枣仁、珍珠母；胸闷胁痛者，加乌药、延胡索、枳壳；血瘀内阻者，加桃仁、红花、紫草；兼有阳虚之象者，加菟丝子、淫羊藿；血虚明显者，加枸杞子、鸡血藤等。

### 6. 气虚血弱

**主症**：局部肿块漫肿、疼痛不休，面色淡黄或㿠白，神疲倦怠，消瘦乏力，心慌气短，气少不足以息，动则汗出，舌质淡红，脉沉细或虚弱。

**治法**：益气养血，调补阴阳。

**方药**：八珍汤合生脉散加味。

八珍汤出自《正体类要》，为益气补血之剂；生脉散出自《医学启源》，功能益气养阴、生津补血,两方合用气血双补,又有生脉补元之力,药物有当归、川芎、白芍、熟地、人参、白术、茯苓、炙甘草、麦冬、五味子;如见低热缠绵,另伍入黄连解毒汤;如肿块破裂溢液,或伴大便稀溏,可加入莲子、诃子、芡实,以收敛正气,促进溃口愈合。

### 三、其他疗法

中成药小金丸(又名小金丹、小金片等)由乳香、没药、当归、麝香、白胶香、制草乌、五灵脂、地龙、木鳖、墨炭等组成。其主要功效是化痰祛湿、祛瘀通络。此药可用于骨肉瘤的术前治疗,具有消肿止痛、抗癌解毒的作用。平消片(或胶囊),由郁金、仙鹤草、五灵脂、白矾、硝石、干漆、枳壳、马钱子粉等组成,亦可用于骨肉瘤的术前治疗,帮助消肿、止痛、抗癌解毒。贞芪扶正颗粒(或胶囊)等补益类中成药,常用于术后康复,能够帮助增强体力、提高免疫力,促进康复。中医外治方面,可选择中医定向透药方法,使用的药物包括消癌平注射液、苦参注射液、榄香烯注射液等,可以通过超声波技术促进药物透过皮肤屏障,增加治疗效果;治疗时,透药部位可以选择咽喉两侧或颌下。

## 第五节 | 预后与预防

骨源性恶性肿瘤近年来主要采用综合治疗方法,尤其是结合术前化疗、术后放疗的"三明治"治疗方法,大大提高了患者术后生存率,但与上皮性恶性肿瘤相比,其预后仍较差。早期血道转移也影响其预后。骨源性肉瘤一般不发生淋巴结转移,而一旦出现转移,往往提示预后不良。单纯手术治疗,局部有很高的复发率,这可能与手术界限难以确定有关。跳跃性转移是高度恶性骨肿瘤的特点,这是由于瘤细胞造成骨髓腔血栓,未经循环系统而形成的局部微循环转移,也有通过关节周围静脉网而引起转移。发生跳跃转移者预后极差。

预防骨源性肿瘤应尽量避免接触电离辐射、放射线、紫外线等不良外界因素。适当锻炼身体、增强自身免疫力、保持营养均衡,避免长期吸烟、饮酒、食用辛辣刺激性食物等不良生活习惯也大有裨益。而定期体检是预防骨源性肿瘤的重要措施,具体的体检项目可包括肿瘤标志物血清学检查、CT检查,或者自检自查及时发现是否有疼痛、乏力等症状。如果出现相关症状,应及时就医。

## 第十六章

# 恶 性 淋 巴 瘤

恶性淋巴瘤(malignant lymphoma，ML)是原发于淋巴结和淋巴结以外的淋巴组织淋巴网状系统的常见恶性肿瘤,起源于淋巴系统中的 B 细胞或 T 细胞,可以发生在全身任何部位,包括淋巴结、骨髓、脾脏、肝脏、胃肠道、皮肤等,但其主要病变及临床表现可局限于某一特定部位。目前临床通常分为霍奇金淋巴瘤(Hodgkin lymphoma，HL)和非霍奇金淋巴瘤(non-Hodgkin lymphoma，NHL)两大类。

头颈部是恶性淋巴瘤的第二大好发部位,发生在口腔颌面部的恶性淋巴瘤约占所有头颈部恶性肿瘤的 5％。其中,黏膜相关淋巴组织淋巴瘤是口腔颌面-头颈部最常见的结外 B 细胞淋巴瘤,常见的好发部位为唾液腺,其他部位如眼附属器、甲状腺等也可累及。其发病原因多与慢性感染或炎症所致的持续免疫刺激有关,如甲状腺黏膜相关淋巴组织淋巴瘤与桥本甲状腺炎有关,而腮腺黏膜相关淋巴组织淋巴瘤则与干燥综合征有关。

恶性淋巴瘤可归属于中医学中的瘰疬、痰核、石疽、积聚等范畴。早在《灵枢·寒热》中就有对其论述:"寒热瘰疬在于颈腋者……此皆鼠瘘寒热之毒气也,留于脉而不去者也";而在病机方面,《灵枢·百病始生》指出:"湿气不行,凝血蕴里而不散,津液涩渗,著而不去,而积皆成矣";隋代巢元方的《诸病源候论》中即有"石痈者,亦是寒气客于肌肉,折于血气,结聚而成"的描述;元代朱丹溪则论述:"痰挟瘀血,遂成窠囊";清代邹岳《外科真诠》亦曰:"石疽……乃肝经郁结,气血凝滞而成";而《医宗必读》则认为"积之成者,正气不足而后邪气踞之"。虽然这些医家分别论述了湿、痰、毒、瘀、虚等不同因素在恶性淋巴瘤发病中的作用,但其核心环节是"正虚"导致"正气不足而后邪气踞之"。

## 第一节 │ 发 病 概 况

恶性淋巴瘤的发病率在近 10 年来呈增长趋势,其中主要是非霍奇金淋巴瘤发病率在增加。目前,恶性淋巴瘤的发病率在世界范围内居于第七位,在发展中国家则为第九位,而在所有恶性血液病中居首位。男性发病率高于女性,白种人高于非白种人,发达国家的发病率高于发展中国家。在美国,非霍奇金淋巴瘤的年发病率可达到 16/10 万,而霍奇金淋巴瘤的年发病率为 3/10 万。我国恶性淋巴瘤的发病年龄高峰在 40 岁左右,没有欧美国家常见的双峰曲线特征,而与日本相似,呈单一峰,且死亡率随年龄增加而升高。根据相关部门统计,我国口腔颌面肿瘤中,恶性淋巴瘤约占 2%;非霍奇金淋巴瘤与霍奇金淋巴瘤的比例约为 10:1,而在非霍奇金淋巴瘤中,又以结外型为主,其与结内型的比例约为 3:1。

病毒感染是恶性淋巴瘤最重要的致病因素,与恶性淋巴瘤关系较密切的病毒包括 EB 病毒、人类 T 细胞白血病病毒、人类疱疹病毒 6 型等。一些先天性和获得性因素也容易诱发恶性淋巴瘤,如先天性免疫缺陷疾病、毛细血管扩张性共济失调综合征、严重免疫缺陷综合征、X-连锁淋巴细胞增殖综合征等;获得性免疫缺陷与恶性淋巴瘤的发病也有密切关系,如艾滋病;器官移植后长期应用免疫抑制剂等也会明显增加淋巴瘤的发生风险。此外,长期紫外线暴露也可能诱发恶性淋巴瘤。例如,室内工作人员患非霍奇金淋巴瘤的相对危险度为 1.27,而室外工作人员的相对危险度则升高至 1.34。高脂肪、高热量、低纤维的饮食结构,以及长期摄取某些药物,如免疫抑制剂、抗生素、抗癌药物等,都可增加机体患恶性淋巴瘤的风险。

## 第二节 | 临床和病理表现

### 一、霍奇金淋巴瘤

霍奇金淋巴瘤多表现为结内型,常见于颈部淋巴结,在口腔颌面部有时先出现在腮腺内淋巴结。主要临床表现为早期淋巴结肿大,初期多为颈部、腋下、腹股沟等处的淋巴结肿大。肿大的淋巴结常可以移动,表面皮肤正常,质地韧而有弹性,比较饱满,无压痛,大小不等,后期可互相融合成团,逐渐失去移动性。随着病情发展,可能出现纵隔淋巴结、腹膜后淋巴结及肝脾肿大。

霍奇金淋巴瘤手术标本肉眼所见:肿块质硬,切面实质性,灰白至灰红色。组织病理学上,霍奇金淋巴瘤可分为淋巴细胞为主型、淋巴细胞减少型、混合细胞型和硬化结节型,其中淋巴细胞为主型预后较好,而淋巴细胞减少型预后最差。

### 二、非霍奇金淋巴瘤

恶性淋巴瘤发生在口腔颌面部者绝大多数为结外型,且非霍奇金淋巴瘤最为常见。结外型非霍奇金淋巴瘤常单发于牙龈、腭部、舌根、扁桃体、颊部、颌骨、上颌窦、鼻咽、颈部等处。临床表现多样,包括炎症、坏死、水肿、肿块等。肿瘤生长迅速时可引起相应症状,如局部出血、疼痛、鼻塞、咀嚼困难、咽痛、吞咽受阻、气短、面颈部肿胀等。晚期肿瘤常伴有发热、食欲减退、全身消瘦、贫血、乏力、盗汗、肝脾肿大等临床表现。

少数结内型非霍奇金淋巴瘤为多发性,初期多表现为颈部淋巴结肿大,也可先出现在腮腺淋巴结。肿大的淋巴结孤立存在,大小不一,可移动,质地韧而有弹性,饱满,无压痛,表面皮肤色泽正常,后期可互相融合成团,活动受限。

非霍奇金淋巴瘤手术标本肉眼所见:肿块切面呈实性,质软,呈鱼肉样。组织病理学上,非霍奇金淋巴瘤可分为低度恶性、中度恶性和高度恶性 3 型。低度恶性非霍奇金淋巴瘤多见于老年人,在美国占所有恶性淋巴瘤的 30%,在欧洲占 15%~30%,常伴有染色体14、18 号位的易位。晚期者常伴有骨髓受累,相当于淋巴细胞性白血病。中度恶性非霍奇金淋巴瘤为最常见类型,表现为 1~2 组淋巴结肿大,增长迅速,结外病变常见,适合各年龄组,且中位年龄为 50 岁左右。高度恶性非霍奇金淋巴瘤包括弥漫性免疫母细胞型和伯基特淋巴瘤。伯基特淋巴瘤具有特殊的地域性和种族性,主要发生在非洲中部,且具有特殊的"满天星"病理图像,可被认为是局限性、结节型急性淋巴性白血病,发病年龄较轻,高峰年龄为 7 岁。尽管如此,伯基特淋巴瘤的发病已不限于非洲,美国和中国也常有相关报道。

### 三、鼻/鼻型 T/NK 细胞淋巴瘤

鼻/鼻型 T/NK 细胞淋巴瘤(nasal/nasal type T/NK cell lymphoma)好发于鼻腔、硬软腭、鼻咽、上唇、额、牙龈等部位,病变大多位于中线,然亦有位于偏中线者。早期在鼻腔出现难愈性溃疡,进行性坏死,波及鼻咽、腭、鼻旁窦、眶、脑神经等处,受侵部位的软组织及骨组织迅速出现糜烂溃疡,广泛坏死脱落;继而可破坏穿孔,造成口、鼻腔相通。患者往往出现面部肿胀、恶臭,并伴有长期难以控制的发热、贫血;后期可向机体其他部位扩散,侵及胃肠道、皮肤、肺、睾丸及软组织等处,甚至继发 NK 与 NK 样 T 细胞白血病,多数患者产生噬血细胞综合征,高度贫血,预后甚差。

鼻/鼻型 T/NK 细胞淋巴瘤的临床表现具有一定特征,位于鼻腔者常表现为进行性破坏性病变,黏膜溃烂常覆以干痂或脓痂,伴恶臭味;肉芽样新生物伴坏死、出血;局部骨质破坏造成口腔、鼻腔穿通。光镜下,瘤细胞形态常不单一,并易侵犯血管,引起局部缺血性坏死。可见异型淋巴样细胞(atypical lymphoid cell,ALC)浸润、凝固性坏死及大量炎性细胞混合浸润。有时诊断常困难,需经多次切片配合免疫组化标记,并结合临床方可确诊。免疫表型:CD2$^+$、CD3$^+$、CD56$^+$、CD4$^+$ 或 CD8$^+$;基因表型:*TCR* 或 *Ig* 基因均无重组,常能证实存在 EB 病毒基因组。

### 四、蕈样肉芽肿

蕈样肉芽肿(mycosis fungoides,MF)系恶性辅助 T 细胞疾病,常开始于皮肤而后逐渐累及骨髓、血液淋巴细胞、淋巴结和内脏器官,进而发展为全身性疾病,表现为全身皮肤瘙痒,最终发展为剥脱性红皮病,即塞扎里综合征(Sezary syndrome,SS)。典型的蕈样肉芽肿在临床上可分为 3 期:①红斑期,皮肤的非特异性改变。②斑块期。③肿瘤期。最初损害即呈肿瘤者称为突发型,不同期临床表现可出现重叠。患者往往伴有淋巴结肿大(淋巴结病),但其病变性质则很不一致。本病早期常出现面部皮肤丘疹、红斑,有时伴有组织水肿样增厚,时好时坏,常常误诊为血管神经性水肿、慢性炎症或血管瘤。可见于口腔黏膜,皮肤病损逐渐加重,且可伴发肿大的淋巴结和内脏病损。严重的蕈样肉芽肿有全身性

侵袭性损害并伴 T 细胞白血病（T-cell leukemia）时，即称为塞扎里综合征。

蕈样肉芽肿和剥脱性红皮病均属皮肤非霍奇金淋巴瘤，即向表皮性皮肤 T 细胞淋巴瘤（epidermotropic cutaneous T-cell lymphoma，ECTL），两者均于真皮浅层内见瘤细胞弥漫浸润，核膜有非常明显的折叠（脑回状核）。典型的蕈样肉芽肿呈多发性皮肤隆突性结节或红斑，侵犯表皮时（"向表皮性"）形成 Pautrier 微脓肿。塞扎里综合征常在血液及骨髓中查见少数瘤细胞（所谓塞扎里细胞，胞质含 PAS 阳性颗粒）。应用聚合酶链反应扩增 T 细胞受体 γ 链基因重排，证明 MF 在早期即示克隆性 T 细胞成分系统性侵犯，SS 患者血液中恶性 T 细胞成分明显扩增。免疫表型：$CD4^+$，全 $T^+$，$CD7^+$（约占 1/3），$CD25^{-/+}$，S-100 蛋白$^+$、$CD1\alpha^+$（指突状网状细胞和真皮 Langerhans 细胞）；基因表型：*TCR* 基因重组。

# 第三节 临床分期

Ⅰ期单区淋巴结受累，或单个淋巴结外器官或部位局限性受累。

Ⅱ期在膈以上或下方，有 2 个或多个淋巴结区受累；或单个淋巴结外器官或部位局限性受累，同时伴有膈同侧的区域性淋巴结受累。

Ⅲ期膈上下均有淋巴结区受累，并可伴有淋巴结外的器官或部位局限性受累；或伴有脾受累。

Ⅳ期弥散性（多发）淋巴结外多器官被侵，或区域性孤立淋巴结外器官和非区域性淋巴结受累。

上述各期根据是否出现全身症状均可分为 A（无）和 B（有）2 类。需要重视 3 个症状：①在就诊前半年，不明原因体重减轻，丢失体重超过原体重的 10%。②严重盗汗。③不明原因发热，体温在 38℃以上。

# 第四节 诊断与鉴别诊断

无明显感染源或肿瘤原发灶的淋巴结肿大，如果呈现饱满、坚韧等特点，应首先考虑恶性淋巴瘤。少数淋巴结肿大的患者，临床症状符合恶性淋巴瘤，但活检显示为淋巴结反应性增生，对于这类患者，需进行严密观察并定期随访，特别关注全身淋巴结的变化，包括纵隔、腹膜后淋巴结，以及肝、脾和骨髓的表现。最终，这类患者通常会发展为恶性淋巴瘤。

口腔颌面部及颈部是非霍奇金淋巴瘤的常见发生部位，除了颌下及颈部淋巴结，口腔黏膜和咽淋巴环等结外组织也常受到累及。需与以下疾病进行鉴别：

（1）慢性淋巴结炎。常伴有感染灶，非急性期淋巴结肿大通常大小为 0.5～1.0 cm，质地较软，扁平且活动度良好。

（2）淋巴结结核。淋巴结结核为一种特殊的炎症反应，抗结核治疗有效。结核常伴有低热、盗汗、消瘦乏力等全身中毒症状，难以与恶性淋巴瘤区分。应详细询问患者的既往史及接触史，并通过活检确诊。需要特别注意，恶性淋巴瘤患者可能同时患有结核病，因为长期抗肿瘤治疗可能导致免疫力下降，使其易感染结核等疾病。

（3）结节病。确诊需取活检，通常可见上皮样结节。患者的淋巴结和血清中的血管紧张素转换酶水平常升高。

鼻/鼻型结外 T/NK 细胞淋巴瘤在光镜下观察时，瘤细胞形态常不一致，容易侵犯血管，引起局部缺血性坏死，并可见异型淋巴样细胞浸润、凝固性坏死及大量炎性细胞浸润。其免疫表型通常为：$CD2^+$、$CD3^+$、$CD56^+$、$CD4^+$ 或 $CD8^+$；基因表型：$TCR$ 或 $Ig$ 基因无重组，且常常能检测到 EB 病毒基因组。重点需与以下疾病进行鉴别：

（1）非特异性慢性溃疡。通常为口腔、腭部或咽部的慢性良性溃疡，青少年易发，通常局限且没有进展性或破坏性。病理组织学显示为慢性炎性坏死性肉芽肿组织，缺乏异型淋巴细胞。免疫组化结果显示 CD3e、CD56 和 TIA1 均为阴性。

（2）鼻腔原发性非霍奇金淋巴瘤。CD3e、CD56 和 TIA1 标记均为阴性。

（3）鼻腔未分化癌。上皮性标志物阳性，淋巴细胞标志物阴性。

（4）梅毒性溃疡。梅毒性溃疡的边缘较为规整突出，涂片检查可见梅毒螺旋体，血清学检查阳性。梅毒通常有性病史或家族史，病程较长，梅毒树胶肿一般发生在梅毒末期。

（5）韦格纳肉芽肿。韦格纳肉芽肿常首发于鼻腔，目前被认为是免疫性疾病，预后较好。韦格纳肉芽肿的临床表现与鼻/鼻型 T/NK 细胞淋巴瘤相似，鉴别诊断主要依靠病理检查。组织学特征为纤维素性坏死性血管炎、巨细胞肉芽肿、嗜酸性粒细胞等多种炎性细胞浸润以及纤维素样坏死，细胞无明显异型性。

蕈样肉芽肿是一种以皮肤损害为主要表现的恶性 T 细胞淋巴瘤，其早期诊断困难。部分患者仅表现为皮肤瘙痒或湿疹样症状，病理诊断的关键特征是细胞核极度扭曲的淋巴样细胞，即中大型脑回样细胞（cerebriform cell）。这些细胞单独或成簇出现于表皮层，并有小片状存在于真皮层。临床上，蕈样肉芽肿需与多种慢性皮肤病进行鉴别，并且与嗜酸性粒细胞增生性淋巴肉芽肿的鉴别亦非常重要。

# 第五节 ｜ 临 床 治 疗

## 一、西医治疗

### （一）霍奇金淋巴瘤

#### 1. 放射治疗

放射治疗是治疗霍奇金淋巴瘤的有效手段，特别是采用直线加速器等先进放疗设备后，放射治疗可实现治愈。临床研究证明，高能放射治疗能够治愈大多数Ⅰ期和Ⅱ期病例。目前国内外广泛认可的放疗原则包括：①使用扩大野照射，覆盖病变区域及所有预期可能存在亚临床病灶的淋巴结，给予根治性剂量。②放疗设计必须确保剂量均匀分布，并适当保护重要器官。③制订科学的临床分期系统。Kaplan 总结认为，"治愈"临床和亚临床淋巴结病变所需的放射剂量为 40～44Gy。

### 2. 化学治疗

联合化疗一般用于 Ⅱ 期及以上的患者治疗，并常用于初次治疗无效或复发的病例。在首次治疗中应选用最佳化疗方案，错误的做法是依赖强化治疗来挽救复发患者，这种策略会使患者失去治愈的最佳时机。国内外对于化疗的应用推荐原则包括：

（1）如果治疗过程中出现短期、不危及生命的毒性反应（如恶心、呕吐等），不应修改药物剂量和治疗时间。应尽可能给予患者最大耐受剂量。患者的药物毒性耐受力直接影响接受最大剂量化疗的能力，而毒性耐受力则受患者年龄及其他预后不良因素影响。

（2）白细胞计数应作为骨髓毒性药物剂量调整的生物学指标。如果 100% 计划剂量所引起的粒细胞计数低于 $1 \times 10^9$/L，说明该剂量对患者过低，下一周期应增加 10% 的药物剂量，之后每个周期递增 10%，直到粒细胞计数低于 $1 \times 10^9$/L。若骨髓抑制与霍奇金淋巴瘤的骨髓侵犯无关，当粒细胞计数低于 500/$mm^3$ 并持续超过 4 天时，后续周期的药物剂量应减少 25%；如果粒细胞计数未能在第一天恢复至 $1.5 \times 10^9$/L 以上（此计数允许安全给予 100% 剂量的骨髓毒性药物），化疗应推迟 1 周。如推迟 1 周后粒细胞计数仍无法恢复，化疗剂量应适当减少。

（3）每个化疗周期后，都需要检查肿瘤状态，包括体检、胸部 X 线或 CT、腹部平片等检查。化疗 4 个周期后，所有病变区域应进行无创性再评价，并与 6 个周期后的结果进行比较。

（4）若治疗期间肿瘤进展，应该立即改用没有交叉耐药的化疗方案。对于治疗后的残余肿块，需仔细评估其是否在 2 个周期内稳定，或者是否依然对治疗有反应。评估方法包括外科或穿刺活检、镓扫描，或多次影像检查跟踪。若发现疾病活动，应迅速调整治疗方案，或者采用常规剂量的挽救治疗、局部放疗残余肿块，或使用大剂量化疗。

（5）目前常用的化疗方案一般至少进行 6 个周期，反应缓慢者可能需要更多周期。一般建议完全缓解或确认残余肿块稳定且对治疗无反应后再给予 2 个周期的治疗，最多可达 8 个周期。同一方案治疗不宜超过 8 个周期，过多的周期化疗既无益也不必要。

霍奇金淋巴瘤常用的化疗方案包括 MOPP、ABVD 等，还有 MVPP、CMVPP、MOPP/ABV 等联合化疗方案。

### （二）非霍奇金淋巴瘤

化学治疗是大多数非霍奇金淋巴瘤的首选治疗手段，且已从最初的姑息性治疗发展为治愈性治疗。对于高危病例，尤其是常规剂量治疗可能失败的情况，毁髓性化疗或联合化疗往往成为治疗选择。生物治疗和遗传治疗在淋巴瘤的治疗中也取得了进展。治疗方案的选择通常取决于组织学亚型、病变累及范围及患者的整体健康状况。初治患者和治疗失败的晚期患者治疗方案不同，效果和预后也大相径庭。大多数非霍奇金淋巴瘤患者最终会经历症状缓解和复发,随着时间的推移,治愈的可能性逐渐降低。由于不同类型非霍奇金淋巴瘤的病程特点,医生在治疗方案选择上常常面临困境,因为缓和治疗方案通常不能带来长期益处,而未经充分验证的治疗方法可能弊大于利。此外,支持治疗和心理治疗对非霍奇金淋巴瘤患者同样至关重要。

### 1. 化学治疗

联合化疗是治疗非霍奇金淋巴瘤的首选策略。研究表明,联合化疗治疗各种类型非霍奇金淋巴瘤的效果优于单一用药,且治愈率更高。联合化疗对侵袭性非霍奇金淋巴瘤的治愈率明显高于单药治疗。然而,目前仍缺乏足够证据表明,联合化疗能显著延长低级别非霍奇金淋巴瘤患者的生存期。超大剂量联合自体骨髓移植或外周血干细胞移植在晚期或复发病例中取得了良好效果。

常用的非霍奇金淋巴瘤联合化疗方案包括 COP(CVP)、CHOP、VHOP 等;此外,还有 CHOP、BLEO、BA - COP、M - BACOP 等方案。对于 T 细胞和 B 细胞淋巴瘤以及 Burkitt 淋巴瘤,常用的化疗方案包括 BFM、COMP、LSA2I2 - MTX 等。

### 2. 生物治疗

随着生物工程和分子免疫学的发展,生物治疗在非霍奇金淋巴瘤治疗中的应用日益增多。干扰素-α 对滤泡型淋巴瘤的疗效最佳,部分缓解率达到 30%～40%,但疗效较为缓慢。研究还表明,干扰素在治疗皮肤 T 细胞淋巴瘤中也有一定疗效。人源化单克隆抗体——利妥昔单抗已投入临床使用,主要用于 CCD2 阳性的 B 细胞型非霍奇金淋巴瘤,通常作为常规化疗无效或复发病例的二线治疗。

### 3. 放射治疗

放射治疗是治疗恶性淋巴瘤的传统手段,最早被用于肿块缩小并延长患者生存期。随着化疗的引入,放射治疗的作用逐渐发生变化。对于Ⅰ期患者,采用高能射线治疗可治愈或产生长期效果,表浅射线治疗对于皮肤淋巴瘤也非常有效。全身照射作为毁髓治疗的一部分,常用于造血干细胞移植患者。放疗还可作为姑息性治疗,用于缓解疼痛、减小化疗无效的顽固病灶或缓解肿瘤引起的脊髓压迫。对于局限性淋巴瘤患者,放疗可减少所需化疗剂量。随着放射设备和技术的不断进步,不良反应已显著减少,但放疗后仍可能出现头颈部的黏膜炎、口腔干燥或腹部放疗后的胃肠道症状等不良反应,且年轻患者接受放疗后可能发生继发性原发肿瘤。

鼻型/鼻淋巴细胞型 NK/T 细胞淋巴瘤对放射治疗较为敏感,单发性病变的患者应首选放疗(45Gy),并配合激素治疗(主要使用泼尼松)。多发性病变则应考虑化疗与激素治疗相结合。过去,放线菌素 D、平阳霉素、甲氨蝶呤、环磷酰胺等常用于化疗,但效果有限。近年来,环己亚硝脲治疗取得了显著效果,疗效可达 90% 以上,且临床实践也证明了这一点。然而,环己亚硝脲对骨髓毒性较强,部分患者的缓解期较短,因此最佳治疗策略是将其与放疗联合使用。

对于蕈样肉芽肿患者,治疗方案的选择应综合考虑肿瘤的临床分类、分期、患者的年龄、体征、耐受能力等因素ⅠA、ⅡA 期常选用局部治疗,如外用类固醇皮质激素、盐酸氮芥、卡莫司汀或补骨脂素紫外线 A 等。如果病情迅速进展或斑块较厚,且对局部治疗无效,可考虑全皮肤电子束放疗。ⅡB期患者若肿瘤发展迅速且广泛分布,可考虑联合化疗。ⅣA和ⅣB期患者已有皮肤外受累,联合化疗为首选治疗方案。

## 二、中医治疗

淋巴瘤的治疗通常采用现代医学中的化疗手段,但化疗会对机体产生一定的不良反应。如果在化疗前对患者进行证型判断,并根据分型结合中药治疗,能够有效缓解临床症状、提高治疗效果并降低不良反应。在化疗过程中,根据患者的主症变化调整药物,有助于提高生活质量,并促进化疗的顺利进行。化疗结束后,根据患者的证型继续服用中药治疗,可以加速机体的康复,防止淋巴瘤的复发和转移,从而巩固化疗效果。对于不愿接受化疗的患者,也可以单独使用中医药治疗,但目前相关有效研究较少,这种治疗通常仅能缓解症状,多依赖个人经验。

### 1. 寒痰凝滞

主症:面色苍白,畏寒肢冷,颈部或下颌有肿核,不痛不痒,皮肤无变化,硬如石块。大便稀,尿清长,苔白,舌质淡,脉弦滑或紧。

治法:温化寒痰,软坚散结。

方药:阳和汤加味。

《外科证治全生集》中的阳和汤,主要由熟地、白芥子、鹿角胶、肉桂等药物组成,具有温阳补血、散寒通滞的作用。临床中,可根据具体症状调整方药。例如,若伴有食欲不振,可以加苍术、薏苡仁等健脾药;若出现腰膝酸软等肾虚症状,可加入杜仲、牛膝等补肾药;如有血瘀现象,可加川芎、丹参等活血化瘀药物。

### 2. 血燥毒热

主症:颌面、颈部、腋下有痰核,面色潮红,发热持续,伴心烦口干,便秘尿赤。苔黄,舌红,脉细数或弦。

治法:养血润燥,凉血解毒。

方药:四物汤合犀角地黄汤加减。

四物汤出自《仙授理伤续断秘方》,由当归、川芎、白芍、熟地组成,具有活血养血的作用。犀角地黄汤则出自《备急千金要方》,具有清热凉血、解毒化瘀的效果。两方合用,能同时达到养血润燥、凉血解毒的双重功效。如伴皮肤瘙痒,可加荆芥、地肤子等药物;若有腹痛便血,可加仙鹤草、茜草等药物;若神昏谵语、发热烦躁,可加安宫牛黄丸等药物。

### 3. 气郁痰结

主症:颌面、颈部、腋下等多处痰核,脘腹结瘤,胸闷胁胀腹痛,体瘦纳差。苔薄白或黄,脉弦滑。

治法:疏肝解郁,化痰散结。

方药:逍遥散合二陈汤加减。

逍遥散出自《太平惠民和剂局方》,由柴胡、白芍、白术、茯苓、甘草、当归等组成,具有疏肝解郁、调理气血的作用。二陈汤由半夏、陈皮、甘草、茯苓组成,具有燥湿化痰、理气化湿的效果。两方合用,既能疏肝解郁,又能化痰散结。若患者出现午后低热,可加青蒿、知母等药物;若两胁胀痛,可以加入延胡索、乌药等理气止痛药;痰多者可加白芥子、天南星、竹茹等化痰药;若有热毒症状,可加金银花、连翘等清热解毒药物。

### 4. 痰热阻滞

**主症**:颌面、颈部、耳下、腋下等处肿核,不痛不痒,皮色正常,坚硬如石,或内脏有痰核、瘕积;伴烦躁易怒,胸闷气短,咳嗽气逆,心悸喘息,头晕乏力。舌质暗红,舌苔黄腻,脉弦数。

**治法**:清肝泻肺,理气散结。

**方药**:清气化痰丸合泻白散加减。

清气化痰丸出自《医方考》,具有清热化痰、理气止咳的作用。泻白散则出自《小儿药证直诀》,由知母、黄芩、甘草、陈皮等组成,具有清热化痰、健脾理气的效果。两方合用,能清肝泻肺,理气散结。若伴痰瘀互阻,可加浙贝母、川芎等药物;若胸闷较重,可加香附、郁金等理气药;气逆咳嗽剧烈时,可加入旋覆花、款冬花等药物;若热毒较盛,可加入金银花、连翘等清热解毒药物。

### 5. 痰瘀互结

**主症**:口腔、颌面、颈项、耳下、腋下等处肿核,或内脏瘕积,时有疼痛,食欲不振,体重减轻,腹胀如鼓,便秘或黑便。舌质暗,舌苔黄腻,脉细涩。

**治法**:活血化痰,软坚散结。

**方药**:血府逐瘀汤合二陈汤加味。

血府逐瘀汤出自《医林改错》,其组成包括当归、川芎、赤芍、桃仁、红花、枳壳、甘草等,具有活血化瘀的作用。二陈汤由半夏、陈皮、茯苓、甘草等组成,具有燥湿化痰、理气化湿的功效。两方合用,能活血化痰,软坚散结。若大便溏薄,可以加薏苡仁、党参等健脾利湿药物;如腹胀严重,可以加入佩兰、藿香等药物;若皮肤瘙痒,可加防风、地肤子等药物;若出现出血,可以加入仙鹤草、三七等药物止血。

### 6. 肝肾阴虚

**主症**:潮热盗汗,五心烦热,腰膝酸软,头晕乏力,食欲差,体瘦,颈项等处有痰核。苔少,舌质偏红,脉细数。

**治法**:补肝益肾,养阴散结。

**方药**:知柏地黄汤加减。

知柏地黄汤出自《医宗金鉴》,由六味地黄丸加黄柏、知母组成,具有滋阴清虚热的作用。此方能补肝肾、养阴清热,适用于肝肾阴虚引起的各种症状。若盗汗严重,可加黄芪、五味子等药物;如伴心悸失眠,可加入酸枣仁、夜交藤等安神药;若食欲差,可加麦芽、鸡内金等健脾消食药;大便干结时,可以加入玄参、生地等滋阴润肠药物。

### 7. 气血两虚

**主症**:面色苍白,气短懒言,眩晕心悸,身体多处痰核未消。舌质淡胖,脉细无力。

**治法**:益气养阴,生脉补血。

**方药**:八珍汤合生脉散加味。

八珍汤出自《瑞竹堂经验方》,由人参、白术、茯苓、当归、白芍、熟地、川芎、甘草等组成,具有益气补血的作用。生脉散出自《医学启源》,主要由人参、麦冬、五味子等组成,具有益气生津的功效。两方合用,能补气养阴、益血生津。若有面色苍白、气短等症,可加入黄芪、党参等补气药;若伴有盗汗、口干,可加入麦冬、五味子等滋阴药;如脉细无力,可以加当归、川芎等活血补血药物。

### 三、其他疗法

可酌情选用中成药治疗:①小金丸,口服,每次 1.5～3 g,每天 2 次,具有活血止痛、解毒消肿之功,常用于恶核初起或有溃疡久不收口者等。②西黄丸,口服,每次 3 g,每日 2 次,具有清热解毒、活血消肿的功效,可用于发热疼痛,或伴有大便干结者。

## 第六节 | 预后与预防

随着治疗策略和方案的不断改进,恶性淋巴瘤的疗效已有显著提高。霍奇金淋巴瘤Ⅰ～Ⅱ期患者的 5 年生存率已达到 95％以上,Ⅲ～Ⅳ期患者的 5 年生存率也可达到约 90％;非霍奇金淋巴瘤晚期病例的治疗虽然较为困难,但其 5 年生存率已达到 80％。目前,已有超过 50％的恶性淋巴瘤患者生存超过 10 年。

根据当前治疗水平分析,患者若能够生存 5 年以上且无复发,且恢复或部分恢复劳动能力,则可认为治愈(当然,也有观点认为需要更长时间的随访观察)。除部分一般状况较差的晚期患者外,大部分恶性淋巴瘤患者是有可能治愈的。几乎 100％的ⅠA 期霍奇金淋巴瘤患者可治愈;ⅡA 期霍奇金淋巴瘤的治愈率为 50％～70％,而ⅢB～Ⅳ期霍奇金淋巴瘤的治愈率较低,仅为 40％。非霍奇金淋巴瘤的远期生存率根据病理类型有所不同,存在较大差异。滤泡型非霍奇金淋巴瘤和其他低度浸润的 B 细胞恶性淋巴瘤经联合化疗治疗后,远期疗效仍不理想。而包括 NK/T 细胞淋巴瘤在内的 T 细胞淋巴瘤,普遍预后不佳,仍可能在短期内导致患者死亡。

在预防恶性淋巴瘤方面,首先应注重劳逸结合,保持免疫系统的稳定。此外,通过合理膳食、适度锻炼、保持充足睡眠、避免辐射等方式,亦能增强免疫力。减少病毒感染是预防淋巴瘤的关键,应注意个人卫生,避免接触病毒污染的环境及与传染病患者的接触。化学污染物,如装修污染、辐射等,也可能诱发淋巴瘤,因此应尽量避免暴露在污染的环境中。定期体检是预防淋巴瘤的重要措施之一,通过体检可以及时发现疾病并进行治疗,从而有效预防淋巴瘤的发生。

# 第十七章

# 软 组 织 囊 肿

　　软组织囊肿(soft tissue cysts)是发生在软组织内的病理性囊腔,其囊壁由结缔组织构成,大多数囊肿含有上皮衬里,少数则缺乏上皮衬里,囊腔内充满液体或半流体物质,属于非真性肿瘤,根据病因可分为发育性囊肿和非发育性囊肿。口腔颌面部的软组织囊肿种类繁多,主要包括皮样和表皮样囊肿、甲状舌管囊肿、鳃裂囊肿、皮脂腺囊肿、黏液腺囊肿、舌下腺囊肿等。大多数口腔颌面部的软组织囊肿是良性的,但长期的不良刺激可能导致其恶性转化。

　　中医学通常从积聚和癥瘕的角度来认识软组织囊肿,认为其发生与湿痰凝聚、瘀血停留或气虚液停等因素密切相关。根据这些病因,中医治疗上通常采取相应的治则和治疗方法,并通过临床方药进行干预。

## 第一节 ｜ 皮样囊肿和表皮样囊肿

　　皮样囊肿(dermoid cyst)和表皮样囊肿(epidermoid cyst)多见于儿童和青少年,主要是上皮细胞在软组织中的异常发育所形成的发育性囊肿。明代陈实功在《外科正宗》中记载了"发瘤"这一病症,指的是皮肤下出现内含粉质和毛发的囊性肿块,属于含有毛发的皮样囊肿。皮样囊肿的形成与胚胎发育时期上皮细胞遗留于组织中或由外伤、手术等将上皮细胞植入有关。皮样囊肿的囊壁较厚,通常为角化的复层鳞状上皮衬里,囊腔内含有脱落的上皮细胞、皮脂腺、毛发和汗腺等结构。若无皮肤附件,则为表皮样囊肿。

### 一、症状表现

　　皮样囊肿常见于口底、颏下部位,而表皮样囊肿则较多发生于眼睑、额、鼻、眶外侧及耳下等部位。囊肿通常位于皮肤或黏膜较深的位置,并与口底肌肉之间相接。它们生长缓慢,呈圆形,通常无明显自觉症状,表面黏膜或皮肤光滑,与周围组织无粘连,触诊时呈面团样弹性。位于口底肌肉以上的囊肿多向口内发展,体积增大时可推向舌体后上方,抬高舌体,影响语言,严重者可能导致吞咽和呼吸功能障碍;而位于口底肌肉以下的囊肿则主要向颏部发展。

## 二、诊断与鉴别诊断

影像学检查,如 B 超、CT 或 MRI,可显示囊性病灶,帮助临床诊断。穿刺检查时可抽取乳白色豆渣样物质,显微镜下可见脱落的上皮细胞、毛囊、皮脂腺等结构。组织病理学检查可进一步帮助鉴别诊断。

## 三、临床治疗

皮样囊肿和表皮样囊肿的治疗主要以手术摘除为主。对于位于口底肌肉以上的囊肿,应在口底黏膜上做弧形切口,切开黏膜,显露囊壁并完整摘除;而对于位于口底肌肉以下的囊肿,通常选择在颏下区域皮肤上做切口,逐层切开,钝性剥离显露囊肿后完整摘除,最后分层缝合创口。颜面部囊肿则应顺皮纹走行方向,在囊肿表面皮肤上做切口,按层切开皮肤及皮下组织,显露囊壁,钝性分离后完整摘除,并进行分层缝合。在进行手术或外伤缝合时,应逐层缝合,避免将上皮细胞植入到组织中。

《外科正宗》提到,发瘤多因胎中积热,导致瘀血、痰浊凝滞,进而引起肌胀等症状,其治疗宜采用针刺破瘤体,使粉、发齐出。此治疗理念与现代医学的认识和处理思路基本一致。中医治疗可以在术后进行调理,促进伤口愈合,既可采用内治法,也可通过外治法进行干预。内治法可选用香砂六君子汤合玉屏风散加减,而外治法,则可将生半夏捣成糊状敷于近病灶皮肤表面,以促进疗效。

## 四、预后与预防

一般情况下,皮样囊肿和表皮样囊肿的预后良好,极少复发。然而,若切除不完全,囊肿易复发。因囊肿可能继发感染,处于感染状态的囊肿由于反复炎症和周围组织粘连,可能增加切除难度。因此,患者可先进行抗炎治疗或局部引流,待炎症缓解后再进行手术切除。然而,感染后的囊肿,囊壁可能变薄,切除过程中容易破裂,从而增加复发的风险。尽管如此,也有报道指出存在少数恶性转化病例,因此应尽早进行手术切除,避免延误病情。

# 第二节 | 甲状舌管囊肿、鳃裂囊肿及瘘鳃裂囊肿

人胚胎发育至第 6 周时,甲状舌管会自行消失,仅在起始点处留下一个浅凹,称为"舌盲孔"。如果甲状舌管在胚胎发育过程中未能完全退化消失,残留的上皮分泌物可能积聚,进而形成先天性甲状舌管囊肿(thyroglossal cyst)。甲状舌管囊肿在 1~10 岁儿童中较为常见,也可以见于成年人,男女均可发生。

在胚胎发育的第 3 周,头下部及颈部两侧出现 6 对实质性鳃弓,其中 5 对沟裂形成鳃裂。在正常发育过程中,各鳃弓会相互融合,形成面部和颈部的各个结构与器官,而鳃裂则随之消失。如果鳃裂未完全闭合,残留的上皮组织可能形成鳃裂囊肿(branchial cleft cyst)或瘘鳃裂囊肿(fistula branchial cleft cyst)。这些囊肿可发生于任何年龄段,但多见于 20～50 岁的成年人。

## 一、症状表现

甲状舌管囊肿通常发生在颈部正中线,自舌盲孔至胸骨切迹之间的任何部位,其中以舌骨上下部最为常见。患者常无自觉症状,囊肿生长缓慢,呈圆形,大小约为胡桃大小,质地柔软,边界清晰,与皮肤及周围组织无粘连。位于舌骨下方的囊肿可触及舌骨体与囊肿之间的坚韧条索,囊肿与舌骨粘连,随吞咽或伸舌等动作可上下移动。如果囊肿位于舌根附近,可能会抬高舌根,导致吞咽、语言或呼吸功能障碍。囊肿也可能因舌盲孔与口腔相通而引发继发感染。若囊肿感染并自行破溃或误诊为脓肿切开引流,则可能形成甲状舌管瘘,瘘口可能长期不愈,并持续排出少量黏液或脓性黏液。如果瘘口被阻塞,可导致急性感染,若不及时治疗,还可能发生癌变。

鳃裂囊肿通常位于面部及颈部的侧方,发生在下颌角或腮腺区域的囊肿多由第一鳃裂发育而来;位于舌骨水平以上的囊肿通常源自第二鳃裂;而位于颈根部的囊肿则多由第三或第四鳃裂发育而来。临床上,第二鳃裂来源的囊肿最为常见,其他类型较为罕见。

第二鳃裂囊肿通常位于颈部上部,通常出现在舌骨水平、胸锁乳突肌上 1/3 前缘附近。囊肿大小不一,生长较为缓慢。患者多无自觉症状,若发生上呼吸道感染,囊肿可能迅速增大,造成不适。继发感染时,可能伴有疼痛,并放射至腮腺区。触诊时,肿块质地软,有波动感,但无搏动感。囊肿破溃后,可能会形成长期不愈的鳃裂瘘。如果为鳃裂瘘,第一鳃裂瘘内口位于外耳道,外口位于耳屏前;第二鳃裂瘘内口可通向梨状隐窝;第三和第四鳃裂瘘的内口通常位于食管入口部。

鳃裂囊肿有恶变的可能,某些病例中可在囊壁上发现原位癌。原发性腮裂癌极为罕见,通常需要在排除转移癌的情况下,才能确诊为腮裂癌。

## 二、诊断与鉴别诊断

影像学检查,如 B 超、CT 或 MRI,可显示囊性病变,帮助临床诊断。根据病史、囊肿所在部位、临床特征和穿刺检查的结果,可进一步确认诊断。甲状舌管囊肿的穿刺检查通常可抽出透明、微浑浊的黄色稀薄或黏稠液体。鳃裂囊肿穿刺时,液体通常为白色水样液或乳白色液体,少数情况下为黄色清液或混浊液,个别情况下黏稠如蛋清。

## 三、临床治疗

一旦确诊为甲状舌管囊肿、鳃裂囊肿或瘘鳃裂囊肿,应尽早进行手术切除。手术中应彻底切除囊肿、瘘管或残留的囊壁。对于甲状舌管囊肿,特别需要切除瘘管经过的舌骨部分。如果舌骨中有微小的副管未被切除,囊肿可能复发。碘油造影可帮助确定瘘管的路径,为手术提供便利。如果没有导管存在,则仅需切除囊肿本体。术后 24～48 小时可拔除引流条,7 日后拆除皮肤缝线。

对于鳃裂囊肿,切除过程中如果残留组织未完全清除,可能会导致复发。切除第一鳃裂囊肿或瘘时应特别注意保护面神经;切除第二鳃裂囊肿或瘘时需要谨慎,避免损伤副神经。术后可通过中医治疗促进伤口愈合,既可采用内服药物,也可使用药物贴敷进行外治。

### 四、预后与预防

术后患者可进食半流质饮食,通常预后较好,定期随访即可。甲状舌管囊肿的复发率为8%~40%,大约1%的肿瘤有恶变的可能。最近有报告提到甲状舌管囊肿位置异常的情况,因此术前明确手术方案非常重要。鳃裂囊肿一般是良性的,经过治疗后,大多数患者会恢复良好,且并发症较少。完全切除鳃裂囊肿可有效减少复发率,研究显示其复发率为3%;但如果术前已经发生反复感染,复发率可高达20%。由于鳃裂囊肿为先天性畸形,目前并没有有效的预防措施来减少其发病率。患者和医生应了解可能导致这些病变的早期症状和体检表现,以便早期诊断,从而降低治疗和护理成本。

## 第三节 ┃ 皮 脂 腺 囊 肿

皮脂腺囊肿(sebaceous cyst)是由于皮脂腺排泄不畅所引起的囊性潴留性肿物,属于非发育性囊肿。其囊内容物为白色凝乳状的皮脂腺分泌物。该病相当于中医所称的粉瘤或脂瘤。

皮脂腺囊肿的形成是由于皮脂腺排泄管的阻塞,导致皮脂腺分泌物逐渐积聚,从而形成囊肿。中医学认为,皮脂腺囊肿的发生与多种因素相关,包括体内阳气过盛、外感风邪、肺经热蕴或风热上蒸;或者体质虚弱、脾虚、过食辛甘厚味,导致痰湿内生,痰湿凝聚成核。

### 一、症状表现

皮脂腺囊肿通常发生在面部,位于皮肤下,表现为圆形隆起的肿物。其大小可从豆粒大小到小柑橘大小不等,生长缓慢,通常无明显疼痛,边界清晰,囊肿基底可活动。囊壁与皮肤紧密相连,中央表面常可见到一个小色素点,通常是因导管口被阻塞所致。如果囊肿发生继发感染,可能会出现疼痛、化脓等症状。穿刺检查时,常可见到白色凝乳状的分泌物。

### 二、诊断与鉴别诊断

通过临床表现、影像学检查(如B超或CT)及穿刺检查,通常可以做出准确的诊断。根据囊肿的外观和分泌物的特点,也可以与其他皮肤病变进行鉴别。

### 三、临床治疗

皮脂腺囊肿的治疗以手术切除为主。如果囊肿发生继发感染,应先控制感染,待感染症状得到缓解后,再进行手术切除治疗。

### 1. 西医治疗

目前，临床上治疗皮脂腺囊肿主要采用激光或手术治疗、消炎后一期缝合及传统的切开引流手术。激光或手术治疗适用于囊肿未化脓且能够完整剥离囊壁的患者，主要用于单纯性皮脂腺囊肿。对于周围组织粘连的囊肿，完整切除囊壁较为困难。感染性囊肿的囊壁较脆，切除时容易导致内容物溢出，进而增加复发风险。消炎后一期缝合适用于周围组织损伤较轻、缝合难度较小且炎症不严重的患者，但该方法切口愈合不良的风险较高，且囊肿复发的可能性较大。对于已经化脓的皮脂腺囊肿，切开引流是常见治疗方式，但传统切开引流术容易复发，通常需要二期手术切除，这无形中增加了患者的经济负担。在有炎症时，应先控制感染，再进行手术治疗。

### 2. 中医治疗

皮脂腺囊肿可归属于中医脂瘤和粉瘤的范畴。《医宗金鉴》记载："粉瘤可破，其色粉红，多生耳项前后，亦有生于下体者，全系痰凝气结而成"。本病的主要病机为痰湿之邪凝聚于皮肤之间，若久郁化热，热胜肉腐，可出现红肿热痛等感染性表现。

1）湿盛痰滞

**主症**：面部囊肿大约如豆或小柑橘大小，形状圆整，皮色正常，无痛痒感，可能伴有纳呆、腹胀、大便溏等症状；舌红，苔白腻，脉滑。

**治法**：化痰祛湿，散结。

**方药**：二陈汤加味。

二陈汤以化痰祛湿、散结为主。方中半夏燥湿化痰，为主药；橘红理气化痰，茯苓健脾化湿，半夏与茯苓相配，燥湿化痰与利水渗湿相结合。生姜可助半夏、橘红降逆化痰，并解半夏之毒；乌梅收敛肺气，祛邪而不伤正；甘草调和诸药。可根据需要加苍术、白术、竹茹、浙贝母、薏苡仁、蜂房、夏枯草等，以增强化痰祛湿、软坚散结的效果。

2）肺胃经热

**主症**：颜面皮肤油腻，囊肿隆起，可能伴有痒痛、红肿或脓疱；同时可能有口渴、口臭、便秘、尿黄等症状；舌质红，苔薄黄，脉弦数。

**治法**：清肺热、泻胃火，解毒消肿。

**方药**：枇杷清肺饮合清胃散。

本方清肺热、泻胃火、解毒消肿。枇杷叶宣肺清热为主药，桑白皮、黄芩清肺泻火，黄连清心胃之火；当归、牡丹皮凉血活血；金银花、连翘、夏枯草清热解毒、消肿；升麻升阳透疹解毒，作为肺胃经的引经药；海浮石清肺火、化老痰积块，软坚散结。

## 四、预后与预防

预后通常良好，恶变为皮脂腺癌的情况极为少见。若囊壁完全切除，复发的概率较低；但对于感染性皮脂腺囊肿，切除过程中囊壁容易破裂，术后复发的可能性较大。通过口外切口进行囊肿摘除手术时，术后皮肤愈合可能出现瘢痕，影响颌面部美观。部分患者建议在具备条件的情况下，采用口内入路切除囊肿，以减少术后瘢痕对外观的影响。皮脂腺囊肿主要由于皮脂腺排泄不畅引起，在日常生活中，保持良好的饮食习惯和局部皮肤清洁,有助于一定程度上预防皮脂腺囊肿的发生。

# 第四节 | 黏液腺囊肿、舌下腺囊肿

口腔黏膜下黏液腺导管口堵塞引起的囊肿称为黏液腺囊肿,在中医学中属于痰包的范畴。舌下腺导管堵塞引起的囊肿为舌下腺囊肿(sublingual gland cyst),可归为中医的舌下痰包或重舌的范畴。

外伤或炎症导致口腔黏膜下的黏液腺导管阻塞或破裂,使得黏液外渗或潴留,最终被纤维被膜包裹并逐渐膨胀形成黏液腺囊肿。舌下腺的某一导管因损伤或炎症发生阻塞,或腺泡破裂,导致腺体分泌的涎液排出受阻,分泌物潴留,最终形成舌下腺囊肿。其囊壁多由结缔组织构成,偶尔可见上皮衬里。中医学认为,舌下痰包的形成与脾失运化、胃火上炎、火灼痰涎,凝聚在唇颊或舌下相关。

## 一、症状表现

### 1. 黏液腺囊肿

常见于下唇及舌尖腹侧,青少年多见。囊肿位于黏膜下,呈半透明、浅蓝色,通常小于1 cm,多为球体,边界清晰,质地柔软且略具弹性。囊肿易受伤破裂,溢出蛋清样透明黏稠液体后会自行消失。破裂处愈合后,可能再次形成囊肿。若反复破溃,囊肿的典型特征会减弱,表现为较厚的白色瘢痕状凸起,且囊肿的透明度降低。

### 2. 舌下腺囊肿

主要见于儿童及青少年。多为偶然发现,且通常缓慢增大,无明显疼痛。临床上可分为三种类型:

(1)舌下型(单纯型)。此为最常见类型,囊肿常位于一侧口底区域,少数可扩展至对侧,位于下颌舌骨肌以上的舌下区。囊肿呈浅紫蓝色,触感柔软,伴有波动感。较大的囊肿可能抬起舌头,呈重舌状。创伤导致破裂后,流出黏稠的黄色或蛋清样液体,囊肿暂时消失,数日后可复发。多数病例有多次反复发作的病史。较大的囊肿可影响吞咽、语言或呼吸功能。

(2)口外型(潜突型)。此类型囊肿主要表现为颌下区肿物,口底的囊肿特征不明显。囊肿与皮肤无粘连,但无明显边界,呈下垂状,质地柔软,不可压缩,低头时肿物稍增大。在口内外双合诊时,可通过口外上推肿物,口内舌下区可见隆起。

(3)哑铃型。此类型为上述两种类型的混合,囊肿在口内舌下区及口外颌下区均可见。

## 二、诊断与鉴别诊断

影像学检查,如B超、CT或MRI检查显示为囊性灶,通常有助于临床诊断。穿刺及穿刺液涂片显微镜下检查有助于进一步的鉴别诊断,穿刺抽出的液体通常为黏液。

（1）舌下腺囊肿与口底皮样囊肿。口底皮样囊肿位于口底正中，呈圆形或卵圆形，边界清楚，肿物表面颜色与口底黏膜相似，且非浅紫蓝色。触诊时具有面团样的柔韧感，而没有波动感，可出现压迫性凹陷。

（2）舌下腺囊肿与颌下区囊性水瘤。颌下区囊性水瘤常见于婴幼儿，穿刺检查可抽出淡黄色、清亮、稀薄的液体，且无黏液，涂片镜检可见淋巴细胞。

（3）舌下腺囊肿与颌下腺囊肿。颌下腺囊肿极为罕见，由于舌下腺囊肿口外型的形态和位置相似，临床上容易误诊为颌下腺囊肿。如果手术摘除颌下腺及囊肿，囊肿通常会复发。然而，若摘除舌下腺，即使不摘除囊肿，复发的概率也较低。

## 三、临床治疗

### 1. 西医治疗

手术切除是最常用且基本的治疗方法，黏液腺囊肿也可通过注射碘酊进行治疗。

黏液腺囊肿的临床治疗常采用局麻下手术切除。手术通常采用菱形切口，切除囊肿表面黏膜（包括阻塞腺体导管），然后剥离囊肿，将与囊肿相连的腺体一并切除。对于较小的黏液腺囊肿，可先抽尽囊内黏液，再向囊腔内注射 20% 的碘酊 0.2～0.5 ml，静置 2～3 分钟后将碘酊抽出。此法旨在破坏上皮细胞，抑制其分泌液体，从而避免囊肿复发。

根据舌下腺囊肿的病理生理特点，其治疗方法多样，主要分为两大类：一类是基于破裂腺泡的腺体摘除术及一次性排空囊液；另一类是持续引流囊液的袋形术，或向囊肿内注入硬化剂或无水乙醇，介导囊腔纤维化。舌下腺囊肿的根治方法是手术完整摘除舌下腺，即使残留部分囊壁也不会导致复发。对于口外型舌下腺囊肿，可通过切除患侧舌下腺并吸净囊腔内囊液，再在颌下区加压包扎，而无须在颌下区做切口摘除囊肿。

对于年老体弱者、婴幼儿或全身状况不适宜进行舌下腺切除的患者，可选择袋形缝合术。此法手术切除口底黏膜的半球形隆起及囊壁，并将基底黏膜创缘与囊壁创缘间断缝合，囊腔内放置碘仿纱条，定期更换。残留的下半囊腔作为口底开放腔，腺体分泌的液体会直接排入口腔，避免潴留。该方法操作简单，适用于表浅位置的囊肿，但术后易复发。如复发则需进行舌下腺切除术。

### 2. 中医治疗

本病归属于中医口舌痰包的范畴，其名首见于《外科正宗》，其中云："痰包，乃痰饮乘火流行，凝注舌下，结如匏肿，绵软不硬，有碍言语，作痛不安。用利剪刀当包剪破，流出黄痰，若鸡子清，稠黏难断。"这类病症是痰湿聚集于口舌所引起，通常是由于脾虚失运，体内津液输布失常所致。故中医辨证此病常以脾虚痰凝为主。

**主症**：舌、唇、颊部的半透明囊性肿物，自行破溃或针刺可见溢出黄色黏液，压之光滑活动不痛；可伴有口中黏腻不爽，食欲差，便溏；舌淡，舌边有齿痕，苔白腻，脉滑数。

**治法**：健脾行气，化湿消痰。

**方药**：香砂六君子汤合芳香化浊法加味。

香砂六君子汤健脾化痰行气，芳香化浊法出自雷丰所著《时病论》，两者合用增强化湿消痰之力。药物包括：藿香、佩兰、陈皮、制半夏、大腹皮、厚朴、鲜荷叶、党参、白术、茯苓、陈皮、木香、砂仁、炙甘草。如果出现热象,可加入竹叶、银花、连翘等药物。

## 四、预后与预防

口腔黏液囊肿的预后通常良好,但部分囊肿可能术后复发。为了预防复发,应注意避免外伤或咬伤,并防止继发感染。治疗方法逐渐由最初的复杂手术治疗向简单、快捷、微创方向发展。然而,微波、激光、液氮等治疗方法虽然有效,但需要昂贵的设备或仪器,并且各有其明显的不良反应。目前,舌下腺囊肿的首选治疗仍为手术摘除腺体并吸尽囊液。术中若损伤神经血管,可能会导致严重并发症。完全摘除舌下腺后,囊肿复发的概率较低,且至今少有囊肿恶变的报道。

# 第十八章

# 颌 骨 囊 肿

上颌骨和下颌骨并称为颌骨,分别构成口腔的上部和下部。上颌骨为成对结构,位于面部中央;下颌骨则为单一骨块,位于面部下部。颌骨囊肿是发生在颌骨内的囊性病变,是目前临床上最常见的颌骨良性疾病。与其他骨骼相比,颌骨发生囊肿更为常见,主要因为颌骨与牙齿的发育密切相关。颌骨囊肿的发病机制是由于颌骨组织内残留的上皮在病因作用下增殖、液化并发生囊性变。由于囊壁内上皮细胞的不断增殖,囊腔内的渗透压和流体静压持续增高,从而导致囊肿向周围膨胀并不断增大。根据组织来源和发病部位,颌骨囊肿可分为牙源性颌骨囊肿和非牙源性颌骨囊肿。其中,牙源性颌骨囊肿是最常见的类型,占颌骨囊肿的90%左右。

## 第一节 | 牙源性颌骨囊肿

常见的牙源性颌骨囊肿包括根尖囊肿(radicular cyst)、始基囊肿(primordial cyst)、含牙囊肿(dentigerous cyst)、角化囊肿(keratocyst)等。牙源性颌骨囊肿多见于青壮年,可发生在颌骨的任何部位。根尖囊肿常见于前牙区;始基囊肿和角化囊肿则常见于下颌支及下颌第三磨牙区;含牙囊肿则主要发生在第三磨牙区和上颌尖牙区。囊肿可为单发,也可为多发,但以单发为主。

### 一、症状表现

根尖囊肿是由牙根尖部的肉芽肿在慢性炎症刺激下引起牙周膜的残余上皮增生所致。增生的上皮团在中央发生变性和液化,液化腔壁上皮继续增生,最终覆盖整个囊腔,形成根尖囊肿。如果仅拔除患牙,但未适当治疗残留在颌骨内的囊肿,则称为残余囊肿。

始基囊肿发生于成釉器发育的早期阶段,即在牙釉质和牙本质形成之前。在炎症或损伤刺激下,成釉器的星形网状层发生变性、液化,液体渗出并积聚形成囊肿。含牙囊肿,亦称滤泡囊肿,发生在牙冠或牙根形成之后。液体渗出并蓄积于缩余釉上皮与牙冠之间,形成囊肿。该囊肿可含有一个或多个牙齿(来自一个或多个牙胚)。角化囊肿源于原始的牙胚或牙板残余。囊内物质可以是白色或黄色的角化物或油脂样物质,囊壁上皮具有角化结构。牙源性囊肿通常生长缓慢,早期无明显症状。当囊肿增大时,骨质逐渐向周围膨胀,可能导致面部畸形。若囊肿持续增大,可导致颌骨骨板变薄,触诊时可能出现乒乓球样的感觉。如果骨板进一步吸收,可能产生波动感。

上颌骨的牙源性囊肿可能侵及鼻腔和上颌窦,推动眶下缘上移,压迫眼球,影响视力,甚至引发复视。下颌骨的牙源性囊肿在发展过大、骨质破坏严重时,可能引起病理性骨折。一般来说,囊肿膨胀通常发生在颌骨的颊侧,但角化囊肿有约 1/3 的患者向舌侧膨胀,且可能穿破舌侧骨壁。囊肿可继发感染,患者可能出现病变部位的胀痛、发热及全身不适等症状,部分病例还可能形成瘘管。角化囊肿具有显著的复发性和潜在的癌变趋势。

## 二、诊断与鉴别诊断

早期牙源性颌骨囊肿的诊断较为困难。依据病程、肿物位置、触诊时出现的乒乓球感或波动感,结合 X 线检查、穿刺及穿刺液涂片显微镜下检查,可以帮助进行诊断。

X 线检查对牙源性颌骨囊肿的诊断具有重要价值。根端囊肿在 X 线片上表现为根尖区一个圆形或卵圆形的透光阴影,边缘整齐。其他类型的囊肿则在 X 线片上呈现一个或多个清晰的圆形或卵圆形透明阴影,边缘整齐。含牙囊肿可见牙冠被囊肿包裹。囊肿可能推挤颌骨内未萌出的牙齿,或影响已萌出的牙齿,导致牙齿移位或根部吸收。如果囊肿的阴影边缘不整齐,则多考虑为角化囊肿。

CT 冠状面检查有助于进一步明确诊断。穿刺抽出的囊液通常呈草黄色,显微镜下可见胆固醇结晶体,这对诊断有帮助。而角化囊肿的囊液通常含有黄白色的皮脂样物质,角蛋白染色检查阳性有助于确诊。

在诊断时,角化囊肿需要与成釉细胞瘤进行鉴别,特别是有些囊肿和成釉细胞瘤可能同时存在。因此,最终的确诊通常需要借助组织病理学检查。

## 三、临床治疗

### 1. 西医治疗

牙源性颌骨囊肿的治疗通常在感染得到控制后进行外科手术摘除。术前应拍摄 X 线片,明确囊肿的范围以及与邻近组织的关系。如果存在急性感染,应先控制炎症,待感染得到控制后再行手术治疗。手术时,必须彻底清除囊壁,再决定手术的范围和大小。对于小而表浅的囊肿,通常采用弧形切口,手术时需特别注意缝合处的血液供应及骨壁的支持,以促进创面的愈合。对于深部较大的囊肿,必要时需要在全身麻醉下,采用口内或口外切口进行手术。

手术中可使用蝶形手术、血块充填法、囊腔植骨术、生物材料置入术及囊肿减压成形术等方法,以消除术后无效腔,避免延迟愈合的发生。如果囊腔内有可以保留的牙根尖暴露,通常会进行根管治疗和根尖切除,尽量保留患牙;对于无法保留的患牙,则应予拔除。术后,将标本送病理检查,以确定病变的性质及类型,排除成釉细胞瘤或囊肿恶变的可能。

袋形术是一种手术方法,其主要目的是在囊肿和口腔之间建立一个长期存在的开口,减少囊内压力,为邻近的骨质自我修复和改建提供良好条件,从而促进囊肿逐渐缩小,甚至完全消失。这种方法特别适用于青少年患者,避免了刮除术可能带来的颌骨发育障碍或恒牙缺失。对于颌骨受到严重破坏的病例,特别是当囊肿无法通过刮除术完全清除病变组织且复发率较高时,可以考虑颌骨截断切除术。对于多房型的牙源性角化囊肿,颌骨截断切除术是常见的治疗选择。手术后,通常可采用自体骨移植来修复切除后的缺损。

2. 中医治疗

牙源性囊肿多表现为感染性炎症,中医辨证通常属于湿热上蒸,适宜采用清热解毒治法。

主症:颌骨膨隆肿起,按压如乒乓球,或有波动性疼痛;可伴有牙痛、牙龈肿痛;发热,全身不适,大便干燥;舌红苔黄,脉数。

治法:清热解毒,消肿化痰。

方药:五味消毒饮。

方解:方中金银花、连翘、蒲公英、紫花地丁、天葵子、野菊花清热解毒、消肿止痛;生地、牡丹皮凉血活血;石菖蒲清热化痰消肿,甘草清热并可调和诸药。手术前中药治疗有助于控制感染,有利于缩小手术范围,减轻手术创伤。术后患者可以适当配伍黄芪、知母、当归之品,以促进康复。

3. 其他疗法

可以采用生半夏等活血消肿药物捣成糊状,外敷于患部皮肤。

### 四、预后与预防

牙源性颌骨囊肿属于良性肿瘤,预后一般良好,但如牙源性角化囊肿等情况,需要手术并密切随访。部分囊肿可能导致囊肿区域的牙齿缺失,影响咀嚼功能,同时也需及时治疗引起根尖炎症的患牙。当前一些研究表明,颌骨囊肿采用袋形术对青壮年患者保留恒牙具有重要意义。部分囊肿术后病理检查需要排除成釉细胞瘤或囊肿恶变。饮食应保持清淡,避免过食膏粱厚味。

## 第二节 | 非牙源性颌骨囊肿

非牙源性颌骨囊肿是指与成牙组织及牙齿无关,发生在颌骨中的囊肿,主要包括面裂囊肿、血外渗性囊肿和动脉瘤性颌骨囊肿等。

面裂囊肿源自胚胎发育过程中残留在面部各突融合处的上皮剩余,具有固定的解剖部位,与牙齿发育或牙齿的病变无直接关系。血外渗性囊肿由颌骨损伤引起骨髓内出血、机化和渗出,形成囊肿,与牙组织无关,因此也被称为损伤性骨囊肿或孤立性囊肿。动脉瘤性颌骨囊肿通常认为与颌骨内血流动力学改变或区域血供异常引起的动静脉吻合相关,进而导致骨质溶解吸收。其确切病因尚不明确,可能与外伤有关,也可能是颌骨内巨细胞肉芽肿的变异或转化。在组织学和临床表现上,这类囊肿与血液循环系统密切相关,其肿瘤组织外表呈紫红色或棕色,囊内含有血液,囊壁则包含大量由结缔组织形成的间隔血窦。

## 一、症状表现

### 1. 面裂囊肿

多见于青少年。其临床表现与牙源性颌骨囊肿相似,主要表现为颌骨骨质膨胀。临床上常见正中囊肿、鼻腭囊肿、球上颌窦囊肿、鼻唇囊肿四种类型。正中囊肿位于切牙孔之后,可发生于两侧上颌腭突融合处的任何部位,表现为硬腭中线部圆形隆起。鼻腭囊肿源于切牙管残余上皮,囊肿位于切牙管内或附近。球上颌窦囊肿源于球状突与上颌突残余上皮,发生在上颌侧切牙与尖牙之间,牙齿常被推挤而移位。鼻唇囊肿源于球状突、侧鼻突和上颌突联合处残余上皮,位于上唇底和鼻前庭内,不在颌骨内,在唇侧骨板表面,在口腔前庭外侧可触及,X线片无骨质改变影像。

### 2. 血外渗性囊肿

在颌骨囊肿中最为少见,好发于青壮年。患者可有明显外伤史,咬合创伤也可导致。无缺牙,亦无牙齿移位现象,牙髓活力存在。囊肿无明显上皮衬里,仅为一层纤维组织。

### 3. 动脉瘤性颌骨囊肿

临床较少见,好发于20岁以下青少年,多数患者有外伤史,生长较快。好发于下颌角部、升支部和体部后份,上颌骨也可见到,以颌骨膨胀、压痛为常见特征,常引起牙齿移位、咬合错乱。囊肿增大时,可导致面部畸形;骨质变薄,触诊时出现乒乓球样感觉。囊肿表浅时,多有自发性牙龈出血,患者可有严重贫血征。

## 二、诊断与鉴别诊断

正中囊肿X线片可见硬腭正中处有囊性阴影,亦可发生于下颌正中线位置(两侧下颌突之间)。鼻腭囊肿X线片上可见切牙管扩大的囊肿阴影。球上颌窦囊肿X线片显示,在上颌侧切牙与尖牙牙根之间有囊肿阴影,而不在根尖部位。鼻唇囊肿X线片无明显骨质改变影像。血外渗性囊肿X线片呈现边缘不清晰的单囊阴影。穿刺抽出液体,显微镜下可见少量红细胞和类组织细胞。动脉瘤性颌骨囊肿穿刺抽取的是不凝固血液,X线片可表现为溶骨型、钙化型及囊变型等不同类型。

诊断主要依据病史、症状、体征和特定部位,结合与牙齿是否相关的情况,通常不难诊断。必要时需病理学检查进行鉴别诊断以确认。

## 三、临床治疗

### 1. 西医治疗

面裂囊肿、血管外渗性囊肿及动脉瘤性颌骨囊肿一旦确诊,均应及时进行早期外科手术治疗,以避免邻近牙齿发生继发性移位和咬合紊乱。手术方法与牙源性颌骨囊肿治疗相同,术中应尽量避免损伤牙齿。如病变范围较大,且伴有明显出血或骨质无保留价值时,可考虑进行颌骨部分切除,并随即进行骨移植修复缺损。

2. 中医治疗

非牙源性囊肿的中医治疗应在清热解毒法控制炎症的基础上,适当应用活血化瘀法。可以采用西黄丸口服,汤剂方面可根据具体情况酌情配伍血府逐瘀汤,外治则可使用生半夏捣烂后外敷患部。

## 四、预后与预防

预后通常较好,多数囊肿在手术中可以完全切除,且一般不会恶变或复发。囊肿早期往往没有明显症状,常常是在牙科检查时通过 X 线片发现,因此定期进行口腔 X 线检查有助于早期发现囊肿并及时进行治疗。如果囊肿较大,可能会导致牙齿或颌骨部分缺失,从而影响咀嚼功能。

# 第十九章

# 口腔颌面部良性肿瘤和瘤样病变

口腔颌面部常见的良性肿瘤和瘤样病变包括血管瘤和脉管畸形、多形性腺瘤、牙龈瘤、纤维瘤、牙源性肿瘤（如牙瘤、牙骨质瘤、牙源性角化囊肿、成釉细胞瘤、牙源性黏液瘤）、骨源性肿瘤（如骨化性纤维瘤、骨巨细胞瘤）、神经源性肿瘤（如神经鞘瘤、神经纤维瘤）及嗜酸性粒细胞增生性淋巴肉芽肿、色素痣等。这类疾病种类繁多，大多数源于口腔黏膜、唾液腺或颌骨，病因复杂，常受遗传、环境、营养等多种因素的影响。虽然这些病变大多为良性，但患者可能会出现肿痛、容貌变化、咀嚼困难及感染等症状，严重时不仅影响生活质量，还可能威胁到生命安全。

## 第一节 ｜ 血管瘤和脉管畸形

来源于血管系统的肿瘤和发育畸形统称为血管性疾病，约 60％ 的病例发生在头颈部。血管瘤（hemangioma），又称婴幼儿血管瘤，是一种先天性良性肿瘤，通常在婴儿出生时或出生后不久出现。发生在口腔颌面部的血管瘤约占全部血管瘤的 60％。在中医学中，口腔颌面部的血管瘤属于血瘤、紫舌胀或唇血瘤等范畴。血管畸形（vascular malformation）包括多种类型，如微静脉畸形（venular malformation）、静脉畸形（venous malformation）、动静脉畸形（arteriovenous malformation）、淋巴管畸形（lymphatic malformation）和混合畸形（mixed malformation）等。

### 一、症状表现

血管瘤来源于残余的胚胎成血管细胞。按细胞生物学分类，内皮细胞增殖活跃的病变被称为血管瘤，而增殖期毛细血管扩张的类型则被称为毛细血管瘤或杨梅状血管瘤，此类血管瘤通常在出生后不久出现，并且生长迅速，绝大多数在消退期会自行消退。内皮细胞增殖相对稳定的病变被称为血管畸形，这种病变大多在出生时已存在，生长较为缓慢，且病变不会自行消退。中医学认为，心主血脉，肝主藏血，血管瘤的发生多与胎热、血热内伤所致的心肝功能失调有关，导致心经火热上壅，肝失气血调和，血流凝聚久化所致。

根据畸形的组织和形态结构,脉管畸形可分为不同类型,当存在一种或多种类型的畸形时称为混合畸形。

(1)婴幼儿血管瘤。该病变多见于颌面部皮肤,口腔黏膜较少发生。病变区毛细血管扩张,周围常有白色晕状区域环绕,逐渐变为红斑并高出皮肤,表面呈现高低不平的形态,称为杨梅状血管瘤。婴儿出生4周后或4~5个月时病变可快速增长,通常在一年后进入消退期,变为暗紫色、棕色或花斑状。目前,尚无法预判血管瘤是否能够消退及其消退的程度。

(2)静脉畸形(海绵状血管瘤)。该病变常见于颊部、颈部、唇部、舌部、口底和颏下凹部。肿瘤边界不清,触之柔软且具有压缩性,有时可触及窦腔内血栓钙化形成的静脉石。肿瘤位置较深时,皮肤和黏膜颜色正常;若位置较表浅,则呈现蓝紫色。在低头时,肿瘤充盈膨大,恢复到正常位置时,肿物缩小,恢复原状,称为体位移动试验阳性。当海绵状血管瘤体积不大时,一般无明显症状;若瘤体持续增大,可能引发颌面、唇、舌等部位的畸形及功能障碍。继发感染可能引发肿胀、疼痛、皮肤或黏膜溃疡,甚至出血。

(3)微静脉血管瘤。又称葡萄酒色斑,常见于颜面部皮肤,沿三叉神经分布区域呈鲜红色或紫红色病变。病损与皮肤表面平行,边界清晰,形态不规则,大小不一。指压后褪色,解除压力后恢复原有色泽和大小。

(4)动静脉血管畸形(蔓状血管瘤)。该病变由显著扩张且弯曲不规则的动脉和静脉直接吻合形成,临床较少见。通常见于成年人,常发生于颞浅动脉所分布的颞部或头皮下组织。病变呈念珠状,表面温度较正常皮肤高,具有可压缩性,触诊时可感到震颤和搏动感,听诊时可以听到类似吹风的杂音。

(5)淋巴管瘤。临床上习惯称淋巴管畸形为淋巴管瘤,是淋巴管良性过度增生成的先天性良性肿瘤,常见于婴儿出生时或出生后不久。淋巴管瘤有时可与血管瘤同时出现,多称为淋巴血管瘤。淋巴管瘤由扩张的及内皮细胞增生的淋巴管和结缔组织所共同构成,内含淋巴液、淋巴细胞或混有血液。淋巴管瘤造成的健康危害极大,可引起淋巴管和血管之外的并发症,应引起足够重视。先天性的淋巴管瘤不会自行消退,而是随着年龄持续生长。除了影响容貌外,如果出现在颈部,可能会危及生命。发生在头颈部的淋巴管瘤能导致听力障碍,也会出现腮腺血管瘤堵塞外耳道的症状,还会影响患者视力,甚至引起散光和近视。如果血管瘤破裂出血,可能会导致患者出现局部皮肤溃疡,形成难愈性创面。

淋巴管瘤可以分为囊性淋巴管瘤、单纯性淋巴管瘤和海绵状淋巴管瘤。①囊性淋巴管瘤。通常为多房性、张力性皮下组织肿块,但不能压缩。大多发生于颈部,尤其是颈后三角,倾向于侵犯舌部及口腔底部。如有感染及出血,可使肿瘤迅速增大,以致呼吸障碍,发生喘鸣声,吞咽困难,甚至死亡。继发感染后常发生上呼吸道感染,严重者可引起败血症。②单纯性淋巴管瘤。表现为群集、深部、张力性水疱,组成斑片状,可发生于身体各个部位,但常见于颈、上胸、肢体近端等处。会出现水疱的特征,有些水疱间甚至顶部皮肤可呈疣状外观,如破溃后流出浆液性液体,损害的范围变异很大。如发生在舌部,则发生舌炎,特别容易并发上呼吸道感染。③海绵状淋巴管瘤。海绵状淋巴管瘤是淋巴管瘤中最常见的一种,大小不等,边界不清,可侵及一个肢体。一般表面无颜色改变,发生在颊部及舌部者多为单纯海绵状淋巴管瘤,而颈、腋、口腔底部及纵隔者以合并囊性者为多见。

头颈部淋巴管瘤具有特征性的临床表现,分别是:①出血,主要表现为蛛网膜下腔出血或脑内血肿,常是淋巴血管瘤的首发症状。②头痛,一般症状表现为搏动性头痛,位于病侧,可伴颅内血管杂音。③癫痫,一般发病多为全身性发作或局限性发作,局限性发作有定位意义。④精神异常,偏瘫、失语、失读、失算等症状;小脑幕下者又多见眩晕、复视、眼颤及步态不稳等。

## 二、诊断与鉴别诊断

根据临床表现、体位移动实验、穿刺等可诊断表浅部位的血管瘤和脉管畸形。B超可见静脉畸形多为枝条和网状液性暗区,或为蜂窝多囊状肿物,头低位时该暗区增大,若有静脉石,可见强光团影。动脉血管畸形表现为迂曲的多囊或管状的液性暗区,内有稀疏光点流动。淋巴管瘤多为边界不清的实性占位,有多个小液性暗区分布于内。囊性水瘤为边界清晰的液性暗区,被细条的光带分隔。另外瘤腔造影、磁共振血管成像也可用来协助诊断。

面部血管瘤应与皮肤血管痣相鉴别,血管痣有表面皮肤血管扩张的表现,因为皮肤内有红色素沉着,所以压迫时不褪色。

## 三、临床治疗

### 1. 西医治疗

临床根据血管瘤和脉管畸形的分类、发生的部位、位置深浅、患者年龄等不同情况,选择不同的治疗方法,例如药物治疗、手术治疗、激光治疗等。对于复杂病例可能伤及重要器官组织和影响功能时需要选择综合治疗,以最大限度减少并发症的发生。

(1)婴幼儿血管瘤因其可能消退,对美观功能不受影响、稳定不发展的小的病损可暂时随访观察。

(2)因婴幼儿血管壁内层细胞仍处胚胎状态,故对激素治疗较敏感。在血管瘤生长迅速时,用泼尼松口服或泼尼松龙行瘤腔内注射,还可用普萘洛尔口服,可使肿瘤明显缩小及至停止生长。如血管瘤发展迅速应立即手术治疗。血管畸形对激素治疗不敏感。

(3)手术治疗。对条件允许者应予手术切除病损。面积较大者可一次或分次切除,缺损处可采用邻近皮瓣、游离皮瓣或游离植皮等方法进行修复。手术不追求病损完全切除,以改善美观和功能为原则。

(4)硬化剂注射。适用于不能手术或术后部分残留的血管瘤和脉管畸形。使瘤组织纤维化,瘤腔闭锁,肿瘤消失或缩小。经注射治疗后,瘤体缩小或局限者亦可行手术切除。

(5)激光治疗。根据不同病损的类型和特点可分别选用 $CO_2$ 点阵激光、二极管激光、YAG激光、脉冲染料激光、氩激光等用于血管瘤消退期或经过治疗的脉管畸形。

(6)介入治疗。对于手术治疗的患者,介入导管动脉栓塞可控制和减少术中出血。对于颌骨动静脉畸形的患者可首选无水乙醇和金属圈联合"双介入"疗法。

(7)综合治疗。为了更利于病损的消退,瘤腔或畸形的缩小,更利于美容的修复和功能的保留,可以选择两种或者两种以上的治疗方法同时使用。

### 2. 中医治疗

血管瘤在中医理论和临床上被称为血瘤,可以通过内治、外治等方式进行治疗。血瘤被认为是体表血络扩张、纵横丛集而形成的肿瘤,血瘤的特点是肿块生于血管,呈鲜红色或紫暗色,边界清楚,质地柔软,触动时像海绵状。血瘤的发生可能与情志所伤、饮食不节、感受外邪、脏腑功能受损等原因有关,可在医生的指导下服用芩连二母丸、凉血地黄汤、清肝芦荟丸等药物进行治疗,有利于起到凉血散瘀、滋阴降火、化瘀解毒的作用,对血管瘤症状具有一定缓解作用。

## 四、预后与预防

血管瘤或血管畸形多为先天畸形,一般无良好的预防方法。一般预后良好,但如果瘤体过大或继发出血,压迫重要部位可能会引起相关的并发症,甚至导致器官功能的丧失。

# 第二节 ｜ 成 釉 细 胞 瘤

成釉细胞瘤(ameloblastoma)为颌骨中心性上皮瘤,是较为常见的牙源性肿瘤,属临界肿瘤。可发生于任何年龄段,多见于 20～50 岁人群;发病率在男女性别之间无明显差异,约占牙源性肿瘤的 60%。成釉细胞瘤多发生于下颌骨,其中尤以下颌体和下颌角为好发部位。

## 一、症状表现

目前对于成釉细胞瘤的组织来源看法不一,多数学者认为肿瘤由成釉器或牙板上皮发生而来;也有学者认为其来源于牙周膜内上皮残余或口腔黏膜基底细胞;还有人认为它是由始基囊肿或含牙囊肿等转变而来的。肿瘤的组织学表现主要包括成釉器样结构,但无釉质或其他牙体硬组织的形成。其生物学行为表现为局部浸润性,肿瘤可分为实质型、多囊型、骨外型、外周型、促结缔组织增生型和单囊型。通常肿瘤既包含实质成分,又包含大小不等的囊腔,囊腔内常含有黄色液体。

成釉细胞瘤的生长较为缓慢,初期常无症状。随着肿瘤的渐进发展,颌骨可能出现膨隆,导致面部两侧不对称畸形。若肿瘤侵犯牙槽突,可能导致牙齿松动、移位或脱落。肿瘤增大后,可能使骨质受到压迫而变薄,触之可有类似乒乓球的感觉。囊腔内穿刺后可抽出黄色或黄褐色液体,内含胆固醇结晶。肿瘤压迫神经时,可能出现麻木等感觉异常。骨质破坏较多时,可能导致病理性骨折。肿瘤的增大还可引起下颌运动异常,进而导致吞咽、咀嚼和呼吸障碍。如果肿瘤表面黏膜受到对颌牙的咬伤,可能出现牙痕或溃疡,若发生溃疡,可能继发感染,导致化脓和疼痛。上颌骨的成釉细胞瘤可波及鼻腔,导致鼻阻塞;若肿瘤侵入上颌窦并波及眼眶、鼻泪管时,可能引起眼球移位、突出或流泪。向口内生长的肿瘤则可能导致咬合错乱。

## 二、诊断和鉴别诊断

X线检查可见,成釉细胞瘤早期呈蜂房状,随后逐渐形成多囊的密度减低区,单囊较为少见。少数病例呈蜂窝状,囊壁边缘常不整齐,呈半月形切迹,囊腔大小悬殊,间隔清晰且锐利。瘤区常可见不规则的锯齿样吸收,或牙根被推动移位甚至脱落。颌骨多向唇侧和颊侧膨胀。肿瘤可引起牙根之间牙槽骨的浸润及硬骨板的消失。肿瘤边缘可能出现硬化增生。CT或MRI检查可显示病变的密度信号,帮助评估病变范围和膨胀方向,同时也能提示软组织是否受侵。

根据病史、临床症状和X线检查结果,可以做出初步诊断,但最终确诊通常依赖于组织病理学检查。在牙源性囊肿的囊壁上,若出现实质性的肿瘤突起,称为壁性成釉细胞瘤,应与囊性骨纤维异常增生或骨化纤维瘤相鉴别。牙源性腺瘤常发生于上颌尖牙区,尤其多见于青少年,X线检查可见单方阴影,伴有小钙化点或含牙。牙骨质纤维瘤、牙源性钙化上皮瘤及牙源性钙化囊肿也可能表现为X线钙化,鉴别诊断主要依赖于病理学检查。

## 三、临床治疗

外科手术治疗为主。保守的手术治疗方法包括摘除瘤体和采用烧灼、冷冻疗法或开窗术。保守手术可以保护患者的正常组织,最大限度地减少面部畸形,且能较好地维持术后的生活质量;但这类方法容易复发,尤其是在侵袭性亚型的成釉细胞瘤中。因此,根治性手术治疗对于减少术后复发有一定作用。对于较小的下颌骨成釉细胞瘤,常采用方块切除术,以保留下颌骨下缘的完整性;对于较大的肿瘤,需将病变部位的颌骨整块切除。下颌骨部分切除后,通常会进行即刻植骨术,选择血管吻合的游离骨移植修复术,或者使用代用品固定残端,保持缺隙,以便后期再行植骨术。术中进行冰冻切片病理检查,如发现恶变,应按恶性肿瘤的手术原则处理。目前也有文献报道,通过放疗、化疗及靶向治疗等辅助治疗方法来治疗复发性成釉细胞瘤。

## 四、预后与预防

对于无症状的颌骨膨大,应及时进行口腔检查和颌骨的X线检查,早期发现并尽快治疗,做到早发现、早诊断、早治疗。虽然恶性成釉细胞瘤和成釉细胞瘤恶变较为少见,但该瘤属于临界肿瘤,具有浸润性生长的特点,属于易复发且可能恶变的良性肿瘤。刮治术后复发率较高,且多次复发后可能发生恶变。同时,颌骨部分切除术可能影响患者的口腔颌面部结构和功能,因此应密切关注肿瘤的生长和发展,确保治疗及时有效。

# 第三节 | 多形性腺瘤

多形性腺瘤(pleomorphic adenoma),又称混合瘤,是源于唾液腺上皮组织的肿瘤,是唾液腺肿瘤中最常见的一种。它可发生于任何年龄段,以30～50岁最为常见,且女性发病率高于男性。腮腺部位的多形性腺瘤最为常见,约占 85%,即腮腺混合瘤。其次是颌下腺,约占 8%。舌下腺较少见,小唾液腺的腺瘤中,腭部最为常见,颌骨内也偶有发现。

## 一、症状表现

多形性腺瘤的组织学结构除了具有腺上皮成分外,还包含肌上皮、黏液、黏液样组织和软骨样组织,因此表现出多形性或混合性特征,故称为多形性腺瘤或混合瘤。瘤细胞具有浸润性生长,常常侵犯被膜及其外的组织,表现出一定的恶性倾向,因此多形性腺瘤被认为是临界性肿瘤。

多形性腺瘤生长缓慢,通常为无痛性肿块,病程较长。多形性腺瘤如果位于腮腺浅叶、颌下腺或口腔内的小涎腺,则因位置表浅,易于被发现。肿瘤边界清晰,常呈分叶状或球状,体积不等;质地中等,表面为结节状;隆起部位常较软,如果出现囊性变则可触及波动;低凹处则较硬,呈实质性肿块。肿瘤一般可活动,无明显粘连。当肿瘤发生在腮腺深叶时,随着肿瘤逐渐增大,面神经可能被压迫并拉长,但即便肿瘤包绕神经,通常不会出现神经麻痹。肿瘤可通过茎突及茎突下颌韧带前的狭窄缝隙,呈哑铃形凸向咽侧壁,可能导致扁桃体和软腭移位。巨大的多形性腺瘤可影响吞咽和呼吸功能。位于腭部的多形性腺瘤大多位于软硬腭交界处。肿瘤如果位于硬腭部,常与骨膜粘连,基底固定,表面光滑,结节不明显;腭部骨质若受压,可能出现压迹。

## 二、诊断与鉴别诊断

随着技术的发展,CT、超声和核医学检查已经逐渐取代了传统的唾液腺造影。B 超是目前首选的检查方法,它能够清楚地显示肿瘤的形态、大小、边界、回声情况、是否侵及周围组织、包膜是否完整,及内部回声是否均匀等信息。

CT 检查显示多形性腺瘤时,通常表现为边界清晰但边缘不规则,常呈分叶状,肿瘤内部密度均匀或不均匀,并且能够帮助定位瘤体。MRI 检查则主要用于观察肿瘤的范围及与周围组织的关系,虽然对定性诊断意义较低,但常表现为 T1 加权像低信号、T2 加权像高信号。

根据病史、症状表现,以及 B 超、CT 和 MRI 检查结果,通常可以做出初步诊断。当腺体内存在占位性病变时,涎腺造影有助于确诊。唾液腺肿瘤一般不会在病变区进行活体组织病理检查,但可酌情通过穿刺抽吸组织进行细胞学检查,以明确诊断。手术中也可以通过冰冻切片检查来确定诊断。

## 三、临床治疗

外科手术治疗为主要治疗方法。术中冰冻切片检查有助于确认诊断,并为选择手术方式提供参考。通过 B 超和 CT 检查,可以精确判断肿瘤的位置,为手术提供重要的临床指导。多形性腺瘤具有被膜不完整和浸润性生长的特点,若手术处理不当,易导致复发,因此应在肿瘤包膜外的正常组织处进行切除。

当肿瘤位于腮腺浅叶时,应进行腮腺肿瘤和浅叶切除;当肿瘤位于腮腺深叶时,则需要切除肿瘤和整个腮腺;在腮腺肿瘤手术中,面神经应保留。肿瘤若位于颌下腺时,应连同颌下腺一并完整切除。若肿瘤发生在小涎腺,应该在周围正常组织(包括黏膜和骨膜)0.5 cm 处切除肿瘤,如侵犯骨膜时,还应切除骨膜下相邻一层的骨组织。

在中医治疗方面,历史和现代治疗理念中,中医与西医一样主张手术切除,但同时也强调保守治疗,通过内服药物来配合治疗。中医通常采用活血化瘀或清热解毒的治疗方法来缓解并发症和减轻患者痛苦。常用的活血化瘀方剂为血府逐瘀汤,清热解毒则使用五味消毒饮、西黄丸或小金丸等方剂。外治方面,可采用阳和解凝膏等。

## 四、预后与预防

多形性腺瘤的生长较为缓慢,且常伴有囊性变,这些特点使得其通常在早期难以引起注意。通过触诊可以发现肿物呈结节状,通常具有一定的活动性,一般情况下不会伴有明显的压痛。然而,该病具有较高的复发率,并且存在恶变的潜在风险,因此临床上需要对其进行早期诊断和治疗,以减少复发并防止恶变。

一旦肿瘤在较长时间内缓慢生长后,突然出现加速生长的现象,并伴随疼痛、面神经麻痹等症状时,临床医生应高度警惕恶变的可能性,尽快进行相关检查和治疗,以应对可能的肿瘤恶变或并发症,保障患者的健康。

# 参考文献

[1] 张志愿.口腔颌面外科学[M].8版.北京:人民卫生出版社,2020.

[2] 张志愿.口腔颌面肿瘤学[M].济南:山东科学技术出版社,2004.

[3] 邱蔚六.口腔颌面-头颈外科手术学[M].2版.合肥:安徽科学技术出版社,2022.

[4] 曾益新.肿瘤学[M].四版.北京:人民卫生出版社,2014.

[5] 高岩.口腔组织病理学[M].8版.北京:人民卫生出版社,2007.

[6] 周阿高.中医学[M].上海:上海科学技术出版社,2012.

[7] 刘亚娴.中西医结合肿瘤学[M].北京:中国中医药出版社,2005.

[8] 李元聪.中西医结合口腔科学[M].北京:中国中医药出版社,2005.

[9] 侯炜.中西医结合肿瘤学[M].北京:人民卫生出版社,2022.

[10] 贾英杰.中西医结合肿瘤学[M].武汉:华中科技大学出版社,2009.

[11] 吴汉江,任振虎.口腔癌手术图谱精解[M].长沙:湖南科学技术出版社.2023.

[12] 陈万涛.口腔颌面-头颈部肿瘤生物学[M].上海:上海交通大学出版社,2015.

[13] 中华口腔医学会口腔颌面-头颈肿瘤专业委员会.舌黏膜鳞状细胞癌外科治疗的专家共识.中华口腔医学杂志,2022,57(08):836－848.

[14] Horwitz SM, Ansell SM, Ai WZ, et al. NCCN guidelines insights: T-cell lymphomas, version 2.2018[J]. J Natl Compr Canc Netw, 2013,16:123－135.

[15] 鞠侯雨,郑家伟,孙沫逸,等.口腔颌面头颈部鳞癌超声热化疗中国专家共识[J].中国口腔颌面外科杂志,2020,18(3):193－198.

[16] 张维德,邹波.头颈部鳞状细胞癌的靶向治疗与免疫治疗[J].中国抗癌杂志,2020, 30(6):429－436.

[17] 吴宗达,王辉,王宏业,等.基于分子标志物的口腔癌筛查与早期诊断[J].口腔医学, 2021,41(5):319－323.

[18] 段路晴,李明,邵元金,等.口腔癌的临床治疗现状与展望[J].口腔医学与颌面外科杂志,2020,18(1):28－34.

[19] 郭海燕,周雷,孙兰,等.口腔癌的免疫治疗研究进展[J].免疫学杂志,2022,38(4): 379－385.

[20] 陈志广,朱莉莉,郑娜.基于表观遗传学的口腔癌早期诊断及靶向治疗研究进展[J].

口腔疾病防治,2021,29(6):489-494.

[21] 王磊,刘文杰,徐国建,等.口腔癌免疫治疗的研究进展[J].国际口腔医学杂志,
2020,45(3):252-257.

[22] 王志超,龚卓,王笑竹,等.口腔鳞状细胞癌免疫治疗研究进展[J].口腔医学与颌面
外科杂志,2021,19(1):12-17.

[23] 胡惠莉,赵恒,郑静,等.口腔癌的临床治疗现状与展望[J].中华口腔医学杂志,
2021,56(3):151-157.

[24] 李佳音,王志文,罗曼.口腔癌的免疫治疗进展[J].临床肿瘤学杂志,2021,26(4):
328-334.

[25] Berman HM, Westbrook J, Feng Z, et al. The protein data bank [J]. Nucleic
Acids Res. 2000 Jan 1;28(1):235-42.

[26] Lee Jae hoon, Choi Seongho, Lee Soojung, et al. Advances in the treatment of oral
cancers [J]. Oral Diseases, 2021,27(4):1015-1023.

[27] 叶星彤,王飞,赵亚新.口腔癌精准治疗的研究进展[J].临床口腔医学杂志,2022,38
(3):210-214.

[28] 戴琳,杨林,叶江.口腔癌的靶向治疗进展[J].中华肿瘤杂志,2022,44(7):634-638.

[29] 郑少敏,徐欣,刘丽.口腔癌放疗及免疫治疗的研究进展.放射学实践,2022,35(4):
322-327.

[30] 张梦楠,王晓燕,吕华.口腔癌早期诊断及筛查技术研究进展[J].中国临床肿瘤学杂
志,2023,50(1):13-20.

[31] Xie Yu, Wang Qian, Guo Le, et al. Recent advances in oral cancer gene therapy
[J]. Gene Therapy, 2023,30(4):220-227.

[32] 高玲,王欣,张涛.口腔癌治疗中的免疫检查点抑制剂研究进展[J].现代生物医学进
展,2023,23(3):221-225.

[33] 陈伟,张文婷,吴佳宁.口腔癌的临床分子特征与精准治疗[J].中国癌症杂志,2023,
33(4):214-218.

[34] 刘亮,王鹏,李颖.免疫疗法联合化疗治疗口腔癌的研究进展[J].临床肿瘤学杂志,
2023,28(5):441-445.

[35] Liao Yu, Shen Lijun, Chen Wei. The use of gene-editing technology in the
treatment of oral cancer [J]. Gene Therapy, 2023,30(3):121-129.

[36] 李志刚,王丽华,张凯.口腔癌靶向药物的研究与应用[J].中国药物临床杂志,2023,
28(6):320-325.

[37] 梁莹,李志涛,王晨.口腔癌免疫治疗的最新进展[J].临床肿瘤学杂志,2023,39(6):
489-495.

[38] 赵锐,郝明,周畅.口腔癌分子靶向治疗的研究进展[J].临床肿瘤学杂志,2023,28
(7):431-436.